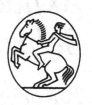

Aktuelle Probleme der Schizophrenie

P. König, T. Platz, H. Schubert (Hrsg.)

Band 5

Springer-Verlag Wien New York

Schizophrenie und Lebensqualität

H. Katschnig, P. König (Hrsg.)

Springer-Verlag Wien New York

Univ.-Prof. Dr. H. Katschnig, Wien
Univ.-Prof. Dr. P. König, Rankweil

© 1994 Springer-Verlag/Wien
Printed in Austria

Druck: Eugen Ketterl GesmbH, A-1180 Wien
Gedruckt auf säurefreiem, chlorfrei gebleichtem Papier – TCF

Mit 39 Abbildungen

ISSN 0937-9339
ISBN 3-211-82574-6 Springer-Verlag Wien-New York
ISBN 0-387-82574-6 Springer-Verlag New York-Wien

Vorwort

Wieder liegt ein Band aus der Reihe „Aktuelle Probleme der
Schizophrenie" vor, der diesmal das Thema der Lebensqualität
schizophrener Patienten und ihrer Angehörigen zum Schwerpunkt
hat. Er enthält die Referate des vom 17.–18. Juni 1993 im Psychiatrischen Krankenhaus Hall in Tirol abgehaltenen 6. Internationalen
Schizophrenieworkshops. Kennzeichen dieser Workshops war
schon immer, daß sein Teilnehmerkreis nicht nur aus Psychiatern
sondern auch aus anderen psychiatrischen Berufsgruppen und aus
Angehörigen schizophrener Patienten besteht.

Wie immer spiegeln die Beiträge zu diesem Band die aktuellen
Aktivitäten auf dem Gebiet der Betreuung schizophrener Patienten
in Österreich und im nahen Ausland wider. Die Manuskripte wurden im wesentlichen in ihrem jeweiligen persönlichen Stil belassen,
um eine rasche Publikation zu ermöglichen und damit dem Titel der
Reihe gerecht zu werden.

In einem ersten Teil werden Grundfragen der Erfassung und
Beurteilung der Lebensqualität bei psychisch Kranken behandelt.
In einem zweiten, umfassenderen Teil werden Fragen der Therapie
im Zusammenhang mit Kosten und Lebensqualität diskutiert. Ein
Abschnitt über die Lebensbereiche Arbeit, Wohnen und soziales
Netzwerk behandelt spezifische Aspekte der Lebensqualität in diesen Bereichen. Die Lebensqualität Angehöriger psychisch Kranker
kommt in einem eigenen Abschnitt zu Wort. Schließlich werden in
zwei administrativ-epidemiologischen Arbeiten Fragen der stationären Aufnahme und Wiederaufnahme schizophrener Patienten
behandelt. Wie immer schließt der Band mit einem eigenen forensisch-psychiatrischen Teil ab.

Dieses Buch soll wieder all denjenigen als Lesebuch dienen, denen es darum geht, das Schicksal schizophrener Patienten und ihrer Angehörigen zu verbessern. Der Firma Janssen, Wien, und insbesondere Herrn Roman Kiss ist für die Unterstützung des Symposiums und der Publikation wie immer herzlich zu danken.

Univ.-Prof. Dr. Heinz Katschnig   Univ.-Prof. Dr. Peter König

Inhaltsverzeichnis

Angehörige

Administrative Epidemiologie der Schizophrenie

Forensisch-psychiatrische Referate

Wie läßt sich die Lebensqualität bei psychischen Krankheiten erfassen?

H. Katschnig

Universitätsklinik für Psychiatrie, Wien, Österreich

Zusammenfassung

Der Begriff „Lebensqualität" (englisch Quality of Life = QoL) hat in den letzten Jahren in der Medizin Eingang gefunden. Mit ihm wird betont, daß es, besonders bei chronischen Krankheiten und ihrer Behandlung, nicht nur um Symptomreduktion sondern auch um die Erfüllung grundlegender menschlicher Bedürfnisse im Alltag geht. Das Konzept „Lebensqualität" kann in drei Komponenten zerlegt werden: Materielle Ressourcen („Lebensstandard"), objektives Funktionieren in sozialen Rollen und subjektives Wohlbefinden. Es wird gezeigt, welche Schwierigkeiten bei der Erfassung der Lebensqualität bei psychischen Krankheiten, besonders bei der Erfassung des subjektiven Wohlbefindens, bestehen. Andererseits wird herausgestrichen, daß bei psychischen Krankheiten eine Dissoziation zwischen dem Vorhandensein oder Fehlen von Symptomen einerseits und der Behinderung bzw. der Lebensqualität andererseits besonders häufig ist und deshalb beide Bereiche getrennt erfaßt werden müssen. Instrumente zur Erfassung der Lebensqualität psychisch Kranker werden im Lichte dieser Schwierigkeiten vorgestellt und diskutiert.

Schlüsselwörter: Lebensqualität, Behinderung, Wohlbefinden, Meßinstrumente.

Summary

How can we assess quality of life in mental disorders? The concept of „Quality of Life" (QoL) has been increasingly used in medicine during the last years, in order to stress the fact that – especially in chronic disorders and their treatment – reduction of symptoms cannot be the only aim of helping activities but that also human needs have to be fulfilled. Quality of life can be divided into three components: material resources ("standard of living"), objective functioning and subjective well-being. Difficulties in assessing quality of life, especially subjective well-being are discussed as well as the necessity to overcome these difficulties, since quality of life and disabilities on one hand and psychiatric symptoms on the other are not necessarily correlated. Examples of instruments for assessing quality of life and disabilities in mental disorders are discussed under the perspective of these difficulties.

Keywords: Quality of Life, disabilities, well-being, measurement.

Lebensqualität und menschliche Bedürfnisse

Der Begriff „Lebensqualität" (englisch: „Quality of Life" mit QoL abgekürzt) hat sich in den letzten Jahren in der Medizin zunehmend etabliert, wobei er in erster Linie im Bereich der chronischen körperlichen Krankheiten verwendet wird. Es gibt zwar noch keine einfache und klare Definition dieses Begriffes (Spilker 1991), jedoch hat er eindeutig etwas mit den grundlegenden Bedürfnissen von Menschen zu tun. Diese grundlegenden Bedürfnisse werden durch Krankheiten beeinträchtigt. Besonders auf dem Gebiet der chronischen körperlichen Krankheiten und bei schwer lebensbedrohlichen Zuständen ist in den letzten Jahren auch zunehmend die Frage aufgetaucht, ob nicht auch die Therapien selbst die Lebensqualität beeinträchtigen, so daß hier wertmäßige Abwägungen stattfinden müssen.

Der amerikanische Psychologe Maslow (1954) hat eine Hierarchie von fünf menschlichen Grundbedürfnissen aufgestellt, die eine gute Orientierungshilfe in diesem Feld darstellt.

Die unterste aller Bedürfnisse ist die der Erfüllung von *biologischen* Grundbedürfnissen. Essen, Trinken, Schlafen und physischer Schutz gehören dazu. Daß derartige biologische Grundbedürfnisse von traditionellen psychiatrischen Krankenhäusern für psychisch Kranke abgedeckt werden und sie dadurch vor den Unbilden des im Hinblick auf diese Bedürfnisse nicht abgesicherten Lebens auf den Straßen schützen, wird ja von manchen als

Argument für die Beibehaltung dieser psychiatrischen Großkrankenhäuser verwendet.

Auf der zweiten Ebene ordnet Maslow *Sicherheits- und Stabilitätsbedürfnisse* in einer primär unsicheren, gefährlichen Welt an. Einen Ort haben, an dem man zu Hause ist, eine Wohnung, vielleicht aber auch eine „Heimat", vermittelt Sicherheit und Stabilität. Sich bei der Ausspeisung der Caritas anzustellen und eine Mahlzeit zu erhalten ist eines, sich wo zu Hause zu fühlen ein anderes.

Auf der dritten Ebene der Bedürfnishierarchie sind *soziale Bedürfnisse* angeordnet: Das Bedürfnis, geschätzt zu werden, Menschen zu haben, auf die man sich verlassen kann, mit denen man rechnen kann, wenn man sie braucht, mit denen man arbeitet, Freizeit verbringt, mit denen man einen Zweck im Leben verfolgen kann.

Auf einer noch höheren vierten Stufe lokalisiert Maslow subtilere *psychologische* Bedürfnisse, wie etwa das nach Autonomie, während er schließlich auf der obersten Hierarchiestufe die *ästhetischen und intellektuellen* Bedürfnisse anordnet, etwa das Bedürfnis nach intellektueller Stimulation und nach Selbstverwirklichung. Die Alltagsbegriffe „Glück" und „Wohlbefinden", die hierher gehören, sind von der Wissenschaft bereits aufgegriffen worden (Mayring 1991).

Es wurde schon gesagt, daß diese Hierarchie nur eine Orientierungshilfe sein kann. Zweifelsohne ist es möglich, daß Bedürfnisse auf einer höheren Ebene der Maslowschen Ebenen erfüllt werden, ohne daß die auf einer niederen Ebene liegenden Bedürfnisse erfüllt sind, erfüllbar sind oder vielleicht überhaupt als solche wahrgenommen werden. So können etwa bei Einsiedlern religiöse Bedürfnisse erfüllt sein, ohne daß andere Bedürfnisse – Nahrungsbedürfnisse und solche nach sozialem Kontakt – erfüllt sind.

Die Maslowsche Hierarchie macht zwar einen gewissen Sinn, es dürfte aber besser sein, von einer Mehrdimensionalität menschlicher Bedürfnisse als von einer Hierarchie zu sprechen. Bedürfnisbefriedigung ist also, wissenschaftlich ausgedrückt, ein mehrdimensionales Konzept.

Materielle Ressourcen, objektives Funktionieren und subjektives Wohlbefinden

Wenn wir die theoretische Ebene Maslows verlassen und uns der konkreten Frage zuwenden, wie sich Lebensqualität messen läßt, dann erscheint es nützlich, drei verschiedene Bereiche zu unterscheiden: zunächst die materiellen Ressourcen, dann das objektive Funktionieren in sozialen Rollen und schließlich das subjektive Erleben.

Im Hinblick auf die *materiellen Ressourcen* wird oft das Vokabel „Lebensstandard" überlappend mit dem Begriff „Lebensqualität" verwendet. In gewisser Weise sind hier die unteren Ebenen Maslows gemeint, wobei aber bereits auf eine Tendenz hinzuweisen ist, die uns später noch beschäftigen wird: In der Alltagssprache wird Lebensqualität im Hinblick auf eine Verbesserung einer durchschnittlichen zu einer überdurchschnittlichen Lebensqualität verstanden, zumindestens im Hinblick auf die materiellen Ressourcen. In diesem Sinn ist eine gute Lebensqualität dann vorhanden, wenn man „Kabelfernsehen hat", wenn man „einen Swimming Pool hat", wenn man „nur 35 Stunden in der Woche arbeiten muß", wenn man „eine schöne Wohnung hat" und ähnliches.

Der zweite Bereich ist der des *objektiven Funktionierens* in sozialen Rollen, womit die Tatsache gemeint ist, daß jemand die Rollen ausfüllen kann, die er im Leben spielen möchte. Ob jemand eine Arbeit hat, ob er eine familiäre Rolle ausfüllen kann, soziale Kontakte im weiteren sozialen Feld leben kann. In gewisser Weise sind hier die Ebenen 3 und zum Teil 4 der Hierarchie von Maslow angesprochen.

Die dritte Dimension ist die des *subjektiven Erlebens*, des subjektiven Wohlbefindens, womit wohl in erster Linie die oberen der Maslowschen Ebenen angesprochen sind.

Materielle Ressourcen, soziales Funktionieren und subjektives Wohlbefinden sind also nicht notwendigerweise miteinander korreliert. Geld macht nicht unbedingt glücklich, wie der Volksmund weiß, und umgekehrt: man kann auch glücklich sein, wenn man arm ist. So sind beispielsweise in New York Wohnungsprogramme für unterstandslose psychisch Kranke ohne Erfolg geblieben, weil viele der Betroffenen das „Dach über dem Kopf" – mit sauberen, geordneten Lebensverhältnissen – gar nicht annehmen konnten oder wollten. Die subjektive Sichtweise der Betroffenen ist also bei der Versorgungsplanung immer mitzuberücksichtigen, wobei noch zu bedenken ist, daß auch kulturelle und subkulturelle Wertmaßstäbe die subjektive Sichtweise systematisch beeinflussen.

Diese subjektive Sichtweise der eigenen Lebensqualität zu erfassen, ist in der Psychiatrie besonders schwierig, wenn etwa ein manischer Patient seine Lebensqualität aus der euphorischen Stimmungslage heraus als sehr gut einschätzt, sich aber dabei mittelfristig materiell ruiniert. Das Umgekehrte gilt für depressive Patienten, die ihre Lebensqualität im Hinblick auf die äußeren Ressourcen und ihr soziales Funktionieren häufiger in ungebührlicher Weise subjektiv als besonders schlecht einschätzen. Das norddeutsche Sprichwort „Wat dem eenen sin uul, is dem annern sin nachtigall", faßt die Schwierigkeiten der Erfassung der subjektiven Einschätzung der eigenen Lebensqualität recht treffend zusammen.

Lebensqualität und Behinderung bei psychisch Kranken: konzeptuelle Probleme

Bei Gesunden wird tendenziell davon ausgegangen, daß von einer durchschnittlichen Lebensqualität ausgehend eine höhere erreicht werden soll. Bei psychischen Krankheiten hingegen muß eine durch die psychische Krankheit beeinträchtige Lebensqualität in Richtung einer durchschnittlichen Lebensqualität angehoben werden. Für diese „verminderte Lebensqualität" hat sich der Begriff „Behinderung" eingebürgert, und es geht bei der Verbesserung der Lebensqualität psychisch Kranker eigentlich darum, Behinderungen zu verringern.

Die Weltgesundheitsorganisation hat eine eigene Klassifikation für Behinderungen aufgestellt, die „International Classification of Impairments, Disabilities and Handicaps (ICIDH)" (WHO 1980). Die Begriffe „Impairment", „Disability" und „Handicap" lassen sich nicht direkt ins Deutsche übersetzen. In der ICIDH ist mit *„Impairment"* der Verlust oder die Abnormität einer psychologischen, physiologischen oder anatomischen *Struktur und Funktion* gemeint, z.b. Blindheit. Mit „Disability" wird die Einschränkung oder das Fehlen der Fähigkeit bezeichnet, bestimmte *Aktivitäten* in der Art und Weise durchzuführen, wie sie für Menschen als mehr oder minder normal angesehen werden (z.b. einkaufen gehen). Mit „*Handicap*" ist schließlich die Benachteiligung, die aus einem „Impairment" oder einer „Disability" resultiert, gemeint, die die Fähigkeit eines Individuums, *Rollen*, die in der gegebenen Situation (auch in der gegebenen Kultur) für das Individuum normal sind, auszuüben (z.b. Familienvater). Lebensqualität bei psychischen Krankheiten, letztlich auch bei vielen körperlichen Krankheiten, bedeutet also zunächst nicht „Glücksoptimierung" sondern Reduktion von Behinderungen.

Einige in der englischen Fachliteratur verwendeten Begriffe für Behinderung sind in Tabelle 1 aufgelistet und zeigen, wie verwirrend dieses Feld ist.

In Tabelle 2 sind Erhebungsinstrumente zusammengestellt, die Mitte der achtziger Jahre für die Erfassung derartiger Behinderun-

Tabelle 1. Englische Begriffe für soziale Behinderung bzw. für Aspekte von sozialer Behinderung

Positiv	Negativ
Social adjustment	Social handicap
Social role adjustment	Social maladjustment
Social skills	Social impairment
Social competence	Social disability
Social effectiveness	Social disablement
Social attainment	Social dysfunction
Social integration	Social ineffectiveness
	Social inadequacy
Neutral	
Social performance	
Role performance	
Social behaviour	
Social functioning	
Adaptive functioning	
Environmental adaptation	

Tabelle 2. Meßinstrumente für die Messung von sozialer Behinderung/ sozialer Anpassung (s. Katschnig 1983, Weissmann et al. 1981)

Normative Social Adjustment Scale	(Barrabee et al. 1955)
Social Ineffectiveness Scale	(Frank et al. 1959)
Mandel Social Adjustment Raling Scale	(Mandel 1959)
Social Adjustment Inventory Method	(Berger et al. 1964)
Personal Adjustment and Role Skills (PARS III)	(Ellsworth 1975)
The Katz Adjustment Scale: Relative's Form (KASR)	(Katz and Lyerly 1963)
Personality and Social Network Adjustment Scale	(Clark 1968)
Community Adaptation Schedule (CAS)	(Roen and Burnes 1968)
The Social Disability Scale	(Ruesch 1969)
Social Dysfunction Rating Scale (SDRS)	(Linn et al. 1969)
Psychiatric Status Schedule (PSS)	(Spitzer et al. 1970)
Psychiatric Evaluation Form (PEF)	(Endicott and Spitzer 1972)
Current and Past Psychopathological Scales (CAPPS)	(Endicott and Spitzer 1972)
Structured and Scaled Interview to Assess Maladjustment (SSIAM)	(Gurland et al. 1972)
Social Adjustment Scale (SAS)	(Weissman and Paykel 1974)
KDS-I5 Marital Questionnaire	(Frank and Kupfer 1974)
Social Adjustment Scale: Self-Report (SAS-SR)	(Weissman and Bothwell 1976)
Self-Assessment Guide	(Willer and Biggin 1974)
Psychological Adjustment to Illness Scale (PAIS)	(Morrow et al. 1978)
Denver Community Mental Health Questionnaire (DCMHQ)	(Ciarlo and Reihman 1977)
Standardized Interview to Assess Social Maladjustment	(Clare and Cairns 1978)
Personal Resources Inventory (PRI)	(Clayton and Hirschfeld 1977)
Social Role Adjustment Instrument (SRAI)	(Cohler et al. 1974)
Social Behaviour Assessment Schedule (SBAS)	(Platt et al. 1980)
Social Adjustment Scale II (SAS-II)	(Schooler et al. 1979)
Levels of Function Scale	(Strauss and Carpenter 1972)
Social Functioning Schedule (SFS)	(Remington and Tyrer 1979)
Interview Schedule for Social Interaction (ISSI)	(Duncan-Jones and Henderson 1980)
Social Performance Schedule	(Stevens 1972, 1973)

gen oder des sozialen Funktionierens zur Verfügung standen
(Katschnig 1983; Weissman 1975). Die Übersicht zeigt viele verschiedene Ansätze – sie sind genauso verwirrend wie die Begriffe.
Deshalb soll im letzten Abschnitt dieses Beitrages versucht werden,
eine gewisse vorläufige Ordnung in die Messung der Behinderungen, damit der „Lebensqualität" psychisch Kranker zu bringen.

Die Dissoziation zwischen Symptomen und Lebensqualität bei psychischen Krankheiten und die Notwendigkeit, beide getrennt zu erfassen

Gerade bei psychischen Krankheiten besteht oft eine Dissoziation
zwischen Symptomen und Lebensqualität. So konnten Goering und
Mitarbeiter (1983) zeigen, daß bei einer Nachuntersuchung von
depressiven Frauen alle möglichen Kombinationen von Symptomen und Lebensqualität zu finden waren: Freiheit von Symptomen
mit guter Lebensqualität, Vorhandensein von Symptomen mit guter
Lebensqualität, Fehlen von Symptomen mit schlechter Lebensqualität, und Vorhandensein von Symptomen mit schlechter Lebensqualität. Auch für schizophrene Patienten wissen wir, daß das
Vorhandensein von Symptomen nicht notwendigerweise mit dem
Ausmaß der Behinderung korreliert, sondern daß die Bewältigung
des Lebens durch den Patienten mit davon abhängt, wie er seine
Symptome bewältigt. Gerade mit positiven Symptomen können
Patienten lernen, so umzugehen, daß ihr Alltag nicht beeinträchtigt
ist (Falloon 1986). Aufgrund der klinischen Erfahrung läßt sich eine
Hypothese im Hinblick auf die Beziehung zwischen Schweregrad
der Symptomatik und Lebensqualität aufstellen, die etwa so zu
fassen ist, daß bei gering ausgeprägter Symptomatik die Lebensqualität gut oder schlecht sein kann, eine stark ausgeprägte Symptomatik jedoch unweigerlich eine schlechte Lebensqualität zur Folge
hat (Abb. 1).

Wir kennen außerdem das Phänomen, daß jemand auf einem
Gebiet gut, auf einem anderen schlecht funktioniert. So mag jemand
in der Lage sein allein zu wohnen, aber nicht einen Arbeitsplatz

zu halten. Typische derartige Bereiche sind „Arbeit", „Wohnen", „Freizeitaktivität", „Haushaltspflichten", „Partnerbeziehung", die jeweils getrennt beurteilt werden sollten.

Diese mögliche Unabhängigkeit von Symptomen und Behinderung erscheint mir Grund genug, sich auch bei psychischen Krankheiten gezielt mit der Lebensqualität als einem eigenen Gebiet zu beschäftigen. Zweifellos haben die psychiatrischen Fachleute das Gebiet der Lebensqualität bisher weitgehend vernachlässigt – sie haben sich im wesentlichen darauf konzentriert, Symptome zum Verschwinden zu bringen. Gerade die Nichtfachleute, die Angehörigen und die Patienten haben aber das Thema der Lebensqualität in den Vordergrund gerückt.

Schweregrad der Behinderung

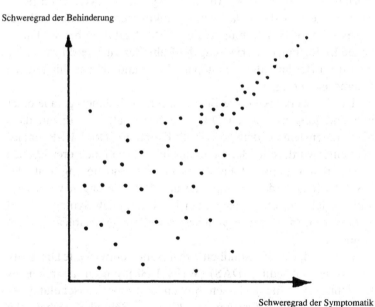

Schweregrad der Symptomatik

Abb. 1. Hypothetische Beziehung zwischen Schweregrad der psychopathologischen Symptomatik und Schweregrad der Behinderung: bei gering ausgeprägter Symptomatik ist die Behinderung variabel, bei stärker ausgeprägter Symptomatik ist auch die Behinderung stärker ausgeprägt

Methoden zur Erfassung der Lebensqualität bei psychischen Krankheiten

Die heute verbreiteten diagnostischen Systeme in der Psychiatrie, die gleichzeitig standardisierte Interviews haben, die „Present State Examination" (Wing et al. 1974) und das „Diagnostic and Statistical Manual of Mental Disorders III-R" (American Psychiatric Association 1987), haben Beurteilungen der Behinderungen, des sozialen Funktionierens bzw. der Lebensqualität in einer eindimensionalen Form eingebaut. So gibt es in der 140 Symptome umfassenden „Present State Examination" (auch in seinem Nachfolger, dem SCAN) ein Merkmal, mit dem auch die Behinderung auf einer Skala von 0 bis 3 erfaßt wird, im Diagnostic and Statistical Manual of Mental Disorders III-R (American Psychiatric Association 1987) ist eine eigene Skala für das soziale Funktionieren enthalten (Global Assessment of Functioning Scale = GAF-Scale). In beiden Fällen ist die Bedeutung der Erfassung der Behinderung allerdings gegenüber der Erfassung der Psychopathologie und der psychiatrischen Diagnosen gering.

Die Notwendigkeit, die Behinderung im Rahmen gerade einer notwendigerweise kurzen Diagnose festzuhalten, mag mit dazu beigetragen haben, daß bei der PSE und im DSM-III-R darauf verzichtet wurde, eine Behinderungsdiagnose auf mehreren Ebenen zu erstellen. Daß die Global Assessment of Functioning Scale des DSM-III-R außerdem Symptome und Behinderungen vermischt, widerspricht der oben geäußerten Erfahrung, daß Symptome und Behinderungen in der Psychiatrie voneinander unabhängig sein können.

Die von der Weltgesundheitsorganisation entwickelte Disability Assessment Schedule (DAS) (WHO 1988), ein umfangreicheres Erhebungsinstrument, dessen Anwendung einer Einschulung bedarf, geht auf die Erfassung verschiedener Behinderungsbereiche ein, jedoch berücksichtigt es nicht, ähnlich wie die „Present State Examination" und das „Diagnostic and Statistical Manual of Mental Disorders", in ausreichender Weise die subjektive Einschätzung des Patienten. Dies wird vom „Standardised Interview to Assess

Social Maladjustment and Dysfunction" (Clare und Cairns 1978)
getan. Dabei handelt es sich um ein Erhebungsinstrument, das die
verschiedenen Lebensbereiche voneinander trennt und für jeden
dieser Bereiche die materiellen Ressourcen, das Funktionieren in
sozialen Rollen und die subjektive Einschätzung durch den Betroffenen erfaßt. Für die Anwendung dieses Erhebungsinstrumentes ist
jedoch eine Einschulung notwendig. Eine die verschiedenen Lebensbereiche differenzierende sich aber ganz auf die subjektive
Einschätzung des Patienten abstützendes Erhebungsinstrument ist
die „Social Adjustment Scale" von Paykel und Mitarbeitern (1971).
    Neben den hier beispielhaft genannten Instrumenten zur Erfas-
sung der Lebensqualität bei psychischen Krankheiten allgemein,
gibt es Erhebungsinstrumente, die sich spezifisch mit der Lebensqualität bei spezifischen Krankheiten beschäftigen, was im Hinblick darauf, daß bestimmte psychische Krankheiten zu bestimmten
Beeinträchtigungen der Lebensqualität, also zu Behinderungen führen, wichtig ist. Beispielhaft sei hier nur die von Heinrichs und
Mitarbeitern (1984) entwickelte „Quality of Life Schedule for
Schizophrenia" erwähnt, ein Interview mit dem Behinderungen in
Lebensbereichen, die gerade bei schizophrenen Patienten beeinträchtigt sind (ohne daß sie mit Symptomen identisch sind), erfaßt
werden. Eine typische Behinderung für schizophrene Patienten ist
etwa die soziale Isolierung, die in diesem Erhebungsinstrument
spezifisch erfaßt wird.

Ausblick

Es ist heute unausweichlich geworden, daß man sich bei der Evaluierung von psychischen Krankheiten nicht nur auf die Symptomatik
sondern auch auf die Behinderungen und die Lebensqualität der
Betroffenen konzentriert – nicht zuletzt deshalb, weil es gerade in
der Psychiatrie nicht selten der Fall ist, daß die auf Symptome
gerichtete Pharmakotherapie zu Behinderungen führt. Die extrapyramidalen Nebenwirkungen einer Neuroleptikatherapie etwa,
mit Akinese und Amimie, die Behinderungen im sozialen Kontakt
hervorrufen, sind hier genauso zu nennen wie die Hospitalismus-

symptome, die durch vielleicht gut gemeinte langfristige Hospitalisierung in den psychiatrischen Krankenhäusern in der Vergangenheit – in denen immerhin die notwendigsten biologischen Bedürfnisse nach Maslow befriedigt werden konnten – entstanden sind. Es erscheint deshalb notwendig, daß wir auch bei psychisch Kranken die Lebensqualität getrennt von der Symptomatik und der medizinischen Diagnose erfassen. Ein Weg in diese Richtung ist der Versuch der Weltgesundheitsorganisation zur zehnten Revision der Internationalen Klassifikation der Krankheiten (ICD-10) einen multiaxialen Zusatz zu entwickeln (WHO-DDS = WHO Disability Diagnostic Scale). Die Problematik eines derartigen multiaxialen Zusatzes für die alltägliche psychiatrische Diagnostik besteht darin, daß er möglichst leicht handhabbar sein muß, damit er auch verwendet wird. In einer derzeit weltweit ausgetesteten Version der Behinderungsachse werden vier verschiedene Bereiche voneinander unterschieden (personal care and survival; occupational functioning; functioning with family; broader social behaviour). Wichtig ist, daß in diesem System auch erfaßt werden kann, ob jemand nicht nur Behinderungen sonder auch besondere Fähigkeiten hat, die es ihm möglicherweise erleichtern, mit seiner psychischen Krankheit fertig zu werden.

Nur wenn es gelingt, die Lebensqualität als selbstverständlich zu beurteilende Dimension in den Alltag der psychiatrischen Diagnostik einzuführen, wird sich auch ein Umdenken einstellen, das die Erfassung der Behinderung bzw. der Lebensqualität für genauso wichtig erachtet wie die Erfassung von Symptomen.

Literatur

1. American Psychiatric Association (1987) Diagnostic and statistical manual of mental disorders III-R, 3rd ed, rev. American Psychiatric Association, Washington DC
2. Clare AW, Cairns VE (1978) Design development and use of a standardized interview to assess social maladjustment and dysfunction in community studies. Psychol Med 8: 589–604
3. Falloon IRH (1986) Kognitive und verhaltenstherapeutische Beeinflussungsmöglichkeiten der Selbstkontrolle Schizophrener. In: Böker W, Brenner HD (Hrsg) Bewältigung der Schizophrenie. Multidimen-

sionale Konzepte, psychosoziale und kognitive Therapien, Angehörigenarbeit und autoprotektive Anstrengungen. Huber, Bern Stuttgart
Toronto, S 189–199
4. Goering P, Wasylenki D, Lancee W, Freeman SJJ (1983) Social
support and post-hospital outcome for depressed women. Can J Psychiatry 28: 612–618
5. Heinrichs DW, Hanion TE, Carpenter WT (1984) The quality of life
scale: an instrument for rating the schizophrenic deficit syndrome.
Schizophr Bull 10: 388–396
6. Katschnig H (1983) Methods for measuring social adjustment. In:
Helgason T (ed) Metodology in evaluation of psychiatric treatment.
Cambridge University Press, Cambridge, pp 206–218
7. Maslow AH (1954) Motivation and personality. Harper and Row, New
York
8. Mayring P (1991) Psychologie des Glücks. Kohlhammer, Stuttgart
Berlin Köln
9. Paykel ES, Weissman M, Prusoff BA, Tonks CM (1971) Dimensions
of social adjustment in depressed women. J Nerv Ment Dis 152: 158–
172
10. Spilker B (ed) (1991) Quality of life assessment in clinical trials. Raven
Press, New York
11. Weissman MM (1975) The assessment of social adjustment. Arch Gen
Psychiatry 32: 357–365
12. Weissman MM, Sholomskas D, John K (1981) The assessment of
social adjustment. An update. Arch Gen Psychiatry 38: 1250–1258
13. World Health Organization (1980) International classification of
impairments, disabilities, and handicaps. A manual of classification
relating to the consequences of disease. World Health Organization,
Geneva
14. World Health Organization (1988) WHO Psychiatric Disability Assessment Schedule (WHO/DAS). World Health Organization, Geneva
15. Wing JK, Cooper JE, Sartorius N (1974) The measurement of classification of psychiatric symptoms. Cambridge University Press, London

Anschrift des Verfassers: Univ.-Prof. Dr. H. Katschnig, Universitätsklinik für Psychiatrie, Währinger Gürtel 18–20, A-1090 Wien, Österreich.

Psychosoziale Voraussetzungen der Lebensqualität

H. G. Zapotoczky

Universitätsklinik für Psychiatrie, Graz, Österreich

Zusammenfassung

In der Frage, wie Gesundheit und somit auch Lebensqualität zu verstehen seien, spielt die Abkehr von rein naturwissenschaftlichen Ansätzen und die Einbeziehung sozialer. verhaltensbezogener, ökonomischer und psychischer Faktoren eine entscheidende Rolle. Erst die biopsychosoziale Betrachtungsweise hat entscheidende Orientierungen gefördert, die zuletzt in Konzepten des Kohärenzgefühls und der Widerstandsressourcen (Antonovsky) eingemündet sind. Im Hinblick auf schizophren Erkrankte sind diese theoretischen Überlegungen noch ohne praktische Konsequenzen. Bis heute ist kein definitives Programm entwickelt worden, das die Lebensqualität des Schizophrenen tatsächlich zu erfassen imstande ist.

Schlüsselwörter: Befindlichkeitsregulation, nonlineares Selbstregulationsmodell, Kohärenzgefühl, Widerstandsressourcen.

Summary

The psychosocial prerequisites of quality of life. The consideration of social, behavioural, ecological and psychic factors has extended our knowledge of health and quality of life. It has led to new concepts, which are based on bio-psychosocial aspects and respects the sense of coherence as well as generalized resistance ressources (Antonovsky). Concerning the schizophrenic patient the theoretical reflections have not had any practical consequences so far. Hitherto no definitive program is available to evaluate the quality fo life of a schizophrenic person in an adequate way.

Keywords: Regulation of state of health, non-linear model of self-regulation, sense of coherence, generalized resistance ressources.

Einleitung

Erikson gibt in seinem Werk über „Identität und Lebenszyklus" die Antwort Freuds auf die Frage wieder, was ein normaler Mensch gut tun können müsse: „Lieben und Arbeiten". Diese Replik Freuds erinnert an die benediktinische Regel „ora et labora". Lieben interpretiere Freud – so Erikson – als Verströmen von Güte und geschlechtliche Liebe; arbeiten sei Teilnahme an einem Berufsleben, das den Menschen nicht verschlinge. Erikson hebt zudem hervor, der Mensch müsse nicht nur Geschlechtswesen und Liebender sein können, es müssen auch die gesellschaftlichen Voraussetzungen dazu gegeben sein, daß er dessen fähig wird.

Auch Adler hat in seinem Essay „Ist Fortschritt der Menschheit möglich? Wahrscheinlich? Unmöglich? Sicher?" betont, alle Lebensfragen münden in 3 Problemkreise ein, in Nächstenliebe, Werk, geschlechtliche Liebe. Allerdings hat er diese 3 Grundfragen nicht auf das Einzelindividuum allein bezogen sondern unter dem Aspekt des wachsenden Gemeinschaftsgefühls gesehen, das sich dem Streben nach Überlegenheit und Geltung entgegenstelle und das Fühlen mit der Gemeinschaft bis in einen utopischen Entwicklungszustand der gesamten Menschheit („Sub specie aeternitatis") emportragen kann.

In dem Werk „Die Revolution der Hoffnung" bringt Fromm ein ähnliches Wertsystem ins Spiel, das gut und wertvoll bezeichnet, „was zu einer besseren Entfaltung der spezifisch menschlichen Fähigkeiten beiträgt und das Leben fördert". Diese Biophilie – die Organisation der menschlichen Gesellschaft für das Leben – stellt Fromm den nekrophilen Normen (Funktionsstörungen und Krankheitszuständen) gegenüber: „Wer das Leben liebt, fühlt sich vom Lebens- und Wachstumsprozeß in allen Bereichen angezogen. Er will lieber neu schaffen als bewahren." (Die Seele des Menschen).

Subjektives Wohlbefinden

Verströmen von Güte und geschlechtliche Liebe, Teilnahme an einem nicht verschlingenden Berufsleben, Schaffen und weniger

Bewahren sind selbstverständlich gewordene psychosoziale Voraussetzung einer Lebensqualität – zumindest als Richtlinien in einigen Teilen der hochtechnifizierten Welt. Doch sind sie in dieser Aussageform tatsächlich präzise genug, um als handlungsrelevante Hinweise zu dienen, die einer objektiven Überprüfung standhalten? Bevor weitere Schlußfolgerungen für einzelne Patientengruppen gezogen werden, ist es angebracht, den gegenwärtigen Status der Bemühungen um das Phänomen „Lebensqualität" zu umreißen.

Wie Noack hervorhebt, hat „die Naturwissenschaftliche Medizin über keinen wissenschaftlich fundierten Gesundheitsbegriff und folglich auch nicht über einen entsprechenden gesundheitstheoretischen Erklärungsansatz verfügt". Erst die Einbeziehung ökologischer, sozialer, verhaltensbezogener und psychischer Faktoren hat die Erweiterung des gesundheitstheoretischen Rahmens mit sich gebracht und damit auch eine Abkehr vom „binären Krankheits-Gesundheits-Begriff zugunsten umfassenderer Konzepte" (Noack) ermöglicht. Als ein solches Konzept kann der biopsychosoziale Ansatz (Engel 1977) bezeichnet werden, der die Beziehungen zwischen Gesundheit und Krankheit einerseits und Umweltbedingungen, Persönlichkeitsmerkmalen und Verhaltensfaktoren andererseits stärker berücksichtigt und zur Erklärung der vielgestaltigen Wechselbeziehungen kybernetische Überlegungen heranzieht. Gesundheit hat wohl etwas zu tun mit subjektivem Wohlbefinden und auch die oben angeführten Zitate deuten darauf hin. Subjektives Wohlbefinden besteht nach Mayring (1991) zunächst in einer negativen Komponente – nämlich in Freiheit von subjektiver Belastung, weiters einer positiven (Freude, Glück), einer kognitiven (Zufriedenheit) und einer affektiven Komponente (Gefühl des Wohlbefindens). Lebensqualität können – so Mayring – als Kombination von subjektivem Wohlbefinden und positiven objektiven Lebensbedingungen verstanden werden.

Die Balance zwischen subjektivem Wohlbefinden und positiven objektiven Lebensbedingungen hat etwas Anziehendes für sich. Nur: fühlt man sich subjektiv wohl, wird man objektive Lebensbedingungen anders einschätzen können; was sind objektive Lebensbedingungen, wenn nicht wieder „lieben und arbeiten" in den verschiedensten Formen? Und außerdem: Wie unterschiedlich objektive Lebensbedingungen erlebt und eingeschätzt werden können, läßt sich heute an den Äußerungen von Flüchtlingen und Asylanten gut abschätzen.

Becker (1986) geht mit seiner dynamischen Betrachtungsweise einen wichtigen Schritt weiter: Die zentrale Frage von subjektivem Wohlbefinden und seelischer Gesundheit liege darin, inwieweit externe Anforderungen (Rollenverpflichtungen, Anpassungsforderungen) mit internen Anforderungen (psychische Anforderungen, Schmerzen) in Einklang gebracht werden können. Diesen Standpunkt hat Becker dann (1991) ergänzt: Er spricht von einer Befindlichkeitsregulation, die sich dann erfolgreich gestalte, wenn sich im Zeitablauf ein dynamisches Gleichgewicht und ein optimaler Rhythmus von aktuellem und habituellem Wohlbefinden, von Anstrengung und Erholung, von Anspannung und Entspannung einstellen. Dazu gehören nicht nur die Bewältigung bedeutsamer Lebensanforderungen sondern auch diejenige, kleine Freuden des Alltags genießen zu können etc. Mit dieser dynamischen Betrachtungsweise einer Befindlichkeitsregulation wird die Problematik um die Lebensqualität nahe an Vorstellungen herangerückt, wie sie Kanfer mit seiner Theorie der Selbstkontrolle dargelegt hat. Kanfer (1991) kreierte bekanntlich ein nonlineares Selbstregulationsmodell mit 2 Feedbackschleifen und einer Feedforwardschleife. In einem korrektiven Zyklus stehen Individuum und Situation in einem unmittelbaren Konnex. Eine direkte Rückmeldung wird aus der Konfrontation mit dieser Situation gewonnen. Der zweite, ein antizipatorischer Zyklus betrifft eine von der Person vorgestellte Situation samt deren Konsequenzen. Es werden aus dieser (rein gedanklichen) Konfrontation Entscheidungen über künftiges Verhalten getroffen. Subjektives Wohlbefinden („Glück") ist von vielen individuellen Variablen und Prozessen abhängig und ein „hochgradig subjektives Phänomen" (Kanfer 1991), das als Ziel möglichst detailliert beschrieben werden sollte. Je genauer der Betroffene die einzelnen Manifestationsebenen seines Zielverhaltens angeben kann, je konkreter er also wird und formulieren kann, umso eher wird es ihm möglich sein, sich auf dieses Ziel einzustellen und es in der Realität auch zu erreichen.

In Kanfers Regelprinzip fließen bereits systemtheoretische Ansätze mit ein. Der Zusammenbruch (breakdown) eines Menschen wird verständlicher – und die Erklärungen beziehen sich weniger auf das, was einem Menschen widerfährt, also weniger auf life events, als vielmehr auf jene Strategien der Bewältigung, die ein Mensch zur Überwindung dieser life events einsetzt. Antonovsky (1987) wirft die Frage nach den Widerstandsressourcen (generalized resistance ressources) auf, die Anforderungen an Überforderung eines Menschen puffern können. Als solche Widerstandsressourcen sind materielle Güter, Wissen, Selbstwertgefühl, soziale Bindungen anzusehen. Als entscheidend wird eine umfassende psychosoziale Orientierung betrachtet, ein Kohärenzgefühl (sense of coherence), das Widerstandsressourcen mobilisiert und koordiniert. Es kann in 3 Komponenten zergliedert werden: in die Fähigkeit zum Verständnis der inneren und äußeren Welt (Comprehensibility), in die Fähigkeit zu handeln und zu bewältigen (Manageability) und in die Fähigkeit, die voraussehbare Entwicklung des eigenen Tuns sinnhaft zu empfinden (Meaningfulness). Antonovsky hat eine SOC- (sense of coherence-) Skala entwickelt und diese auch in verschiedenen Ländern angewandt – mit dem Ergebnis, daß sein Konzept nicht widerlegt werden konnte (Noack).

Lebensqualität und schizophrene Erkrankung

Vollzieht man mit Hilfe dieser theoretischen Ansätze und Modelle die direkte Wendung zum Patienten und gar zum Schizophrenen selbst, steht man vor folgenden Schwierigkeiten: Der Krankheitsprozeß wird einige Fähigkeiten des Schizophrenen derart beeinträchtigen, daß es dem Schizophrenen nicht möglich ist, externe oder interne Anforderungen adäquat wahrzunehmen – wie sie Bekker in seiner dynamischen Betrachtungsweise gefordert hat. Auch die Fähigkeiten, die Antonovsky angesprochen hat, sind nicht mehr entsprechend verfügbar – etwa diejenige zum Verständnis der inneren und äußeren Welt, zum Handeln und Bewältigen, zur Voraussehbarkeit, eigenes Handeln als sinnhaft zu empfinden. Aufgrund derartiger Gegebenheiten kommt Rylander (1992) zu dem

Schluß, bei Schizophrenen lasse sich das Konzept Lebensqualität unmöglich definieren. Die Natur der schizophrenen Erkrankung habe zur Folge, daß die Meinung des Patienten über seine Behandlung, über seine Behandlungsmöglichkeiten unbestimmt und unverläßlich werde. Das Konstrukt „Lebensqualität" sei nicht meßbar (Rylander 1992). Aber auch das Sozialverhalten des Patienten, das infolge seiner Affektstörung und der zunehmenden Schrumpfung seines sozialen Netzwerkes immer isolierter wird, kann kaum mehr adäquat beurteilt werden. Nicht nur die Selbstwahrnehmung des Patienten werde gefordert, sondern auch individuelle Bewertung und Evaluation durch den Patienten selbst.

Neben der Symptomatik beeinträchtigen Merkmale die Lebensqualität des Schizophrenen, die folgende Funktionen betreffen: Fähigkeit zur Selbstsorge, Mobilität, physische Aktivitäten, Rollenfindung zu Hause wie am Arbeitsplatz, soziale Funktionen im Hinblick auf Intimität und Interaktionen in der Gemeinschaft, den emotionalen Status (Angst, Streß, Depression, geistiges Wohlbefinden, Locus of controll). Auch Kognitionen, Schlaf und Erholung, Energie und Vitalität, Wahrnehmung gesunder Ressourcen und allgemeine Lebenszufriedenheit gehören dazu. Wie Rylander kritisch anmerkt, verfügt der Kliniker derzeit über keine allgemein akzeptierte Meßmethode, welche reliabel die Lebensqualität des Schizophrenen angeben könnte. Weitere Fragen betreffen die Vergleichsmöglichkeiten; kann die Lebensqualität des Schizophrenen mit derjenigen der nicht schizophrenen – „normalen" – Population verglichen werden? Soll die Verbesserung der Lebensqualität der Schizophrenen vor und nach der Behandlung oder die Änderung der Lebensqualität unter der Therapie mit verschiedenen Methoden beurteilt werden? Diese verschiedenen Fragestellungen erfordern auch differenzierte Meßinstrumente. Wichtig ist ferner der Vergleich der Lebensqualität vor der Erkrankung, im Rahmen der Familie, der Qualität des überkommenen Lebensstils prämorbid mit dem gegenwärtigen Zustand, der oft als Defizienz empfunden wird und gar nicht selten zum Selbstmord Anlaß gibt. In diesem Zusammenhang wird verständlich, daß die Qualität der Therapie, also die getroffenen rehabilitativen Maßnahmen sehr wohl zur Verbesserung der Lebensqualität des Schizophrenen beitragen können. Doch nicht alles, was einleuchtend ist, kann schon wissenschaftlich nachgewiesen werden.

Abschließende Betrachtungen

Wenn von der Lebensqualität bei Gesunden und Kranken gesprochen wird, sollte auf etwas nicht vergessen werden: auf Menschenwürde. Ohne diese gibt es kein „ora et labora", kein „lieben und arbeiten", weil ohne Menschenwürde nicht geliebt und nicht gearbeitet werden kann (auch wenn oder gerade weil über dem NAZI-KZ Auschwitz „Arbeit macht frei" geschrieben wurde). Und wir müsen unermüdlich darauf hinwirken, daß auf dieser – unserer, ja unserer! – Erde Voraussetzungen geschaffen werden, die – wie Maier-Mannhart in seinem Beitrag „Zeitbombe Mensch, Überbevölkerung und Überlebenschance" hervorhebt – „ein halbwegs menschenwürdiges Dasein" garantieren und d.h. (nach Maier-Mannhart) „Salopp gesagt: ein gefüllter Magen, ein Dach übr dem Kopf und ein Minimum an Infrastruktur", damit Menschen aus ihrer existenzbedrohenden Lage heraus gerettet werden können. Und ein Dach über dem Kopf, ein gefüllter Magen, eine entsprechende Infrastruktur, die uns die für ein psychisches Äquilibrium notwendige Kommunikation erlaubt, sind auch für uns jene einzigen bestimmenden Kriterien, die Lebensqualität verheißen – Lebensqualität für uns beide: für den schizophrenen Kranken sowohl als auch für den ihn begleitenden Therapeuten. Alles andere kann als unnötig, ja als oft schädigender Überfluß abgetan werden.

Literatur

1. Adler A (1937) Ist Fortschritt der Menschheit möglich? Wahrscheinlich? Unmöglich? Sicher? In: Psychotherapie und Erziehung, Bd III. Fischer, Frankfurt/Main, S 163–167
2. Antonovsky A (1987) Unravelling the mystery of health. How people manage stress and stay well. Jossey-Bass, San Francisco
3. Becker P (1986) Theoretischer Rahmen. In: Becker P, Minsel B (Hrsg) Psychologie der seelischen Gesundheit, Bd II. Hogrefe, Göttingen Toronto Zürich, S 1–90

4. Becker P (1991) Theoretische Grundlagen. In: Aberle A, Becker P (Hrsg) Wohlbefinden. Juventa, Weinheim München, S 13–49
5. Engel GL (1977) The need for a new medical model: a challenge for biomedicine. Science 196: 129–136
6. Erikson EH (1971) Identität und Lebenszyklus: Drei Ansätze. Suhrkamp, Frankfurt
7. Fromm E (1971) Die Revolution der Hoffnung. Für eine humanistische Technik. Klett, Stuttgart
8. Fromm E (1981) Die Seele des Menschen. Ihre Fähigkeit zum Guten und zum Bösen. Ullstein Materialien. Ullstein, Frankfurt/Main Berlin Wien
9. Kanfer FH, Reinecker H, Schmelzer D (1991) Selbstmanagement-Therapie. Springer, Berlin Heidelberg New York Tokyo
10. Maier-Mannhart H (1993) Kindersegen – Fluch drückender Not. In: Reymer Klüver (Hrsg) Zeitbombe Mensch. Überbevölkerung und Überlebenschance. Deutscher Taschenbuch Verlag, München
11. Mayring P (1991) Die Erfassung subjektiven Wohlbefindens. In: Abele A, Becker P (Hrsg) Wohlbefinden. Juventa, Weinheim München, S 51–70
12. Noack H (in Druck) Gesundheit: Medizinische, psychologische und soziologische Konzepte. In: Novak P et al (Hrsg) Lebensweisen und Gesundheit
13. Rylander A (1993) Impact of antipsychotic treatment on quality of life – methodological considerations. In: Sedvall G, Colodron A (eds) New opportunities in the management of psychoses. Research and Clinical Forums 15: 45–53 (Proceedings, Symposium Barcelona, November 5, 1992)

Anschrift des Verfassers: Prof. Dr. H. G. Zapotoczky, Universitätsklinik für Psychiatrie, Auenbruggerplatz 22, A-8036 Graz, Österreich.

Soziokulturelle Aspekte und biopsychosoziale Grundlagen der Lebensqualität schizophrener Patienten[*]

H. Hinterhuber

Universitätsklinik für Psychiatrie, Innsbruck, Österreich

Zusammenfassung

Lebensqualität ist Partizipation an den Sach- und Kulturgütern einer Epoche und hat mit Lebenszufriedenheit zu tun, mit individuellen Vorstellungen und Erwartungen. Lebensqualität ist – von Extremsituationen abgesehen – primär eine Frage der inneren Einstellung und äußerer sozioökonomischer Rahmenbedingungen. Somit entzieht sie sich weitgehend der Objektivierbarkeit und der Meßbarkeit. Lebensqualität ist weiters assoziiert mit Gesundheit, Sicherstellung der körperlichen und geistigen Bedürfnisse und geglückten Beziehungen im sozialen und im sexuellen Bereich, sie hängt wesentlich mit der Selbstbestimmung zusammen.

Eine optimale Lebensqualität ist für psychisch Kranke nicht erreicht und kann – sich an der Normalbevölkerung orientierend – vielleicht auch nicht erzielt werden. Dennoch hat sich die Lebensqualität chronisch-psychisch Kranker durch vernetzte rehabilitative Einrichtungen deutlich verbessert. Für Schizophrene bedeutet „Lebensqualität" „Normalisierung" im Rahmen von bedarfs- und bedürfnisgerechten therapeutischen Programmen: Innsbrucker Beiträge zur Lebensqualitätsforschung versuchen dies darzustellen. Es wird deutlich, daß das Behandlungsziel der Ärzte nicht immer ident mit den Behandlungszielen der Patienten selbst ist. Non-Compliance ist häufig begründet durch divergierende Vorstellungen der

* Herrn Dr. Johannes May und Herrn Pflegedienstleiter Albert Altherr, den unermüdlichen und beispielgebenden Vorkämpfern für Gerechtigkeit, Lebensqualität und Menschlichkeit in dankbarer Verbundenheit gewidmet

Therapieziele und eine unterschiedliche Bewertung der psychotischen Symptomatik auf der einen und der Neuroleptika – induzierten Nebenwirkungspalette auf der anderen Seite. Information und psychoedukative Maßnahmen können in Verbindung mit einer individuellen antipsychotischen Therapieführung die Lebensqualität schizophren Erkrankter durch vertiefte Einsicht und – darauf aufbauend – durch eine bestmögliche Rezidivprophylaxe verbessern.

Schlüsselwörter: Lebensqualität psychisch Kranker, Compliance, psychoedukative Maßnahmen.

Summary

Sociocultural aspects and the bio-psycho-social basis of the quality of life of schizophrenic patients. Quality of life is dependent on biological and socio-economic variables, subjected to personal experience. The authors describe the different points of view concerning quality of life of psychiatrists and patients.

Thirtyfive patients (duration of hospitalisation 12. 9 years) in a longterm rehabilitation program were evaluated concerning their quality of life. Nineteen were living in their families, 12 in a home for elderly people, 1 in a home for psychiatric patients. Further a project is described where 7 male and female patients were reintegrated in their families in Southern Tyrol after 45 years of hospitalisation.

Quality of life is often defined by psychiatrists without considering the patient's point of view. Non-compliance is often the result. A good communication between patients and psychiatrist is the best way to achieve an increase of the patient's quality of life.

Keywords: Quality of Life of psychiatric patients, compliance, psychoeducation.

Die Lebensqualität des Menschen im Spannungsfeld kultureller und biopsychosozialer Faktoren

„Lebensqualität, ein Begriff, der in der medizinischen Literatur erst in den letzten Jahren auftaucht, bezieht sich auf Aspekte körperlicher und/oder seelischer Erkrankungen, Störungen oder Behinderungen, die den Lebensalltag eines kranken Menschen beeinflussen und die im Zusammenwirken mit seiner individuellen Lebensgeschichte (vor, während und nach seiner Erkrankung) seine Gefühle, sein Befinden, sein Verhalten, sein Lebensgefühl bestimmen. Krankheit wird somit „personifiziert", „individualisiert", an ein persönliches Schicksal geknüpft. Chronische Erkrankungen und deren Auswirkungen auf den einzelnen Menschen und die Gesellschaft nehmen zum einen in ihrer Bedeutung zu, zum anderen stellt sich bei zunehmendem technischen Fortschritt die Frage, ob all das gemacht werden soll bzw. darf, was auch gemacht werden kann. Die Frage nach der Lebensqualität eines kranken Menschen impliziert die Frage nach den Auswirkungen der Erkrankung bei diesem Menschen, aber auch die Frage nach den Auswirkungen medizinischer Entscheidungen und Eingriffe, den Auswirkungen fehlender oder vorhandener psychosozialer Unterstützung, ökonomischer Hilfen u.v.a. mehr [7]".

Lebensqualität ist Partizipation an den Sach- und Kulturgütern einer Epoche und hat mit Lebenszufriedenheit zu tun, mit individuellen Wertvorstellungen und Erwartungen. Lebensqualität ist – von Extremsituation abgesehen – primär eine Frage der inneren Einstellung: Als solche entzieht sie sich weitgehend der Objektivierbarkeit und der Meßbarkeit. Lebensqualität ist weiters assoziiert mit Gesundheit, Sicherstellung der körperlichen und geistigen Bedürfnisse und geglückten Beziehungen im sozialen und im sexuellen Bereich, sie hängt wesentlich mit der Selbstbestimmung zusammen.

Der Begriff „Lebensqualität" kann nur in bezug auf

- die statistische Norm
- den Entwicklungsstatus eines Landes
- die bestehende soziokulturelle Realität von Subpopulationen
- individuelle Entscheidungen und Wertvorstellungen

gesehen und interpretiert werden.

„Lebensqualität" entzieht sich einer exakten Definierbarkeit. Wollen wir den Begriff präzisieren, muß festgehalten werden, daß nur der einzelne selbst seine Lebensqualität beurteilen kann. Materielles Wohlergehen, gesellschaftliche Akzeptanz, körperliches Befinden etc. können zu Lebensqualität beitragen, sie *sind* jedoch

nicht Lebensqualität. „Lebensqualität" steht immer im Spannungs-
feld zwischen „subjektiv" und „objektiv" [19, 24, 18]. Für viele ist Lebensqualität die Summe von verschiedenen Lebensqualitäts-Komponenten. Lebensqualität wird nach eigenem subjektiven Empfinden in verschiedenen Lebensphasen unterschiedlich erlebt. Der Stellenwert der individuellen Lebensqualität ist für Menschen verschiedener Tradition, Religion und Ideologie sehr different, das Bewußtsein der Lebensqualität ist nicht konstant. Für viele Menschen ist sie auch nicht mitteilbar. Die Erfaßbarkeit durch Interviews und Fragebögen ist wissenschaftlich noch mangelhaft geklärt. Nach vielen Wissenschaftlern liegt es in der Natur der Lebensqualität, daß sie in mehrere Komponenten zerfällt, sie somit mehrdimensional ist und deshalb nicht auf eine eindimensionale Skala übertragen werden kann [18].

Sozialwissenschaftler definieren Lebensqualität als einen Freizeit-orientierten Lebensstil in spezifischen Wechselwirkungen von Lebenszielen, Freizeitgestaltung, Informationsbedürfnissen, Urlaubsplanungen und Konsumeinstellungen. Lebensqualität resultiert somit demnach aus Freizeitstil und Lebensstil. Diese setzt eigenverfügbare Zeiten für persönliche Interessen und Lebensziele voraus. Nach Opaschowski [33] setzt sich also Lebensqualität aus verschiedenen Zeit-Dimensionen zusammen:

– Freizeit als Medienzeit
– Freizeit als Konsumzeit
– Freizeit als Eigenzeit
– Freizeit als Aktivzeit
– Freizeit als Sozialzeit
– Freizeit als Kulturzeit

In einer repräsentativen Umfrage des Allenbacher Institutes nannten über 2000 Personen nur vier Bereiche, in denen sich ihr eigener Lebensstil verwirklichen ließe:

1. der Freundeskreis („mit welchen Leuten ich verkehre") 59%;
2. die Wohnungseinrichtung („in der Art, wie meine Wohnung eingerichtet ist") 59%;

3. die Freizeitgestaltung („in dem, was ich mit meiner Freizeit anfange") 55%;

4. der Kleidungsstil („in dem, was ich an Kleidung trage") 54%.

Aus diesen Lebensbereichen gewinnen Menschen des ausgehenden 20. Jahrhunderts ihr Selbstbewußtsein und ihr Selbstwertgefühl bzw. ihre Lebensstil-Profilierung. Ein persönlicher Lebensstil manifestiert sich folgedessen nur im Rahmen von selbstgewählten Beschäftigungen; Freizeitstil wird zum Lebensstil.

Höhere Lebensqualität im Sinne eines Freizeit-orientierten Lebensstiles setzt also „mehr Zeit, Geld, Bildung und Wohlstand" voraus und macht „Zeitwohlstand" [34] erst möglich.

Das allgemeine Streben nach Erhöhung der Lebensqualität führt in der Bevölkerung auch zu einer Entschärfung der objektiv vorhandenen Ungleichheiten, welche im überbordenden Freizeitkonsum verschwinden. Das Mehr an Geld und Zeit, Bildung und Wohlstand – somit die Erhöhung des Lebensstandards – löst die Klassengesellschaft auf und mündet in die Wohlstandsgesellschaft.

Die angestrebte Lebensqualität mit dem individualisierenden Freizeitkonsum läßt aber die menschlichen Beziehungen instabiler werden, die allgemeine Bereitschaft sinkt, soziale Verantwortung zu übernehmen. Pflichten und Rücksichtsnahmen lösen sofort Streßsymptome aus: Mitmenschlicher Kontakt wird immer mehr gesucht und immer weniger gefunden. Die immateriellen Aspekte des Lebens verkümmern im allgemeinen Konsumverhalten: Echte Lebensqualität schwindet, wenn der Mensch „einfach die Rolle des Produzenten mit der Rolle des Konsumenten" [34] vertauscht: „Consumo ergo sum".

Lebensqualität basiert heute weitgehend auf Konsum; Konsum konsumiert wiederum Zeit: Folge davon ist ein zunehmendes Gefühl von Zeitknappheit, da steigende Bedürfnisse zu steigenden Konsumansprüchen führen. Die Aktualität der Konsumangebote mündet ein in zunehmende Hektik, diese fördert extreme Schnelllebigkeit. Der Mensch lebt heute in einem 2-Stunden-Takt: nach dieser Zeit nimmt er eine Bedrohung von innen, eine Leere und Langeweile wahr, die nur künstlich durch Spannungen und Sensationen unterbrochen werden kann. Die spannungsorientierte Klimaxgesellschaft springt von einem Ereignis zum anderen. Daraus resultiert eine neue Form des Leidens, das nicht mehr als Leidenszustand erkannt wird, weil es in der Form von Vergnügungen auftritt. Eine gigantische Erlebnisindustrie verspricht eine sofortige Glückserfüllung, intendiert aber einen end- und grenzenlosen Konsum.

Der Verbrauch gilt als Lebensziel, das aufgrund der Kurzlebigkeit der Modeströmungen nie erreicht werden kann. Genuß ist nicht nur erlaubt, sondern geradezu vorgeschrieben [35].

„Der genußfähige Egoist wird stärker, der sozialfähige Mitmensch kann sich kaum behaupten" [33]. Die Erhöhung der persönlichen Lebensqualität muß somit mit einer Verbesserung der sozialen Lebensbedingungen einhergehen, will sie nicht zur Farce werden. Darüber hinaus ist Revolution der neuen Kommunikationstechnologien sozial privativ, sie heben die Ortsbindung und die Begegnungsmöglichkeit auf und erwecken die Illusion, eine generelle Teilhabe ohne Anwesenheit zu erreichen.

Die Partizipation an der sich immer rascher verändernden Welt, die Teilhabe an der Fülle von Beschleunigungs- und Vervielfachungseffekten fordert Menschen, die über die Merkmale „Jugend", „Reichtum", „Zeitunabhängigkeit", „Flexibilität" und „Gesundheit" verfügen müssen. Diese Merkmale sind die Voraussetzung des Lebensstiles der industrialisierten Länder, sind Voraussetzung für all das, was gemeinhin „Lebensqualität" genannt wird. Die Forderung nach fortgesetzter Erhöhung der Lebensqualität trägt in den Industrieländern Zeichen des „Chauvinismus des Nordens" und der Fetischisierung der Jugendlichkeit. Die Fixierung auf Jugendlichkeit mißachtet zwangsläufig die Rechte der Alten, der Leistungsschwachen, der Kranken und Behinderten.

Herwig Büchele schreibt in seinem Buch „SehnSucht nach der Schönen neuen Welt" [3]: wenn die Lebensqualität, „wenn der Wohlstand der reichen Industrieländer weltweit verallgemeinert werden soll, dann bedeutet dies Zuwachsraten der Vernutzung von Landschaft, Rohstoffen, Energie, die im strengen Sinn des Wortes bestensfalls für eine halbe Generation möglich sind. Schon 1980 verbrauchten die Industrieländer, d. s. 26% der Erdbevölkerung 4/5 der Reichtümer der Erde (Weltbank 1982)." „Die Frage lautet also: Gestehen wir dem Rest der Erdbevölkerung, den 74%, menschenwürdige Lebensbedingungen zu? Wenn ja, dann hat dies aber einen Umbau der ökonomischen und politischen Struktur der Industrieländer zur Folge. Ein solcher Umbau würde überdies nicht zu einer Minderung, sondern zu einer Erhöhung unserer Lebensqualität führen. Wenn es zu diesem Umbau nicht kommt, wenn wir also unseren Lebensstandard und unsere Ansprüche weiter im bisherigen Stil pflegen und ausbauen wollen, dann geht dies nur, wenn wir die Länder der Dritten Welt mit Gewalt daran hindern, diese unsere Wirtschafts- und Lebensweise nachzuahmen. Wenn wir sie nicht mit Gewalt hindern, dann hat das zur Konsequenz, den quantitativen Wachstumsprozessen weltweit freien Lauf zu lassen.

Im Sog des wirtschaftlich-technischen und industriellen Wachstums vollzieht sich dann eine Vielfalt von unkontrollierten Wachstumsprozessen: Wachstum der Weltbevölkerung, Wachstum der Zerstörungsgewalt der Waffen, Wachstum der Umweltzerstörung, Wachstum des Rohstoff- und Energieverbrauchs, Wachstum der Müllhalden und der Abfalldeponien, Wachstum der Gefährdung durch großtechnische Systeme: Atom, Genetik, Chemie, Information, Wachstum der Ballungsräume, Wachstum der psychischen Belastungen: Drogen, Kriminalität." (ebd. S. 294).

„Die zunehmende Zerstörung der Ökosphären, insbesondere aufgrund der Produktions- und Konsummaschinerie der Industrieländer, des ökonomischen Expansionismus, aber auch aufgrund der Bevölkerungsexplosion" (ebd. S. 292) wird der derzeitigen Lebensqualität jegliche Grundlage entziehen.

Die Übervölkerung unserer Erde birgt die Gefahr eines Hungertodes wachsender Teile der Menschheit in sich. Die Explosion des Elends wird sichtbar in den sich in immer kürzeren Rhythmen wiederholenden Hungerkatastrophen in den Ländern der Dritten Welt, sichtbar aber auch in der Zunahme sozialer Not immer breiterer Schichten in den reichen Ländern des Nordens.

Von Hunger und Armut getrieben wird eine Migrationsbewegung ungeahnten Ausmaßes auf die Länder des Nordens zukommen; die dort heute gegebene Lebensqualität wird der Nachwelt als eine kurze historische Episode in Erinnerung bleiben.

„Arbeitsplatzverlust, Lebensqualitätseinbußen – Krisen, die uns bedrohen, lassen uns die Gruppe suchen, die uns vor diesen Krisen bewahrt und Sicherheit verspricht – gegen Gruppen, die diese Sicherheit bedrohen. Selbstbewahrung und Selbstbehauptung organisieren sich zumeist in rücksichtslose Abkapselung oder in Feindschaft gegen andere." (ebd. 308). Dieser Geist steht hinter den Nationalismen und Radikalismen unserer Tage, hinter dem Fremdenhaß und den brennenden Asylantenheimen.

Prognostiker erwarten für das Jahr 2000 als Reaktion auf den konsumistischen Lebensstil eine neue Biedermeierkultur, einen Rückzug in das Kleinbürgertum, eine Flucht in den Privatismus. Als Vorboten dieser neuen Flucht in das Privatleben beobachten wir heute antizivilisatorische Strömungen wie das New Age, die Faszination der Esoterik, der Parapsychologie und der Psychotherapie, das Interesse für Okkultismus und Selbstfindung. Der Mensch auf der dauernden Suche nach dem inneren Frieden grenzt sich vom anderen ab, die Flucht in das private Leben wird sozial privativ.

„Lebensqualität" kann – nach anderer Definition – auch mit „Genuß" gleichgestellt werden. Herwig Büchele schreibt in diesem Zusammenhang: „Genießen" hieß in der alten Welt vor allem verbrauchen, zerstören, aneignen des materiellen Gegebenen ohne Rücksicht darauf, was der Inhalt des Genießens an ihm selbst ist, ohne seinen Stellenwert in seiner und der größeren Welt zu beachten. Oberster Maßstab war: Größter Lustgewinn ohne soziale Verantwortung; bedenkenlose Lebenssteigerung ohne Rücksicht auf die Sache in ihrer Eigengesetzlichkeit: Verbrauch von physikalischen und chemischen Produkten ohne Rücksicht zu nehmen auf die Schadstoffe; Genuß der Produktivität eines Werkes, ohne auf die Umwelt zu achten: Hauptsache das Geschäft floriert; der Genuß, eine Sache wegwerfen oder vernichten zu können, um ihres höheren Profits wegen; der Genuß hoch gezüchteter sportlicher Leistungen mittels Drogen aller Art (ebd. S. 77).

Es geht heute um eine *neue Lebensqualität* nicht nur im ökologischen Sinne, sondern um Lebensqualität des Menschen als

Person, der menschlichen Gemeinschaft, der menschlichen Gesellschaft [3].

Die Lebensqualität der Österreicher heute

Im Rahmen einer Befragung eines Samples von tausend Personen (statistisch repräsentativ für die österreichische Bevölkerung ab 14 Jahre) durchgeführt zwischen dem 4. 6. und 5. 7. 1993 beantworteten 33% die Frage nach dem augenblicklichen Lebensgefühl bzw. ihrer derzeitigen Lebenssituation mit „sehr zufriedenstellend", 55% sagten „es geht", 9% waren „eher weniger zufrieden" und 3% konnten dazu keine Antwort geben. Ein Jahr zuvor beantworteten 60% die selbe Frage mit „es geht" und 31% mit „sehr zufrieden".

Nach dieser Befragung gelten das Übergewicht, die falsche Ernährung, das Rauchen, der Streß und der Alkohol als die Geißeln des Landes. 2/3 bis 80% der Bevölkerung leiden, so die Einschätzung der Befragten, an diesen Problemen, nicht aber die Befragten selbst. Erstaunlicherweise fühlen sie sich generell viel wohler, als sie es vom Rest der Bevölkerung vermuten (Trend 8/93).

Der Durchschnittsösterreicher beurteilt somit seine eigene Lebensqualität als durchaus positiv, er schätzt aber die allgemeine Lebenskonstellation und die generelle Situation deutlich schlechter ein.

Biologische Grundlagen: Informationsverarbeitung und Lebensqualität

Beeinträchtigte Gesundheit ist beeinträchtigte Lebensqualität. Voraussetzung für die Verwirklichung eines geglückten Lebensentwurfes und somit eines Lebens mit hoher Qualität ist ein intaktes Informationsverarbeitungssystem.

Jede 25stel Sekunde erzeugen beispielsweise 300.000 Bits ein neues Fernsehbild. „Wenn immer mehr Informationen, Bilder, Reize in immer kürzeren Intervallen auf uns einwirken, bedeutet dies ja vor allem: Unsere Reizökonomie gerät außer Rand und Band. Die Inno-

vationsraten, Töne, Bilder, Gerüche, Landschaften, Menschen, Meinungen, Gebäude, Gegenstände, ja Gefühle, welche pro Zeiteinheit
auf uns einwirken, wachsen ins Unermeßliche an; sie sind geistig und
emotional nicht mehr abzuarbeiten und lassen uns daher kalt" [8].
Ein Schizophrener aber dekompensiert unter der Reizüberflutung, er verliert seine Identität und zerbricht als Persönlichkeit.

Aber nicht nur der Schizophrene mit seinem gestörten Informationsverarbeitungssystem, wir alle leben bezüglich der Reizökonomie in einer permanenten Überforderung, wir werden schon längst
mit dem, was wir Lebensqualität nennen, nicht mehr fertig, wir
können nicht mehr Schritt halten mit den selbstinszenierten Welt-
und Umweltveränderungen.

Die Auseinandersetzung des Menschen mit seiner sich ständig
verändernden Umwelt – und somit die Bewältigung der Realität –
erfolgt gleichzeitig über mehrere Sinne.

Die Sinnesorgane des Menschen leiten dem Gehirn mit den ca.
100 Milliarden Nervenzellen andauernd mehrere Milliarden Bit pro
Sekunde zu: Jedoch nur ein Verschwinden kleiner Teile davon wird
bewußt wahrgenommen, sodaß ein relativ niedriger Informationsfluß besteht. Die Gesamtspeicherkapazität des menschlichen Gehirns wird auf ca. 1 Milliarde Bit geschätzt. Das übertrifft um ein
Vielfaches die größten, derzeit zur Verfügung stehenden technischen Speicher.

Oberhalb der Reflexebenen scheint es zwei getrennte anatomi-
sche Wege der cerebralen Informationsverarbeitung zu geben, einer
verläuft über das limbische System, der andere über das extrapyramidal-motorische System. Es bestehen Hinweise, daß der limbische
Weg zuständig ist für die Reizfilterung und für emotional-relevante
Informationen, während der extrapyramidale Weg der automati-
schen Informationsverarbeitung dient.

Schizophrene Patienten zeigen perzeptiv-kognitive Dysfunk-
tionen, die auf einer gestörten Selektion der eingehenden Informationen oder auch auf einer gestörten assoziativen Funktion in Verbindung mit limbischen Strukturen beruhen.

Bei Schizophrenen finden sich bekanntlich als psychophysiolo-
gische Befunde eine überstarke nervöse Erregbarkeit, eine Reiz-

empfindlichkeit und eine Hypersensitivität. Dadurch wird die Aufnahmefähigkeit für Informationen aller Art verringert und somit die Vulnerabilität und die Streßempfindlichkeit vergrößert. Die kognitiven Störungen bestehen in der Schwierigkeit, einen Aufmerksamkeitsfokus beizubehalten, adäquate Kategorien und logische Sequenzen zu bilden sowie Unterschiede in der Hierarchie logischer Klassen zu erkennen. Die Folge ist eine Überschwemmung und Überforderung des mangelhaften informationsverarbeitenden Systems durch zu viele und zu komplexe Informationen, durch zu hohe Anforderungen und zu mächtige psychosoziale Stimuli.

Eine Verbesserung der Informationsverarbeitung einerseits durch individuell dosierte Antipsychotika, andererseits durch sozio- und psychotherapeutische Programme, führt schlußendlich zu einer „Normalisierung": diese erst erlaubt eine Erhöhung der individuellen Lebensqualität.

Die Lebensqualität von psychisch Kranken

Seit einem Dezenium ist die Erforschung der Lebensqualität chronisch körperlich Kranker ein zentrales Anliegen der medizinischen Psychologie.

Obgleich Wing 1978 postulierte, daß „die Qualität des von den Patienten gelebten Lebens das wichtigste Kriterium sein müsse," anhand dessen Dienstleistungen beurteilt werden müssen," ist die Lebensqualitätsforschung bei psychisch Kranken wenig entwickelt.

Die Lebensqualität psychisch Kranker rückte erst durch die Psychiatriereform und durch spezifische psychosoziale, pharmako- und psychotherapeutische Betreuungsprogramme in den Mittelpunkt der Aufmerksamkeit. Die aufgrund der Erfolge der rehabilitativen Psychiatrie wachsenden Ansprüche der Betroffenen und die zunehmenden Bemühungen der öffentlichen Gesundheitsverwaltung führten erstmalig zur Forderung nach „optimaler Lebensqualität für Behinderte" [9].

Die Fremdbeurteilung der Lebensqualität ist – wie empirisch nachgewiesen worden ist – weit problematischer als die Selbstbeurteilung. Trotzdem wird diesem Postulat selbst in modernen wissenschaftlichen Arbeiten nicht immer Rechnung getragen.

Naheliegend – wenngleich in der Literatur kaum bearbeitet – ist die negative Beeinflussung der Lebensqualität durch persistierende psychopathologische Störungen. Mit möglichen lebensqualitätsbeeinträchtigenden psychopharmakologischen Therapieführungen setzt sich nur die Studie von Diamond [4] auseinander. Die Lebensqualität wird von psychisch Kranken als deutlich geringer gegenüber der der normalen Bevölkerung erlebt. Die Dauer des rezidivfreien Intervalles steht in direktem Zusammenhang zu besserer Lebensqualität. Diese wird auch durch spezifische Rehabilitationsprogramme garantiert. Die in ihrer Gemeinde betreuten Kranken geben eine bessere Lebensqualität an als die Ganzperiodenpatienten. Mit Hilfe des „Quality of Life Interviews" untersuchten Lehman et al. [22] die Lebensqualität chronisch psychisch Kranker. Sogar beim Vergleich mit Randgruppen aus der Bevölkerungsstichprobe (Schwarze, Menschen mit geringem sozioökonomischen Status) schätzten psychiatrische Patienten ihre spezifischen Lebensqualitäten besonders in den Bereichen „Wohnsituation, familiäre Beziehungen, soziale Kontakte, Finanzen, persönliche Sicherheit, Gesundheit" niedriger ein und erwähnten ein geringeres globales Wohlbefinden.

Zur Frage der Auswirkungen von Kultur und Lebensstandard auf den Verlauf schizophrener Psychosen entwickelte die Weltgesundheitsorganisation in der „International Pilot Study of Schizophrenia" (IPSS) ein wissenschaftliches transkulturelles Forschungsprojekt, das 1.202 Patienten aus unterschiedlichen Kulturräumen und Wirtschaftssystemen mit divergierenden Entwicklungsstufen in Asien, Nord- und Südamerika, Europa und Afrika umfaßte. Ziel dieser Studie war nicht nur zu erforschen, ob schizophrene Störungen in verschiedenen Teilen der Welt vorkommen, sondern es galt auch, die Ähnlichkeiten und Verschiedenheiten zwischen den einzelnen Patienten zu identifizieren und den Verlauf und den Ausgang der Psychosen in Ländern mit unterschiedlicher Kultur, Tradition und divergierendem Lebensstandard zu untersuchen. Die katamnestische Erhebung nach 2 bzw. 5 Jahren konnte in allen untersuchten Ländern die bekannten typischen Verlaufsformen zeigen. Das Ausmaß der sozialen Integration war in den jeweiligen Ländern sehr unterschiedlich: In Ländern mit geringeren Leistungsanforderungen und allgemein niedrigem Lebensstandard, in Nigeria, Indien und Kolumbien wiesen die Patienten eine deutlich bessere soziale Reintegrationsfähigkeit auf. Hoch entwickelte Industrienationen, die den gesunden Mitbürgern hohe Lebensqualität vermitteln, boten den schizophrenen Patienten schlechtere berufliche Rehabilitationschancen und Integrationshilfen.

Auch längere Untersuchungszeiträume bestätigen, daß der Verlauf der schizophrenen Erkrankung von psychosozialen Faktoren geprägt wird: Kulturen, die aufgrund eines geringeren Lebensstandards auch einen geringeren Leistungsdruck auf ihre Mitglieder ausüben, zeigen eine weit günstigere Langzeitprognose.

In den westlichen Industrienationen konnte nachgewiesen werden [23], daß patientennahe Rehabilitationsprogramme in der Lage sind, die Lebensperspektive von jungen Schizophrenen positiv zu verändern. Die mit einem Selbstberichtinstrument erfaßte Lebensqualität nahm zu, ebenso die Compliance und mit ihr die Anzahl der nicht in stationärer Behandlung verbrachten Tage. Negative Gefühle nahmen ab, positive zu.

Zwischen der Länge des rezidivfreien Intervalls und einer verbesserten Lebensqualität bestehen positive Korrelationen [11, 23, 39, 25]. Letztere konnten nachweisen, daß eine Kombinationstherapie mit Clozapin und psychotherapeutischen Maßnahmen (Gruppen- und Familientherapie) die Wiederaufnahmeraten um 80% reduzieren konnte, die Lebensqualitätswerte stiegen um 60% an.

Nach Lehman [22], Gibbons und Butler [5] berichten in Heimen betreute chronisch psychisch Kranke über eine bessere Lebensqualität als langzeithospitalisierte Patienten.

Behandlungsqualität mündet ein in Lebensqualität, Non-Compliance beeinträchtigt diese in entscheidendem Umfang, sie wird besonders durch das mangelnde Wissen der Experten verursacht. Eine von Kissling [20] durchgeführte Erhebung erbrachte die unterschiedlichsten Therapieempfehlungen nicht nur bei schizophrenen Ersterkrankten, sondern auch bei Rezidiven.

Konsequent durchgeführte psychoedukative Maßnahmen scheinen über die Optimierung der Therapieführung die Lebensqualtität der Betroffenen und der Angehörigen zu festigen.

Die Verbesserung der Compliance könnte nach Kissling [20] die psychotischen Rezidive im selben Ausmaß senken, wie sie durch die Einführung der Neuroleptika erreicht werden konnte. Lebensqualität ist somit auch eine Funktion der Compliance [29].

Die Qualität und Quantität der gemeindenahen psychiatrischen Einrichtungen steht im direkten Zusammenhang zu einer verbesserten Compliance, diese ist wiederum abhängig von Begleiteffekten der Antipsychotika: Patienten und deren Angehörige weisen heute auch eine größere Sensibilität bezüglich des Nutzens und der Risiken der Medikamente auf.

Eine von uns durchgeführte Untersuchung hat als Ursache der Non-Compliance in erster Linie Verhaltensstörungen (Müdigkeit und verringerte Spontanität) sowie eine Verschlechterung der sozialen Funktionen und des Sexualverhaltens und – vor allem – die extrapyramidal-motorische Störungen inklusive der Akathisie und der tardiven Dyskinesien erbracht. Letztere haben wir bei unseren chronisch Kranken in einem Prozentsatz zwischen 6 und 15 nachgewiesen.

Meise und Mitarbeiter der Universitätsklinik für Psychiatrie Innsbruck haben die Verordnungsgewohnheiten von 284 österreichischen Psychiatern analysiert: Nach einer ersten psychotischen Manifestation glaubten 70% davon, eine neuroleptische Therapieführung nur 6 Monate aufrechterhalten zu müssen.

Nur 9,2% empfahlen eine Behandlungsdauer über 1 Jahr.

Obwohl eine internationale Expertenkommission eine fortgesetzte neuroleptische Therapieführung über 5 Jahre bei jenen Erkrankten empfiehlt, welche 2 oder mehr schizophrene Schübe erlebt haben, glauben 30% der befragten österreichischen Psychiater, daß eine antipsychotische Therapieführung über 1 Jahr ausreichend sei [27].

Die neuroleptische Rezidivprophylaxe ist somit – durch Studien von Kissling [20], Meise et al. [31] nachgewiesen – extrem uneinheitlich und dem aktuellen Wissensstand nicht entsprechend. Sie wird selbst von Fachkliniken nicht mit der nötigen Konsequenz verfolgt, obgleich nach Johnson bekannt ist, daß jeder Rückfall mit

schweren Langzeitfolgen belastet ist: 40% der Betroffenen erreichen nach einem Rezidiv das berufliche Ausgangsniveau auch nach
einem Jahr nicht mehr.

Mangelnde Compliance auf der einen Seite und eklatante Fehler
in der Durchführung adäquater therapeutischer Maßnahmen erhöhen bei schizophrenen Patienten die Rückfallrate; dies wiederum
bedingt eine deutliche Abnahme der Lebensqualtität.

Die Strategien der minimalen Dosierung und der Early-Brief-
Intervention sowie die Intervalltherapie, die alle mit geringeren
Nebenwirkungen belastet sind, bewirken, daß die Lebensqualität
dadurch verbessert werden kann. Sie weisen jedoch eine deutlich
höhere Rückfallrate auf. Die angeführten therapeutischen Maßnahmen fordern Patienten mit einer hohen Reflexionsfähigkeit und
Kooperationsbereitschaft, sie fordern eine hohe Präsenz von behandelnden Psychiatern und wachsame Angehörige.

Trotz der Lebensqualitätsverbesserung müssen diese therapeutischen Empfehlungen als generelle Richtlinien gerade aufgrund der
häufigen Rückfalls- und Rehospitalisierungszahlen als wenig prak-
tikabel gelten. Ein gangbarer Weg scheint in der Verabreichung
einer individuellen minimalen Dosierung gelegen zu sein, welche
um 20% niedriger ist als jene Gabe, die extrapyramidal-motorische
Nebenwirkungen verursacht. Diese minimale Dosierung kann in-
terindividuell auch um den Faktor 10 variieren.

Die Lebensqualität der Niedrigdosis-Behandelten wird in den
Studien von Pietzker [37] und Müller et al. [32] (ANI-Studie)
berücksichtigt.

Lebensqualtität wird aber nicht nur bei psychopharmakologischen Studien kaum beachtet, sie fließt auch bei der Evaluierung
psychotherapeutischer Maßnahmen nicht in die Bewertung ein,
eine Ausnahme ist die Studie von Held (1992).

Der unterschiedliche Standpunkt: Die Lebensqualität aus der Sicht der Psychiater und der Patienten

Die Therapieziele der Psychiater und der von ihnen betreuten
Patienten klaffen oft weit auseinander. Psychiatrisch-anamnesti-

sche Arbeiten und Studien bezüglich der Therapie-Evaluierung
berücksichtigen die Lebensqualität, die soziale Anpassung und die
subjektive Sichtweise des Patienten kaum, das Hauptaugenmerk
wird auf die Rehospitalisierung, auf den Rückfall und die Persi-
stenz der Symptomatik gelegt. Die Wissenschaft legt das Augenmerk des Interesses auf die Rückfallsprophylaxe und glaubt dadurch über eine objektive Lebensqualitätsverbesserung auch eine
subjektiv wahrgenommene Erhöhung der Lebensqualtität zu erreichen.

Die private, wenngleich privative Wirklichkeit eines Schizophrenen kann diesem aber oft mehr Geborgenheit, mehr Heimat und
mehr Sicherheit bieten als die Neuroleptika-induzierte Freiheit von
Wahnphänomenen und Halluzinationen, wenn diese Freiheit mit
einer Fülle von extrapyramidalmotorischen Nebenwirkungen er-
kauft werden muß.

Patienten erleben das Verschwinden der Halluzinationen häufig
kaum positiv, viele wollen auf Wahninhalte nicht verzichten, besonders bei Ich-syntonen Wahnerlebnissen. Schwindet unter den
erfolgreichen therapeutischen Bemühungen der Wahn, resultiert
nur zu häufig eine armselige und erbärmliche Realität.

Die Antipsychotika mit ihren extrapyramidalmotorischen Nebenwirkungen führen wohl zu einer eklatanten Besserung der Symptomatik, der Betroffene wird jedoch nur zu oft durch die neuroleptische Therapie als Patient erkennbar, er trägt das sichtbare Mal des
psychisch Kranken. Darüber hinaus verliert er durch die zunehmende Adipositas, das Salbengesicht und die motorischen Ausfälle
noch an Attraktivität, die Vita sexualis erlischt.

Der Psychiater wird von der akutpsychotischen Symptomatik
beherrscht, die Rückfallprophylaxe nimmt deshalb einen hohen
Stellenwert ein. Patienten wiederum verdrängen, vergessen oder
amnesieren die in der akuten Manifestation oder im Rezidiv vorherrschenden Symptome und wünschen primär aktuelle Lebenshil-
fe, die vom Psychiater nur sehr selten angeboten wird. Nervenärzte
streben durch die Rückfallprophylaxe eine Verbesserung der Lebensqualität an, Patienten wiederum sind überzeugt, daß erst die
Verbesserung der Lebensqualität ein Rezidiv verhindern könnte.

Innsbrucker Beiträge zur Lebensqualitätsforschung

Lebensqualitätsverbesserung nach mehrjähriger psychiatrischer Hospitalisierung

Im Rahmen eines Kooperationsprojektes mit den sozial-psychiatrischen Diensten des Landes Südtirol erstellten wir [12] ein Rehabilitationsprogramm, in das 35 langfristig hospitalisierte schizophrene Patienten mit einer durchschnittlichen Krankenhausaufenthaltsdauer von 12,9 Jahren in ambulante Betreuung durch gemeindenahe Einrichtungen übernommen werden konnten. Ziel der Untersuchung war, die Arbeitssituation und die -zufriedenheit sowie das soziale Verhalten der 35 Patienten einer kritischen Studie zu unterziehen. Die poststationäre Katamnesendauer betrug 3, maximal 25 Jahre.

Die Veränderungen der Lebensqualität zwischen Studienbeginn und Studienende wurden auf den Ebenen „allgemeiner Gesundheitszustand", „emotionale Bindungen", „Zahl der sozialen Kontakte", „allgemein positiver Gemütszustand", „Lebenszufriedenheit" und „Integration" dokumentiert.

Bedingt durch die zunehmende Verringerung der Familienkontakte bei langfristigem Aufenthalt in psychiatrischen Krankenanstalten mußten wir zum Schluß kommen, daß ein mehr als zehnjähriger Krankenhausaufenthalt nur in Ausnahmsfällen eine soziale Selbständigkeit außerhalb einer Wohngemeinschaft erlaubt: Die durchschnittliche Hospitalisierungszeit betrug bei den in Wohnheimen aufgenommenen Patienten 19,6 Jahre, bei den im Familienverband lebenden 6,5 Jahre.

Zur Zeit der katamnestischen Untersuchung lebten

- allein bzw. im Familienverband   19 Patienten
- in Altenwohnheimen   12 Patienten
- im psychiatrischen Wohnheim   1 Patientin

(3 Patienten mußten aufgrund äußerer Faktoren nach fünfjähriger befriedigender Wiedereingliederung kurzfristig in stationäre Therapie überstellt werden.)

Der Grad der erreichten Reintegration wird durch das Arbeitsmilieu und die Zahl der Sozialkontakte ausgedrückt: In ungeschütz-
tem Milieu arbeiteten 5 Patienten, in halbgeschützter Normalarbeit
(zum größten Teil in Familienbetrieben) 15 Patienten, zeitweise
Beschäftigung in verschiedenen Versorgungsbereichen der Wohn-
heime fanden 12 Patienten, keine produktive Arbeit leisteten nur
3 Patienten.

Bei den unter ungeschützten Arbeitsbedingungen in Industrie
und Wirtschaft tätigen ehemaligen Patienten betrug die durchschnittliche Dauer des Krankenhausaufenthaltes 13,2 Jahre.

Die Zahl der Sozialkontakte vermehrte sich im Laufe der Reha-
bilitationsbemühungen deutlich: Jeder der ehemaligen Patienten
hatte regelmäßige Beziehungen zu mindestens 5 Personen seiner
außenberuflichen und außerfamiliären Umgebung.

Wenn auch die Patienten ihre Lebensqualität geringer als die der
gesunden Mitbürger einschätzte, beurteilten sie diese durchwegs
gegenüber den Bedingungen des psychiatrischen Krankenhauses
als „wesentlich gebessert".

Lebensqualität und Verabreichungsmodus der Neuroleptika

Der Zusammenhang zwischen Lebensqualität, Patienten-Com-
pliance und Verabreichungsmodus der Neuroleptika ist besonders
bei der medikamentösen Langzeittherapie gut belegt: Hogarty,
Schooler [38] und unsere Arbeitsgruppe [11] stellten die parenterale
neuroleptische Depotmedikation einer oralen neuroleptischen Behandlung im Rahmen der Langzeittherapie schizophrener Patienten
gegenüber: Nach 12 Monaten beobachtete Hogarty eine Rezidivrate von 40% bei Patienten aus der oral behandelten Gruppe, bei der
Depot-neuroleptisch behandelten Gruppe 35% (nach 24 Monaten
betrugen die entsprechenden Prozentzahlen 42 und 8). Schooler
[38] fand nach 12 Monaten oraler Neuroleptikagaben 33% Rezidive, bei Depot-Neuroleptika 24, unsere Arbeitsgruppe nach achtmo-
natiger Therapiedauer 43% bei oraler Therapieführung, kein Rezidiv bei Depot-Neuroleptikagaben.

Unsere Ergebnisse dokumentieren nicht nur die Bedeutung der Compliance sondern die Wertigkeit soziotherapeutischer Maßnahmen für die Lebensqualitätssicherung: die Depot-neuroleptisch behandelten Patienten wurden im Gegensatz zu den oral behandelten zusätzlich in soziotherapeutischen Programme eingegliedert.

Die Patienten mit Rezidiven beurteilten ihre „Lebensqualität" signifikant häufiger als „nicht befriedigend" als jene ohne Rückfälle.

Die Lebensqualität der Überlebenden

Abschließend möchten wir jene Südtiroler Ganzperiodenpatientinnen und -patienten vorstellen, die nach mehr als 30 jährigem Aufenthalt in den baden-württembergischen psychiatrischen Krankenanstalten Zwiefalten, Schussenried und Weissenau im Rahmen eines über 15 Jahre währenden sozialpsychiatrischen Projekts nach Südtirol repatriiert werden konnten: Das von Herrn OA Dr. May und Herrn Pflegedienstleiter Albert Altherr mit größtem Idealismus und bewundernswertem Einsatz initiierte und getragene Projekt schloß eines der dunklen Kapitel der europäischen Psychiatriegeschichte ab.

Der Friede von St. Germain trennte die südlichen Bezirke des ehemaligen Kronlandes Tirol von den traditionellen gesellschaftlichen und sozialen Zentren sowie von den medizinischen Versorgungseinrichtungen ab. Im Gesundheitswesen, vorzüglich in der psychiatrischen Krankenversorgung, mußten diese Funktionen jene Schwerpunkteinrichtungen übernehmen, die die K. u. K. Verwaltung für den italienischen Landesteil Tirols eingerichtet hatte: Die politische Situation verbot von 1920 bis 1939 die Aufnahme von Südtiroler Patienten im Landesnervenkrankenhaus Hall bei Innsbruck. Durch 30 Jahre war das Ospedale Psichiatrico Provinciale Pergine, als psychiatrisches Krankenhaus der Provinz Trient italienischsprachig geführt, die einzige offizielle, für Südtirol zuständige Behandlungseinheit.

Das italienisch-deutsche Übereinkommen des Jahres 1939 und das königlich-italienische Gesetz vom 21. 8. 1939 Nr. 1241 zwang die deutschsprachigen Südtiroler zur Option für die deutsche bzw. italienische Staatszugehörigkeit und somit zur Massenauswanderung. Ab 1. 1. 1940 erklärte sich das Ospedale Psichiatrico in Pergine für die in Südtirol lebenden

Deutschen, welche durch die Option mehrheitlich die deutsche Staatsbürgerschaft erlangt hatten, nicht mehr zuständig, sodaß trotz der bestehenden Staatsgrenze die psychiatrische Betreuung wiederum von Hall in Tirol aus erfolgte. Die italienischen Behörden nutzten die Gelegenheit, um die italienischen psychiatrischen Krankenanstalten (PKH Pergine, PKH Nomi, PKH Udine, Ergotherapeutisches Institut Stadlhof bei Bozen) von deutschsprachigen Südtiroler Patienten zu befreien. Ohne daß den Kranken die Möglichkeit der Entscheidung eingeräumt worden wäre und häufig ohne Bedachtnahme auf das Wahlverhalten der Angehörigen wurden am 26. 5. 1940 299 Patienten aus dem PKH Pergine (darunter 8 Kanaltaler Kärntner) in die psychiatrische Krankenanstalt Zwiefalten (Baden-Württemberg) transportiert. 75 männliche Patienten wurden dann am 6. 7. 1940 über das PKH Schussenried in die Psychiatrische Krankenanstalt Weissenau bei Ravensburg gebracht. In das Haller Landesnervenkrankenhaus wurden im Jahr 1940 allein 170 Patienten aus der Provinz Bozen aufgenommen, in den darauffolgenden Jahren stieg die Zahl drastisch an.

Vom 1. 11. 1940 bis zum 13. 3. 1942 wurden insgesamt an 4 verschiedenen Tagen 180 Kranke aus Südtirol nach Schussenried verschleppt [1, 36, 22a], sodaß insgesamt 479 Südtiroler Kranke in süddeutsche Krankenanstalten kamen.

Bis zum März 1941, als die Vernichtungsanstalt Grafenegg geschlossen wurde, fiel ein erschreckend großer Teil der in den genannten Krankenanstalten untergebrachten Patienten der schaudernerregenden Tötungsmaschinerie des Nationalsozialismus zum Opfer. Aufgrund der Recherchen von Dr. May kann festgestellt werden, daß Südtiroler Patienten, die nach Schussenried gebracht worden waren, der Vergasung entkommen sind. Als Grund für diese Tatsache wird die ungeklärte Staatsbürgerschaft der Betroffenen sowie eine befürchtete Störaktion der Südtiroler Option angenommen.

Groß war jedoch die Todesrate in den genannten Anstalten: Im Krankenhaus Weissenau starben 37 der 79 Südtiroler (4 kamen später von Zwiefalten dort hin); in Schussenried verstarben 130 der 249 Südtiroler Patienten noch vor dem Ende des Krieges. In Notsituationen wütet in den psychiatrischen Krankenhäusern der Tod infolg mangelhafter Versorgung unerbittlich, selbst in französischen Krankenanstalten starben während des 2. Weltkrieges 40.000 psychisch Kranke an Entbehrungen und Krankheiten [36].

Den Überlebenden begegnete bürokratische Kälte: Die Republik Italien beharrte auf dem Standpunkt, daß die Patienten für die deutsche Staatsbürgerschaft optiert hätten und folgedessen der italienischen verlustig geraten wären und verweigerten deren Rückkehr. Von allen nach Deutschland deportierten Kranken hatten jedoch nur 52 Gelegenheit, ihre Meinung kundzutun. Auch beharrte Italien auf der Meinung, Rückoptionen seien nur bis in das Jahr 1948 möglich gewesen.

Die Bundesrepublik Deutschland berief sich auf die Tatsache, daß die allergrößte Mehrheit der Patienten keine Einbürgerung erhalten hätten und folgedessen von Deutschland nicht als deutsche Staatsbürger betrachtet werden könnten: Als Staatenlose verblieben sie – in Südtirol verdrängt und vergessen – in den Württembergischen Krankenanstalten, bis Oberarzt May und Pflegedienstleiter Altherr, unterstützt durch Dr. Schenk in einem bestens vorbereiteten, sich über mehrere Jahre erstreckenden Repatriierungsprogramm einsetzten, rückkehrwillige Patienten nach Südtirol zurückzubringen. Der Rückführung vorausgegangen sind vom Psychiatrischen Landeskrankenhaus Bad Schussenried durch mehrere Jahre durchgeführte Südtirol-Fahrten, während denen die Patienten in ihren Ursprungsgemeinden mit Familienmitgliedern zusammengeführt werden konnten.

Trotz des Durchschnittsalters von 71 Jahren und eines ununterbrochenen Krankenhausaufenthaltes von 45 Jahren, gelang bei 7 Frauen und Männern vorwiegend mit schwerem Residualsyndrom die Wiedereingliederung in die Ursprungsgemeinde: Alle wurden in Altenwohnheimen bzw. bei Familienangehörigen untergebracht. Die psychiatrische Betreuung wurde von den von der Universitätsklinik für Psychiatrie Innsbruck geleiteten Südtiroler Zentren für psychische Gesundheit in Zusammenarbeit mit den örtlichen praktischen Ärzten übernommen. Kein ehemaliger Patient benötigte eine neuerliche psychiatrische Aufnahme, der Integrationsprozeß verlief überraschend komplikationsfrei, in den Altenheimen erfolgte die Akzeptanz rasch und uneingeschränkt.

Die Lebensqualitätserfassung erfolgte gemäß der am Kapitelanfang dargestellten Methodik. Alle Patienten zeigten am Zeitpunkt der Erhebung eine deutliche Verbesserung in allen Parametern, in der globalen Beurteilung berichteten sie von einer „deutlich bis sehr gebesserten" Lebenssituation.

Schlußfolgerungen und Zusammenfassung

Eine „optimale Lebensqualität für den Behinderten" [9] ist für psychisch Kranke nicht erreicht und kann – der Normalbevölkerung entsprechend – vielleicht auch nicht erzielt werden. Dennoch hat sich die Lebensqualität chronisch psychisch Kranker durch vernetzte rehabilitative Einrichtungen deutlich verbessert. Für Schizophrene bedeutet „Lebensqualität" immer „Normalisierung" im Rahmen von bedarfs- und bedürfnisgerechten therapeutischen Programmen. Lebensqualität wird nur zu häufig im medizinischen und psychiatrischen Bezugsrahmen vom Arzt bzw. Psychiater definiert: Die Vorstellungen, Bewertungen und Bemessungen der Patienten selbst werden kaum berücksichtigt. Das Behandlungsziel der Ärzte ist nicht immer ident mit den Behandlungszielen der Patienten selbst. Das Sistieren der produktiven Symptomatik gilt für den Psychiater als anstrebenswertes Ziel, das mit Heilung gleichgesetzt wird. Der Patient jedoch erlebt sich durch Rigor, Akinesien, Tremor, Speichelfluß und perioraler Unruhe sowie einer quälender Akathisie oft stigmatisiert und schwer behindert.

Non-Compliance ist häufig begründet durch divergierende Vorstellungen der Therapieziele und eine unterschiedliche Bewertung der psychotischen Symptomatik auf der einen und der Neuroleptika-induzierten Nebenwirkungspalette auf der anderen Seite. Information und psychoedukative Maßnahmen können in Verbindung mit einer individuellen antipsychotischen Therapieführung die Lebensqualität langfristig durch vertiefte Einsicht und – darauf aufbauend – durch eine bestmögliche Rezidivprophylaxe verbessern.

Literatur

1. Altherr A (1979) Südtiroler Patienten im Psychiatrischen Landeskrankenhaus Bad Schussenried. Schussenrieder Blätter 4
2. Attias-Donfut C 1978) Freizeit, Lebenslauf und Generationen. In: Rosenmayr L (Hrsg) Die menschlichen Lebensalter. München, S 354–375
3. Büchele H (1991) SehnSucht nach der schönen neuen Welt. Kulturverlag Thaur/Innsbruck 1993
4. Diamond R (1985) Drugs and the Quality of Life: the patients' point of view. J Clin Psychiatry 46: 29–39
5. Gibbons JS, Butler JP (1987) Quality of Life for „new" longstay psychiatric in-patients. The effects of moving to a hostel. Br J Psychiatry 151: 347–354
6. Glatzer W, Zapf W (Hrsg) (1984) Lebensqualität in der Bundesrepublik. Frankfurt/M New York, S 399
7. Günthner G (1989) Lebensqualität und Stressbewältigung – Coping. IMA Aktuell 6: 9–14

8. Guggenberger B (1993) Unterwegs im Nirgendwo. Universitas 48, 562: 310–323

9. Häfner H, an der Heiden W (1987) Psychiatrische Versorgungsforschung: Ein Beitrag zur Evaluation extramuraler Versorgung Schizophrener. Psychiatr Prax 14: 41–46

10. Herz MI, Glazer WM, Mostert MA, Sheard MA, Szymanski HV, Hafez H, Mirza M, Vana J (1991) Intermittent vs. maintenance medication in schizophrenia. Arch Gen Psychiatry 48: 333–339

11. Hinterhuber H, Schubert H (1982) Ziele und Grenzen der langzeitneuroleptischen Therapie schizophrener Psychosen. Öst Ärztez 37: 839–842

12. Hinterhuber H (1984) Die Grenzen der sozialen Reintegration nach mehrjähriger psychiatrischer Hospitalisierung. Psychiatr Prax 11: 50–53

13. Hinterhuber H (1994) Schönes Land, böse Leute und kranke Menschen. In: Hinterhuber H, Pycha R (Hrsg) Der Mensch im Mittelpunkt. Arunda-Verlag, Bozen (im Druck)

14. Hinterhuber H, Kulhanek F, Fleischhacker WW, Neumann R (1993) Prädiktoren und Therapieresistenz in der Psychiatrie. Vieweg, Braunschweig Wiesbaden

15. Hofmann P, Melisch B, Zapotoczky HG, Kulhanek F (1993) Neuroleptische Niedrigdosis-Langzeitstrategie und intermittierende Behandlungsstrategien bei chronisch Schizophrenen – ein kritischer Überblick. Fortschr Neurol Psychiat 61: 195–200

16. Institut für Demoskopie Allensbach (1989) Umfrage-Archiv-Nr. 5013, Allensbach

17. Jolley AG, Hirsch SR, Morrison E, Mc Rink A, Wilson L (1990) Trial of brief intermittent neuroleptic prophylaxis for selected schizophrenic outpatients: clinical and sozial outcome at two years. BMJ 301: 837–842

18. Kemmler G (1991) Lebensqualität als Beurteilungskriterium in Therapiestudien: einige kritische Anfragen. Ehtik Med 3: 190–198

19. Kerekjarto M von, Schulz K-H, Kramer C, Fittschen B, Schug S (1989) Grundlegende Aspekte zum Konzept der Lebensqualität. In: Verres R, Hasenbring M (Hrsg) Psychosoziale Onkologie. Springer, Berlin Heidelberg New York Tokyo, S 18–28

20. Kissling W (1991) Neuroleptic relapse prevention. In: Kissling W (Hrsg) Guidelines for neuroleptic relapse prevention in schizophrenia. Springer, Berlin Heidelberg New York Tokyo, pp 50–52

21. Lauer G (1993) Ergebnisse der Lebensqualitätsforschung bei chronisch psychisch Kranken. Psychiat Prax 20: 88–90

22. Lehmann AF, Possidente S, Hawker F (1986) The Quality of Life of chronic patients in a state hospital and community residences. Hosp Commun Psychiatry 37: 901–907

22a. May J (1987) Krankentransport aus Südtirol. PKH-Zwiefalten
23. Mc Clary S, Lubin B, Evans C, Watt B, Lebedun M (1989) Evaluation of a community treatment program for young adult schizophrenics. J Clin Psychol 45: 806–808
24. Mc Cullough LB (1984) Concept of the quality of life: a philosophical analysis. In: Wenger KW, Mattson ME, Furberg CD, Elinson J (eds) Assessment of quality of life in clinical trials of cardiovascular therapies. Le Jacq, New York, pp 25–45
25. Meltzer HY, Burnett S, Bastani B, Ramirez LF (1990) Effects of six months of clozapine treatment on the quality of life of chronic schizophrenic patients. Hosp Commun Psychiatry 41: 892–897
26. Meise U, Günther V (1993) Bürgernahe Psychiatrie. Vip-Verlag, Innsbruck Wien
27. Meise U, Kurz M, Schett P, Schubert H, Hinterhuber H (1991) Die psychiatrische Versorgung in Tirol. In: Meise U, Hafner F, Hinterhuber H (Hrsg) Die Versorgung psychisch Kranker in Österreich: eine Standortbestimmung. Springer, Wien New York, S 98–118
28. Meise U, Kurz M, Fleischhacker WW (1994) The antipsychotic maintenance treatment of schizophrenic patients: is there a consensus? Schizophr Bull (im Druck)
29. Meise U, Günther V, Gritsch S, Schett P, Hinterhuber H (1993) Compliance – ein Aspekt der Therapieresistenz? In: Hinterhuber H, et al (Hrsg) Prädiktoren und Therapieresistenz in der Psychiatrie. Vieweg, Braunschweig Wiesbaden, S 24–37
30. Meise U, Kurz M, Schett P, Günther V (1992) Zur Behandlungssituation psychisch Kranker: Auswertungsergebnisse administrativer Daten schizophrener Patienten. In: König P (Hrsg) Rückfallprophylaxe schizophrener Erkrankungen. Springer, Wien New York, S 67–87 (Aktuelle Probleme der Schizophrenie)
31. Meise U, Kurz M, Schett P, Fleischhacker WW (1992) Der Stellenwert der Antipsychotika in der Rezidivprophylaxe schizophrener Erkrankungen aus der Sicht österreichischer Nervenärzte. Neuropsychiatrie 5: 60–67
32. Müller P, Kind J, Lohrengel S, Steuber H, Hartmann W, Jung F, Pudel V (1977) Die neuroleptische Rezidivprophylaxe schizophrener Psychosen. Vorläufige Mitteilung. Nervenarzt 48: 560–561
33. Opaschowski HW (1993) Mehr Zeit zum Leben? Universitas 48, 562: 335–349
34. Opaschowski HW (1987) Konsum in der Freizeit (Bd 7 der B.A.T Schriftenreihe zur Freizeitforschung). Hamburg, S 39
35. Opaschowski HW (1989) Wie arbeiten wir nach dem Jahr 2000? (Projektstudie des B.A.T Schriftenreihe zur Freizeitforschung). Hamburg

36. Pantozzi G (1989) Die brennende Frage zur Geschichte der Psychiatrie in den Gebieten von Bozen und Trient (1830–1942) (mit einem Vorwort von Hinterhuber H) Centro studi M. H. Erikson, Trient
37. Pietzker A (1990) Ambulante neuroleptische Intervalltherapie – eine Alternative zur Langzeitmedikation? In: Heinrich K (Hrsg) Leitlinien neruoleptischer Therapie. Springer, Berlin Heidelberg New York Tokyo, S 121–134
38. Schooler NR, Keith SJ, Severe JB, Matthews S (1990) Behandlungsstrategien bei Schizophrenie: Entwicklung einer Langzeitstudie. In: Hinterhuber H, Kulhanek F, Fleischhacker WW (Hrsg) Kombination therapeutischer Strategien bei schizophrenen Erkrankungen. Vieweg, Braunschweig Wiesbaden, S 131–150
39. Skantze K, Malm U, Dencker SJ, May PRA (1990) Quality of Life in schizophrenia. Nordisk Psychiatrisk Tidsskrift 44: 71–75
40. Sobel ME (1981) Lifestyle and social structure. New York
41. Tokarski W (1989) Freizeit- und Lebensstile (Kasseler Gerontologische Schriften 19). Kassel, S 43
42. Tokarski W, Uttitz P (1984) Leisure life styles. In: WLRA (ed) Le temps libre et ede loisirs. Paris, pp 59–62

Anschrift des Verfassers: Univ.-Prof. Dr. H. Hinterhuber, Universitätsklinik für Psychiatrie, Anichstraße 35, A-6020 Innsbruck, Österreich.

Behandlungsqualität – eine Komponente der Lebensqualität Schizophrener

P. König, H. Niederhofer und **J. Krasser**

Abteilung Psychiatrie I, Landes-Nervenkrankenhaus Valduna, Rankweil, Österreich

Zusammenfassung

Es wird über eine Untersuchung der Behandlungsgewohnheiten von 55 österreichischen Nervenärzten, d.s. etwas über 10% der Fachärzte, berichtet. Die Untersuchung ergab sich aus der Frage, in welchem Ausmaß in der wissenschaftlichen Literatur dokumentierte Standards in der Behandlung akuter und wiederholt rezidivierender schizophrener Erkrankungen berücksichtigt werden. Dabei wurden Dosierungsfragen und Fragen der Behandlungsdauer mit Neuroleptika, bezogen auf kurze Fallvignetten, vorgegeben. Die zum Teil sehr weite Streuung der gemittelten Antwort-Werte bzw. das breite Auseinanderklaffen diesbezüglicher Minima und Maxima im Vergleich zu Richtwerten, lassen einen sehr individuellen Behandlungsstandard erkennen. Fast 80% der Befragten sprachen sich für eine Herausgabe von Behandlungsempfehlungen durch ein Expertengremium aus.

Schlüsselwörter: Schizophrenie, Schizophreniebehandlung, Konsensus, Akut-/Rezidivprophylaxe, Behandlungsstandards, Fachärzte für Psychiatrie bzw. Neurologie, Befragung.

Summary

Quality of treatment – a compontent of the quality of life of schizophrenic patients. We report on a survey of drug-treatment strategies employed by Austrian specialists in psychiatry/neurology in acute phases and in relapse prevention of schizophrenia. 55 doctors, i.e. approxomately 10% of all specialists were contacted. A basic topic of interest was to assess the amount of published therapeutic standards in actual practical application. Questions concerning dosage-regimens and durations of treatment were presented in reference to short case-histories. Most answers, reported as statistical means, show wide standard deviations, similarly their minima and maxima have a wide range, illustrating a very individualistic style of therapy as compared to standards. Nearly 80% of the participants advocated therapeutic guidelines.

Keywords: Schizophrenia, consensus in schizophrenia-therapy, acute-therapy and relapse-prevention, psychiatrists, survey.

Die Lebensqualität Schizophrener hängt u.a. wesentlich von den Therapien und Techniken ab, mit welchen die schizophrene Erkrankung verlaufsbezogen unterschiedlich gewichtet behandelt wird. So ist bekannt, daß in der akuten Erkrankungsphase einzig die neuroleptische Medikation eine adäquate Behandlung darstellt (König 1992), andererseits daß Patienten nach ihrer ersten schizophrenen Exacerbation zu 40–60% Rückfälle innerhalb des ersten Jahres danach erleiden, wenn sie keine neuroleptische Weiterbehandlung erhalten. Ebenso ist bekannt, daß schizophrene Patienten nach mehreren Exacerbationen der Erkrankung zu 75–90% Rückfälle erleiden (Zusammenfassung bei Kissling 1992), wenn sie nicht über die nächsten 5 Jahre eine adäquate neuroleptische Langzeittherapie erhalten und selbst dann ist nach dem Absetzen des Neuroleptikums mit einem Rückfallrisiko von ungefähr 75% zu rechnen (Kissling 1991). Trotzdem scheint der gegenwärtige Stand der Schizophreniebehandlung nur wenig auf diese Tatsachen Rücksicht zu nehmen. Die therapeutische wie prophylaktische Effektivität der Neuroleptika sind zwar seit Jahrzehnten bekannt, trotzdem verbringen noch immer zwischen 15–20% der Schizophrenen nach der Erstmanifestation wertvolle Zeit in psychischen Kliniken wegen ihrer häufigen Rückfälle (Maurer und Biehl 1988, Gmür und Tschopp 1988).

Es sei an dieser Stelle daran erinnert, daß einzig die Einführung der Neuroleptika in die psychiatrische Therapie die Zahlen der langzeithospitalisierten Schizophrenen drastisch absinken ließ, da durch die effiziente Behandlung die Hospitalisierungsdauer stark verkürzt werden konnte (Davis und Casper 1978). Erst durch die neuroleptische Behandlung wurde der Weg zur Psychotherapie schizophrener Patienten, zur Soziotherapie oder Familieninterventionsstrategien eröffnet. Umgekehrt wurde nachgewiesen, daß die Neuroleptikatherapie in der Langzeitbehandlung einen wesentlichen Stellenwert hat, der therapeutische Effekt aber durch psycho- oder soziotherapeutische Verfahren im weiteren Sinn, optimiert wird (Goldstein 1988).

In den diesbezüglichen Gesetzen sind Hinweise auf Qualitätsverpflichtungen für die Ärzte kodifiziert (z.B. § 22 Ärztegesetz), die Qualitätskontrolle ist jedoch weitgehend Einzelinitiativen überlassen. Dies gilt für den jeweiligen Arzt ebenso wie für einzelne medizinische Fächer. Obwohl jeder Arzt davon überzeugt ist, qualitätsbewußt zu diagnostizieren oder zu behandeln, finden sich schon innerhalb einzelner Krankenhausabteilungen deutliche Behandlungsunterschiede und verschiedene Resultate (Müller-Spahn et al. 1990). In Mitteleuropa scheinen Initiativen zur Evaluationen der Qualität medizinischer Aktivitäten anfänglich wegen des wirtschaftlichen Aspektes von Krankheiten und ihren Behandlungen eingeführt worden zu sein. Für Ärzte wäre dies ein Weg gewesen, ihre Kompetenz zu demonstrieren, für Patienten und Angehörige ein Weg, größere Transparenz zu erhalten. Letztere sollten die eigentliche Zielgruppe mit vordringlichem Interesse an optimierter Therapie sein. Für den Sektor Psychiatrie scheint eine Evaluation therapeutischen Handelns mehr als bei anderen Fächern problematisiert. Dies mag unter anderem an unzureichender Transparenz psychiatrisch-therapeutischen Handelns liegen.

Wie der Vergleich mit Schritten zur Qualitätskontrolle auch bei anderen medizinischen Fächern nahelegt, scheint initial eine allgemeine Evaluierungsphase der therapeutischen Effektivität einer Methode stattzufinden. Sie umfaßt tatsächliche Studiendurchführungen, eine ausreichende Propagation gesicherten Wissens und das weitgehend psychologische Phänomen der Akzeptanz durch die Anwender. Anschließend scheint eine Phase der Standardisierung bei breiter Anwendung zu folgen, wobei diese Erfahrungswerte von den Richtwerten der Phase III oder IV Studien unterschiedlich sein können. Standardisierung therapeutischer Maß nahmen bedeutet einerseits Wissen um deren Effektivtät und zweitens fachlichen Expertenkonsens über Behandlungsart und Ausmaß, in bezug auf definierte Indikationen. Die Definition und Sicherung dieser Standards führt zu jener Transparenz und Reproduzierbarkeit von Behandlungen, die auch in der Psychiatrie heute zu fordern ist. Nur solche Maßnahmen sind geeignet, das Fach und seine Vertreter in das Feld rationaler Argumentation im Sinne einer Entmystifizierung der Psychiatrie zu bringen.

Untersuchungen an unserem Krankenhaus (König et al. 1992, 1993, Niederhofer et al. 1994) ergaben kein grundsätzlich anderes Bild der Wiederaufnahmessituation schizophrener Patienten, als die eingangs zitierten deutschen bzw. Schweizer Untersuchungen. Dies scheint zu bedeuten, daß auch anderswo die Schizophreniebehandlung nicht jene Resultate aufweist, wie sie in Studien zum Therapieeffekt optimiert werden konnten. Es ist zwar evident, daß Differenzen zwischen Resultaten kontrollierter Behandlungsuntersuchungen und der Realität auftreten, die Abweichung vom therapeutischen Optimum stellt jedoch auch einen Indikator für die Therapiequalität dar.

Wie einleitend angedeutet, liegen Therapiestandards für die Behandlung (König 1992) und zur Rückfallsprophylaxe schizophrener Erkrankungen durch Neuroleptika vor (Kissling 1991). Für Österreich sollte u.a. anhand dieser Empfehlungen untersucht werden, ob Qualitätssicherung überhaupt sinnvoll wäre bzw. ob ein Bedarf für ein Angebot qualitätsfördernder Standards bestünde, welche dann beispielsweise von einer Fachgesellschaft erarbeitet und herausgegeben werden könnten.

Methode

Wir führten eine mündliche Befragung von 55 Nervenärzten durch, was eine etwa 10%ige Stichprobe der 513 praktizierenden österreichischen Nervenärzte darstellt. Als Untersuchungsgrundlage wurde ein Schriftsatz (Kissling 1993) gewählt (entweder als Fragebogen oder semistrukturiertes Interview verwendet, siehe Anhang), um eine Vergleichbarkeit mit Resultaten aus Deutschland zu ermöglichen. Die teilnehmenden Ärzte wurden mit 3 Fallbeispielen konfrontiert, die durch Antworten nach dem multiple choice-System bzw. Einzelantworten zu komplettieren waren. Zudem wurden ihnen Wissensfragen und Fragen aus der eigenen Berufserfahrung gestellt. Sie wurden weiters gebeten, ihren Behandlungsschwerpunkt sowie die Dauer ihrer Praxiserfahrung bekannt zu geben.

Ergebnisse

An der Befragung nahmen 55 Ärzte teil, von welchen sich entsprechend ihrem Behandlungsschwerpunkt 7 als Psychotherapeuten (Pth.), 11 als Neurologen (N) und 37 als Psychiater (P) definierten und eine Berufserfahrung von durchschnittlich etwa 9 Jahren angaben (Tabelle 1).

1. Akutbehandlung

In diesem Behandlungsabschnitt verwendeten die Exponenten der 3 Berufszweige (Reihenfolge w.o.) durchschnittlich 14 mg bzw 15 mg bzw. 24 mg Haloperidol pro Tag (Abb. 1). Die Literatur sieht 25 mg als ausreichend an. Bei Therapieresistenz würden die Psychotherapeuten nach durchschnittlich 10 Tagen, die Neurologen nach durchschnittlich 12 und die Psychiater nach durchschnittlich 14 Tagen auf ein anderes Neuroleptikum überwechseln. Die Standardliteratur spricht von mindestens 10 Tagen. Am häufigsten wurden Phenothiazine, an zweithäufigster Stelle Dibenzepine,

Tabelle 1. Anzahl und Berufsgruppen der Befragungsteilnehmer, Jahre Berufserfahrung, Einstellung zu Empfehlungen, Akzeptanz von Orientierungshilfen

Ärzte	n	Jahre/Beruf	Empf. ja/nein	Hilfe ja/nein
Psychother.	7	7,6	3/4	3/4
Neurologen	11	8,0	10/1	11/0
Psychiater	37	10,4	30/7	29/8
Gesamt	55	8,7	43/12	43/12

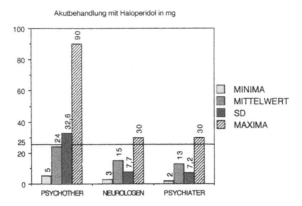

Abb. 1. Akutbehandlung bei erstem Schub einer unkomplizierten, paranoid-halluzinatorischen Schizophrenie; durchschnittliche Tagesdosis (Literatur bis 25 mg)

Thioxanthene und zuletzt Benzamide genannt. Diese Reihenfolge wird praktisch von allen Berufszweigen gleich angegeben, Benzamide werden von Psychotherapeuten und Neurologen nicht angewendet.

2. Rezidivprophylaxe

2.1. Fallvignette einer Erstmanifestation unter täglich 15 mg Haldol, stabil, voll remittiert. Die Literaturempfehlung wäre, die neuroleptische Rezidivprophylaxe für mindestens 12, eher für 24 Monate aufrecht zu erhalten.

Für ein ausschleichendes Absetzen der Neuroleptika innert 2–3 Wochen plädierten 4 Ärzte (1 N, 3 P), für ein Absetzen nach 2–3 Monaten 14 Ärzte, das sind 25% (5 Pth, 5 N, 4 P)! Eine neuroleptische Rezidivprophylaxe über 10 Monate hielten 1 Psychotherapeut, 3 Neurologen und 30 Psychiater (34) für sinnvoll (Abb. 2).

Für eine Rezidivprophylaxe würde Haloperidol decanoat in einer Dosierung von 50–60 mg pro Monat, Flupenthixol decanoat in der Höhe von 20 mg 14tägig sowie Fluphenazin decanoat in einem Ausmaß von 6,6–12,5 mg 14tägig empfohlen. Psychotherapeuten

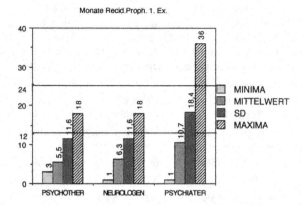

Abb. 2. Die Frage umfaßte die Dauer einer Rezidivprophylaxe für einen Patienten mit vollremittierter erster schizophrener Exacerbation, dzt. unter 15 mg Haldol/die. Die Literaturangaben sprechen von mindestens bis zu 24 Monaten neuroleptischer Rezidivprophylaxe. Die verschiedenen Berufszweige mit ihren Angaben zur Dauer sind als getrennte Säulenblöcke dargestellt, die Angaben in Monaten bei den jeweiligen Säulen vermerkt

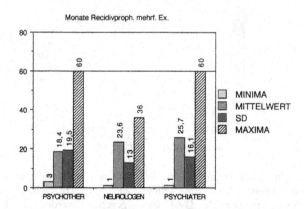

Abb. 3. Gefragt wurde nach der Dauer der Rezidivprophylaxe nach Mehrfachexacerbation einer Schizophrenie. Die Literatur empfiehlt bis zu 60 Monate. Darstellung der Antworten der 3 Berufsgruppen in getrennten Blöcken. Werte zu einzelnen Angaben bei den Säulen angeführt

Tabelle 2. Berufsgruppen-Schätzungen bzw. Literaturangaben zu: Rezidivrate bei unbehandelter schizophrener Erstmanifestation; bei schizophrener Mehrfacherkrankung, Behandlungsende nach 3–5jähriger Neuroleptikatherapie; leichte reversible bzw. schwere irreversible Spätdyskinesien (TD) nach 5jähriger neuroleptischer Rezidivprophylaxe

Ärzte	295.x 1.E Rückfälle		295.x nE Rückfälle		TD leicht	TD schwer
	eigene	Literatur	eigene	Literatur	eigene	Literatur
Psychother.	55%	45%	60%	75%	32%	12%
Neurologen	40%	50%	55%	60%	47%	15%
Psychiater	55%	55%	50%	55%	32%	15%
Literatur	40–60%		75%		15–20%	3–5%

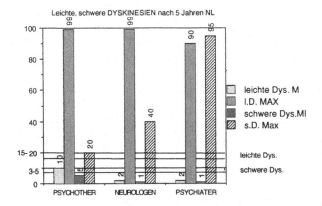

Abb. 4. Unter der Voraussetzung einer 5jährigen neuroleptischen Rezidivprophylaxe mittlerer Dosierung sollten die Prozentsätze leichter reversibler und schwerer irreversibler Dyskinesien geschätzt werden. Die Literatur spricht von 15–20% leichten Dyskinesien und 3–5% schweren Dyskinesien. Die Minima und Maxima der unterschiedlichen Schweregrade sind jeweils nebeneinander dargestellt

tendierten beim ersten Präparat zu 1 mg, Neurologen zu 6 mg und Psychiater zu 28 mg monatlich. Flupenthixol wie Fluphenazin werden von psychotherapeutisch Tätigen nicht verwendet, Neurologen setzen jeweils 4 mg, Psychiater 22 bzw. 20 mg 14tägig ein.

2.2. Weitere Exacerbation einer gut behandelbaren paranoidhalluzinatorischen Schizophrenie. Eine Rückfallsprophylaxe würde für bis zu 60 Monate als Standard vorzuschlagen sein. Je 1 Neurologe und 1 Psychiater setzen trotzdem die Neuroleptika in 2–3 Wochen ab, nach 2–3 Monaten 1 Psychotherapeut und 2 Psychiater, über 20 Monate verwenden 2 Psychotherapeuten, 6 Neurologen und 22 Psychiater (85%) eine neuroleptische Rezidivprophylaxe. 20 Antworten (36%) wurden nicht erteilt (Abb. 3).

3. Andere Fragen

Ohne neuroleptische Rezidivprophylaxe beträgt die Rezidivrate einer schizophrenen Ersterkrankung im 1. Jahr 40–60%. Psychotherapeuten schätzen etwa 44% nach eigenen Erfahrungen und der Literatur entsprechend an Rezidiven. Neurologen schätzten etwas über 40% bzw. knapp 50% und Psychiater etwa 55% für die Literatur bzw. die eigenen Erfahrungen. Sehr hoch sind die Standardabweichungen bzw. sehr weitgespannt die range, wie aus der Tabelle 2 hervorgeht.

Die Rate der Rückfäller bei schizophrenen Mehrfacherkrankungen nach Absetzen der Neuroleptika nach 3–5 Jahren nehmen nach eigenen Erfahrungen die Psychotherapeuten mit nicht ganz 60% bzw. nach der Literatur mit 75% an, die Neurologen mit etwa 55 bzw. 60%, die Psychiater mit 50 bzw. 55%. Die Literaturangaben stehen um 75%. Für die erhobenen Antworten ist wiederum die große Standardabweichung bzw. die weite range auffällig (Tabelle 2).

Es wurde eine neuroleptische Rezidivprophylaxe bei mittlerer Dosierung und 5 Jahren Dauer vorausgesetzt und nach dem Prozentsatz leichter, reversibler bzw. schwerer, irreversibler Spätdyskinesien gefragt. Psychotherapeuten schätzten 32% zu 12%,

Neurologen 47% zu 15% und Psychiater 32% zu etwa 15%. Die
wissenschaftlichen Untersuchungen nehmen 15–20% leichte reversible, und 3–5% schwere und irreversible Spätdyskinesien als unerwünschte Wirkung einer mehrjährigen neuroleptischen Rezidivprophylaxe an (Tabelle 2, Abb. 4).

Von den befragten 55 Nervenärzten sprachen sich 43 (ca. 80%)
für die Erarbeitung von Behandlungsrichtlinien durch ein Expertengremium aus. 4 Psychotherapeuten, 1 Neurologe und 7 Psychiater
lehnten dies ab. Solche Richtlinien würden ebenfalls von 43 Personen, diesfalls von allen Neurologen, als Orientierungshilfen akzeptiert werden können. 4 Psychotherapeuten und 8 Psychiater würden
Richtlinien nicht als Orientierungshilfen werten (Tabelle 1).

Diskussion

Bei etwa 500 in Österreich erfaßten Neurologen und Psychiatern
stellt die befragte Gruppe eine etwas über 10%ige Stichprobe dar,
die allerdings deutlich zu Gunsten der schwerpunktmäßig psychiatrisch Tätigen verschoben ist. In Anbetracht der rein psychiatrischen Fragestellung ist diese Verschiebung der Repräsentanz jedoch gerechtfertigt.

Die Datenerhebung weist den Nachteil auf, daß es nicht in allen
Fällen möglich war, die Befragung unter denselben Bedingungen
oder von denselben Untersuchern durchzuführen. Etwa 40% der
Befragten wurde nach vorhergehender telefonischer Terminver-
einbarung, bei welcher mitgeteilt wurde, es handle sich um eine
Erhebung ihrer Behandlungsgewohnheiten bei psychiatrischen Erkrankungen, später erneut fernmündlich kontaktiert. Weitere etwa
40% wurden direkt interviewt und bei etwa 10% wurde die Befragung in den Arztpraxen vorgenommen, wobei auf die Erfordernisse
des Praxisalltages eingegangen werden mußte.

Bei der Beantwortung der Frage nach der Tagesdosis Haloperidol im Rahmen einer Akutbehandlung ist bei allen Berufszweigen
die große Streuung und die extreme range der Werte auffallend,
besonders bei den Psychotherapeuten. Bei der 2. Frage zur Akutbehandlung unterschätzen 2 Berufszweige das erfragte Intervall, ins-

gesamt zeigt die auch hier vorhandene relativ breite Streuung eine stark unterschiedliche Gewichtung der Erfordernisse auf.

Die 3. Frage dieser Gruppe zeigt hingegen eine relativ gute Übereinstimmung der Pharmakopoe. Starke Abweichungen finden sich in der Dosierung des Neuroleptikums der zweithäufigsten Wahl. Allerdings ist dieses Ergebnis dadurch irreführend, als die Substanzen nicht vorgegeben waren, sondern die einzelnen Neuroleptika mit ihren Handelsnamen genannt werden konnten, womit sich eine Vielzahl verschiedener Einzelantworten ergab, welche sinnvollerweise nur durch Gruppierung nach Substanzklassen zusammengefaßt werden konnten.

Die Mittelwerte der Angaben über die durchzuführende Rezidivprophylaxe nach einer schizophrenen Ersterkrankung erreichen 5,5, 6 und 11 Monate Behandlungsdauer, mit großen Standardabweichungen und breiten ranges in den einzelnen Berufsgruppen. Gleiches gilt für die Dosierungsangaben von Haloperidol-, Flupenthixol- wie auch Fluphenazindecanoat. Bemerkenswert ist, daß die Anzahl der Antworten in der Reihenfolge der Vorgeschlagenen Neuroleptika von 35 auf 26 dann 24 abnahm. Von den 7 Psychotherapeuten beantwortete einer den ersten Fragenanteil, von den 37 Psychiatern 28 den ersten, 22 den zweiten, und 20 den dritten Fragenteil. Dies könnte bedeuten, daß die Medikamente in fallender Frequenz eingesetzt werden, somit die Verfügbarkeit des Wissens über Dosierungsfragen abnimmt.

Die Frage der Rezidivprophylaxe einer schizophrenen Psychose nach wiederholter Exacerbation, besonders was die Behandlungsdauer anlangt, wurde folgendermaßen beantwortet: die Psychotherapeuten behandeln nicht ganz 20 Monate, die Neurologen etwa 22 Monate und die Psychiater etwa 25 Monate, wobei immerhin 2 Psychotherapeuten, 6 Neurologen und 22 Psychiater, insgesamt also 30 Ärzte, d.s. fast 55%, über 20 Monate Dauer behandeln würden. Auch hier zeigen die großen Abweichungen der jeweiligen Mittelwerte die sehr unterschiedlichen Behandlungsgewohnheiten auf.

Interessanterweise bewegt sich die Einschätzung der Rezidivraten ohne neuroleptische Prophylaxe im 1. Jahr nach der Erstmanifestation einer Schizophrenie bei Werten, die jenen der Literatur entsprechen. Da dies für alle Berufsgruppen zutrifft, ist nicht erklärlich, warum die einzelnen Berufszweige die Frage 2.1. derartig abweichend von den gültigen wissenschaftlichen Erkenntnissen beantworten bzw. ihr Behandlungsverhalten nicht nach diesen Erkenntnissen ausrichten.

Ähnliches, wenn auch weniger deutlich ausgeprägt, gilt für die Frage nach der Rückfallsrate schizophren Erkrankter nach mehrfachen Exacerbationen, zuletzt unter ausreichender Neuroleptikaprophylaxe stabil und voll remittiert, nach Absetzen des Neuroleptikums. Die hier angegebenen Werte liegen ebenfalls etwa in der Größenordnung jener, die aus der Literatur bekannt sind. Wirklich ausreichende Neuroleptikaprophylaxen werden aber nur von einem Teil der Befragten angewendet.

Das Auftreten leichter oder schwerer Spätdyskinesien im Rahmen einer neuroleptischen Langzeittherapie im Sinne der Rezidivprophylaxe wurde von allen Berufszweigen im Vergleich zur Literatur deutlich überbewertet und auch die subjektiven Erfahrungen dazu weit überschätzt.

Obwohl eine 10%ige Stichprobe mit nicht ganz zehnjähriger Berufserfahrung einem großen Teil österreichischer Psychiater oder Neurologen nicht entspricht, bietet diese Zielgruppe für die vorliegende Untersuchung den Vorteil, daß gerade für jüngere Personengruppen mit mittelgradiger Berufserfahrung ein erhöhtes Weiterbildungsbedürfnis vorliegt. Es kann daher angenommen werden, daß diese Zielgruppe sich eher mit Ergebnissen von Untersuchungen der letzten 10 bis 15 Jahre auseinandersetzt. Möglicherweise drückt sich dieses Fortbildungsbedürfnis auch in der hohen Rate positiver Antworten zur Frage nach Richtlinien bzw. Orientierungshilfen aus.

Andererseits weisen die sehr unterschiedlichen Antworten zu vielen Fragen dieser Untersuchung auf einen inhomogenen Wissensstand und eine inhomogene Praxis hin. Dies betrifft die Anwendung und Dosierung bestimmter Medikamente, die Dauer der Medikation und die differenzierte Indikation. Die Untersuchung weist zusätzlich auf mögliche Verunsicherungen in der praktischen Umsetzung von Erfahrungen aus der wissenschafltichen Literatur hin. Hingegen sprechen sich die Befragten mit großer Eindeutigkeit für die Erarbeitung von Richtlinien bzw. Orientierungshilfen durch qualifizierte Expertengremien aus. Das bedeutet, daß etwa 80% der befragten Facharztgruppe Schritte eindeutig befürworten, die Grundlagen für eine Evaluation der Qualität ihrer Behandlungen liefern können. Die große Mehrzahl und die Eindeutigkeit dieses Bestrebens werden durch die praktisch gleich hohe positive Antwortrate auf zwei ähnliche Fragen noch unterstrichen.

Anhang

Akutbehandlung schizophrener Psychosen

24jähriger Physikstudent mit dem ersten Schub einer paranoid-halluzinatorischen Schizophrenie, nicht gespannt, nicht fremd- oder selbstgefährlich, keine Schlafstörungen: eine Monotherapie mit Haloperidol erscheint Ihnen indiziert; welche durchschnittliche Tagesdosis geben Sie am Ende der ersten Behandlungswoche, wenn der Patient keine gravierenden Nebenwirkungen zeigt?
[   ] mg Haloperidol/tgl.

Wann wechseln Sie bei diesem Patienten das Neuroleptikum, wenn sich die psychotische Symptomatik auf den ersten Behandlungsversuch mit Haloperidol als therapieresistent erweist?
Nach [   ] Tagen

Was geben Sie bei diesem Patienten dann als zweites Neuroleptikum?
[   ] mg/tgl.

Neuroleptische Rezidivprophylaxe schizophrener Psychosen

24jähriger, lediger Physikstudent, vor zwei Monaten an einem ersten schizophrenen Schub mit paranoid-halluzinatorischer Sympotomatik erkrankt, unter 15 mg Haldol/die jetzt stabile Vollremission. Was empfehlen Sie diesem Patienten?
a) Ausschleichendes Absetzen der Neuroleptika in 2–3 Wo. [   ]
b) Absetzen nach 2–3 Monaten
c) Neuroleptische Rezidivprophylaxe für [   ] Monate

d) Bis zu welcher Mindestdosis können Sie Ihrer Meinung nach bei diesem
   Patienten die Prophylaxedosis reduzieren, ohne das Rezidivrisiko dadurch nennenswert zu erhöhen?

   Mindestdosis   für Haldol Decanoat: [   ] mg/Monat
                   für Fluanxol Depot: [   ] mg/2 Wochen
                   Dapotum D   [   ] mg/2 Wochen

30jähriger Rechtsanwalt, verheiratet, zwei Kinder, vor einem Jahr am
ersten Schub einer paranoid-halluzinatorischen Schizophrenie erkrankt,
damals Vollremission, jetzt ohne neuroleptische Rezidivprophylaxe zweiter schizophrener Schub, der innerhalb von zwei Monaten wieder voll
remittiert ist. Was empfehlen Sie diesem Patienten?
a) Ausschleichendes Absetzen der Neuroleptika in 2–3 Wo. [   ]
b) Absetzen nach 2–3 Monaten   [   ]
c) Neuroleptische Rezidivprophylaxe für   [   ] Monate

Wie hoch schätzen Sie die Rezidivrate nach einer schizophrenen Ersterkrankung, wenn keine neuroleptische Rezidivprophylaxe durchgeführt
wird? Bitte beide Fragen beantworten:
   Nach meiner eigenen Erfahrung [   ] % im ersten Jahr
   Nach meiner Kenntnis der wissenschaftlichen Literatur [   ] % im
   ersten Jahr

Wie hoch ist Ihrer Erfahrung nach die Rückfallrate bei schizophrenen
Mehrfach-Erkrankten, die unter Neuroleptika drei bis fünf Jahre rezidivfrei
waren, wenn dann die Neuroleptika abgesetzt werden? Bitte beide Fragen
beantworten:
   Nach meiner eigenen Erfahrung [   ] % im ersten Jahr
   Nach meiner Kenntnis der wissenschaftlichen Literatur [   ] % im
   ersten Jahr

Wenn Patienten 5 Jahre lang eine neuroleptische Rezidivprophylaxe im
mittleren Dosisbereich durchühren, wieviel Prozent von ihnen leiden dann
voraussichtlich an einer
   leichten, reversiblen [   ] %
   bzw. an einer schweren und irreversiblen [   ] %
   Spätdyskinesie?

Abschließend einige Fragen zu Ihrer beruflichen Situation

Sind Sie hauptsächlich als praktischer Arzt [   ], Psychotherapeut [   ],
Neurologe [   ] oder Psychiater [   ] tätig? In der Praxis [   ] oder in der
Klinik [   ]?

Seit wieviel Jahren behandeln Sie psychiatrische Patienten?
[   ] Jahre

Würden Sie es begrüßen, wenn in Österreich durch ein von der zuständigen Fachgesellschaft (z.b. GÖNP) autorisiertes Expertengremium Behandlungsrichtlinien zu den wichtigsten psychiatrischen Behandlungsproblemen erarbeitet würden (wie dies z.b. in den USA im Rahmen der Task Force Reports der Amercian Psychiatric Association geschieht)?
[   ] ja   [   ] nein

Könnten derartige Therapiestandards als Orientierungshilfe für Ihre therapeutischen Entscheidungen dienen und diese eventuell erleichtern?
[   ] ja   [   ] nein

Literatur

1. Davis JM, Casper RC (1978) General principles of the clinical use of neuroleptics. In: Clark WG, Del Guidice J (eds) Principles of psychopharmacology, 2nd ed. Academic Press, New York San Francisco London, pp 111–136
2. Gmür M, Tschopp A (1988) Die Behandlungskontinuität bei schizophrenen Patienten in der Ambulanz. Eine Fünfjahresnachuntersuchung. Nervenarzt 59: 727–730
3. Goldstein MJ (1988) Individual and family therapy of schizophrenia. In: Dencker SJ, Kulhanek F (eds) Treatment resistance in schizophrenia. Vieweg, Braunschweig, pp 65–82
4. Kissling W (1991) Guidelines for neuroleptic relapse prevention in schizophrenia. Springer, Berlin Heidelberg New York Tokyo
5. Kissling W (1992) Ist die Hälfte aller schizophrener Rezidive iatrogen? In: König P (Hrsg) Rückfallprophylaxe schizophrener Erkrankungen. Springer, Wien New York, S 1–12 (Aktuelle Probleme der Schizophrenie)
6. Kissling W (1993) Mündliche Mitteilung und noch nicht publiziertes Material zu Behandlungsgewohnheiten bei endogenen Psychosen
7. König P (1992) Dosierung (der Neuroleptika). In: Riederer P, Laux G, Pöldinger W (Hrsg) Neuro-Psychopharmaka, Bd 4. Springer, Wien New York, S 95–101
8. König P, Bacher R, Waanders R (1993) Schizophrene Patienten im psychiatrischen Krankenhaus (stationäre Inanspruchnahme einer regionalen Psychiatrie). Untersuchung der administrativen Inzidenz 1984–1988. In: Platz T (Hrsg) Brennpunkte der Schizophrenie – Gesellschaft – Angehörige – Therapie. Springer, Wien New York, S 251–275 (Aktuelle Probleme der Schizophrenie)

9. König P, Bacher R, Waanders R (1992) Wie verändert sich die stationäre Inanspruchnahme eines regionalen psychiatrischen Krankenhauses? 2. Teil. Endogene Psychosen. Neuropsychiatrie 6: 2–4, 122–131

10. Maurer K, Biehl H (1988) Klinikaufenthalt und produktive Rückfälle bei ersterkrankten Schizophrenen. Determinanten des Zeitverlaufs zwischen stationären Aufnahmen bzw. schizophrenen Rezidiven über 5 Jahre. Nervenheilkunde 7: 279–290

11. Müller-Spahn F, Grohmann R, Rüther E, Hippius H (1990) Vor- und Nachteile einer Kombinationstherapie mit verschiedenen Neuroleptika. In: Hinterhuber H, Kulhanek F, Fleischhacker WW (Hrsg) Kombination therapeutischer Strategien bei schizophrenen Erkrankungen. Vieweg, Braunschweig Wiesbaden, S 22–32

12. Niederhofer H, Rohrer J, König P (1994) Welche Veränderungen in ihrem Leben führen zur Wiederaufnahme schiozphrener Patienen (in diesem Band)

Anschrift der Verfasser: Prof. Dr. P. König, Landes-Nervenkrankenhaus Valduna, A-6830 Rankweil, Österreich.

Symptomfreiheit oder Lebensqualität: Ziele der Schizophreniebehandlung

M. C. Angermeyer

Abteilung Psychiatrische Soziologie, Zentralinstitut für Seelische Gesundheit, Mannheim, Bundesrepublik Deutschland

Zusammenfassung

Das Forschungsinteresse bezüglich der Behandlung der Schizophrenie konzentrierte sich anfänglich vorrangig auf die Rückfallprophylaxe. Später rückte auch die Frage der Lebensqualität ins Blickfeld. Dabei fand aber erst in jüngster Zeit auch die subjektive Perspektive der Patienten Berücksichtigung. Dies dürfte u.a. darin begründet sein, daß der Problematik der Noncompliance neuerdings vermehrt Aufmerksamkeit geschenkt wird, bei der – so meine These – die subjektiv wahrgenommenen Auswirkungen der Behandlung auf die Lebensqualität eine wesentliche Rolle spielen. Es wird exploriert, welchen Einfluß krankheitsbezogene Überzeugungen sowie die Bewertung der erwünschten und unerwünschten Behandlungseffekte durch die Patienten auf die Compliance besitzen. Schließlich werden die unterschiedlichen Akzentsetzungen von Psychiatern und Patienten bei der Formulierung der Therapieziele herausgearbeitet und deren Implikationen für die psychiatrische Praxis benannt.

Schlüsselwörter: Schizophrenie, Rückfallprophylaxe, Lebensqualität, Compliance.

Summary

Prevention of relapse vs. quality of life: goals of the treatment of schizophrenia. In the beginning, research into the treatment of schizophrenia was primarily focused on relapse prevention. Later on, increasing attention has been payed to the issue of quality of life. But it was only recently that also the subjective perspective of patients has been taken into account. One of the reasons for this development may be a growing awareness of the problem of noncompliance with neuroleptic maintenance therapy, which – this is our contention – to a large extent may be due to its consequences for the quality of life as experienced by the patient. The influence of illness related beliefs on compliance as well as that of the result of patients' evaluation of treatment outcomes will be explored. Finally, differences between psychiatrists and patients as concerns treatment goals and their implications for psychiatric practice will be discussed.

Keywords: Schizophrenia, prevention of relapse, quality of life, compliance.

Entwicklungstendenzen der Schizophreniebehandlung: Von der Rückfallprophylaxe zur Verbesserung der Lebensqualität

Läßt man die Therapieforschung zur Schizophrenie der letzten zwei bis drei Jahrzehnte Revue passieren, so stellt man fest, daß das Hauptaugenmerk zunächst der Vermeidung des Wiederauftretens sogenannter produktiv-psychotischer Symptome galt. Der Behandlungserfolg wurde in erster Linie daran bemessen, inwieweit es gelang, das Rückfallrisiko zu reduzieren. Dies gilt ganz besonders für die Psychopharmakotherapie. In allen Studien, die Davis in seiner 1975 [13] erschienenen, inzwischen „klassischen" Übersichtsarbeit über die neuroleptische Langzeitbehandlung der Schizophrenie zusammgengefaßt hatte, diente die Rückfallrate als outcome-Kriterium. Andere Verlaufsmerkmale, vor allem auch solche, die als objektive Indikatoren zur Lebensqualität gelten können (wie der Grad der sozialen Anpassung, aber auch das Ausmaß der Negativsymptomatik) fanden nur ausnahmsweise (zusätzlich) Berücksichtigung. In keiner einzigen der insgesamt 24 referierten Studien wurde der Einschätzung der Lebensqualität durch die Kranken selbst Aufmerksamkeit geschenkt.

Angesichts der zum Teil sehr beträchtlichen Nebenwirkungen der Neuroleptika, insbesondere aber auch unter dem Eindruck des Menetekels der Spätdyskinesien, wurden in jüngerer Zeit eine

Reihe kontrollierter Studien zur Erprobung alternativer Formen der neuroleptischen Langzeitbehandlung durchgeführt. Zu nennen ist hier zum einen die Niedrigdosisbehandlung [22, 25, 26, 34, 36], zum anderen die Intervallbehandlung [6, 11, 12, 20, 24, 40, 42]. In diesen Studien rückte neben dem psychotischen Rückfall auch die soziale Anpassung der Kranken sowie das Ausmaß der Negativ-symptomatik vermehrt ins Blickfeld. Erklärtes Ziel war es ja, den Kranken zu mehr Lebensqualität zu verhelfen, ohne daß sich dabei das Rückfallrisiko erhöht. Nur: auch in diesen Untersuchungen wurde die subjektive Sicht der Kranken außer Acht gelassen. Eine einzige löbliche Ausnahme bildet hier die deutsche „Ambulante, neuroleptische Intervalltherapiestudie" (ANI-Studie) [40].

Was für die Psychopharmakotherapie konstatiert wurde, gilt im Prinzip auch für psychosoziale Behandlungsmethoden. Betrachten wir z.B. die kontrollierten Studien zur Evaluierung verschiedener Formen von Familieninteraktionen (psychoedukatives Training, Familientherapie, Angehörigengruppen), so stellen wir fest, daß durchweg der Erfolg der Behandlung primär an der Senkung der Rückfallrate bemessen wurde. Nur in sechs der insgesamt zehn vorliegenden Untersuchungen wurde zusätzlich das Niveau der sozialen Adaptation als outcome-Kriterium herangezogen [10, 15, 16, 18, 19, 21, 23, 28–33, 44, 45]. Lediglich eine einzige Studie – die von Held, also die rezenteste – interessiert sich auch für die Auswirkungen der Behandlung auf die Lebensqualität, so wie sie sich aus der Sicht der Kranken darstellen.

Daß sich die Studien zur Erprobung des Effekts von Familien-interventionen so stark an der Rückfallprophylaxe orientierten, ist allerdings nicht sonderlich verwunderlich, bedenkt man, daß für sie doch das Konzept der Expressed Emotion den theoretischen Rahmen lieferte. Demzufolge stellt eine durch ein hohes Maß an Kritik oder emotionaler Überinvolviertheit geprägte Haltung der Angehö-rigen einen chronischen Stressor für den Kranken dar, der rückfall-provozierend wirkt. Mit Hilfe der Familienintervention wird ver-sucht, das Niveau von Expressed Emotion zu senken und damit auch das Rückfallrisiko. Es ist also in gewisser Weise nur konse-quent, daß in allen naturalistischen Studien zum Einfluß von Expressed Emotion auf den Verlauf der Schizophrenie – nach Kavanagh [27] immerhin inzwischen 23 an der Zahl – durchweg der psychotische Rückfall als outcome-Kriterium gewählt wurde und in keiner einzigen Studie der Grad der sozialen Anpassung als Verlaufsmerkmal herangezogen wurde – wenngleich die Annahme, daß letztere ebenfalls durch das emotionale Klima in der Familie beeinflußt wird, mehr als plausibel erscheint.

Erst in allerjüngster Zeit findet die Frage, wie die Betroffenen selbst die Auswirkungen der Behandlung auf ihre Lebensqualität einschätzen, in der Therapieforschung vermehrt Aufmerksamkeit. Dafür, daß jetzt auch die Sichtweise der Kranken mehr ins Blickfeld rückt, lassen sich verschiedene Gründe anführen. Zum einen dürfte von Bedeutung sein, daß die Reform der psychiatrischen Versorgung im deutschsprachigen Raum soweit fortgeschritten ist, daß das Interesse an einer Evaluierung der neu geschaffenen Versorgungsstrukturen wächst. In diesem Zusammenhang stellt sich dann auch die Frage, wie denn die Adressaten der Reformbemühungen selbst die modernen sozialpsychiatrischen Behandlungs- und Betreuungsangebote beurteilen. Eine wichtige Rolle kommt daneben sicher auch der Selbsthilfebewegung der Angehörigen – und neuerdings auch der (Ex-)Patienten – zu, die mit Nachdruck die Perspektive der Betroffenen vertritt. Weiterhin sind hier neue Entwicklungen auf dem Therapiesektor zu nennen wie z.B. die Einführung der sogenannten atypischen Neuroleptika, die mit weniger extrapyramidalen Nebenwirkungen behaftet zu sein scheinen und damit auch gerade die subjektive Einschätzung der Lebensqualität für die Therapieforschung (wie auch – dies sollte nicht verschwiegen werden – für die Marketingstrategien der pharmazeutischen Industrie) interessanter werden läßt [39]. In diesem Zusammenhang ist auch eine verstärkte Auseinandersetzung mit der Complianceproblematik zu beobachten. Bekanntlich muß damit gerechnet werden, daß mindestens knapp die Hälfte der schizophrenen Patienten in ambulanter Behandlung nonkompliant ist mit der oralen Neuroleptikamedikation [3]. Dies ist – so meine These – zu einem ganz wesentlichen Teil darin begründet, daß die negativen Konsequenzen dieser Behandlungsform für die Lebensqualität, so wie sie sich aus der Sicht der

Kranken darstellen, doch beträchtlich sind. Da sie meinem Eindruck nach von den professionellen Helfern eher unterschätzt werden, will ich mich im folgenden etwas intensiver damit beschäftigen.

Beeinträchtigung der Lebensqualität: Ein Grund für die Noncompliance der Patienten mit Neuroleptika-Langzeitmedikation

Bei der Diskussion der subjektiven Lebensqualität für die Noncompliance werde ich mich an dem von Ried und Christensen [42] vorgestellten Modell orientieren, das ein Amalgam aus Ajzen und Fishbein's Theory of Reasoned Action [1] und dem Health Belief Model [8] darstellt. Bei beiden handelt es sich um Wert-Erwartungs-Theoreme, denen die Annahme zugrunde liegt, daß Individuen zielgerichtet handeln und eine rationale Bewertung der von ihnen wahrgenommenen Handlungskonsequenzen nach Nutzen und Kosten vornehmen.

Gemäß der Theory of Reasoned Action sind dafür, daß ein bestimmtes Verhalten intendiert und dann schließlich auch realisiert wird, zwei Faktoren entscheidend: die Einstellung des Individuums und dessen subjektive Normen (Abb. 1). Erstere wird bestimmt durch die aktuell vorherrschenden Überzeugungen des Individuums und dessen Bewertung des Resultats der zur Disposition stehenden Handlung, letztere durch normative Vorstellungen sowie durch die Motivation zu kompliantem Verhalten.

Im folgenden möchte ich auf die beiden ersten Bausteine des Modells etwas näher eingehen. Beginnen wir mit dem für die Compliance relevanten *Überzeugungssystem*. Gemäß dem Health Belief Model lassen sich hier vier Komponenten unterscheiden:

- Die Einschätzung der Schwere der Störung (perceived severity),
- die Einschätzung des Rückfallrisikos (perceived (re-) susceptibility),
- die Beurteilung des Nutzens der Behandlung (perceived benefits) sowie
- die subjektiven Barrieren (perceived barriers).

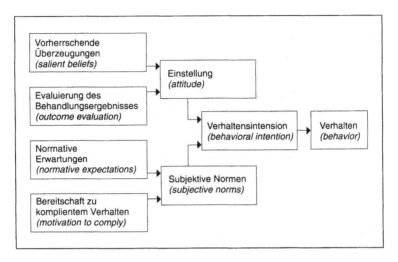

Abb. 1. Theory of Reasoned Action (Ajzen und Fishbein 1980)

Die beiden erstgenannten Punkte – Einschätzung des Schwere-
grads und des Rückfallrisikos – bilden die zentralen Bestimmungs-
stücke dessen, was in der Literatur gemeinhin als Krankheitseinsicht firmiert. Daß diese einen Einfluß auf das Ausmaß der Compliance mit der Neuroleptikabehandlung hat, konnte bereits in
mehreren Studien demonstriert werden [7, 35, 37, 41]. Patienten,
die sich selbst nicht als psychisch krank definieren, oder solche, die
glauben, für immer von ihrer Erkrankung kuriert zu sein, werden
nur schwer von der Notwendigkeit einer neuroleptischen Langzeit-
medikation zu überzeugen sein.

Stehen die Patienten einer Behandlung mit Psychopharmaka
generell skeptisch gegenüber oder versprechen sie sich von anderen
Behandlungsmethoden einen größeren Nutzen, so dürfte sich dies
ebenfalls negativ auf die Compliance auswirken. Hinzu kommt, daß
offensichtlich nicht wenige Patienten die Neuroleptikamedikation
nicht so sehr als eine prophylaktische sondern mehr als eine kura-
tive Maßnahme verstehen – was insofern durchaus nachvollziehbar
ist, als die Medikamente ja tatsächlich ursprünglich zur Behandlung

der bestehenden psychotischen Symptomatik benutzt worden sind. Die Patienten argumentieren, daß sie die Medikamente nicht mehr benötigten, da sich ja doch ihr Zustand gebessert hätte. Bestärkt fühlen sie sich in ihrer Einschätzung noch dadurch, daß es ja gewöhnlich nicht unmittelbar nach Absetzen der Neuroleptika zu einem Rückfall kommt. Im Gegenteil, durch das Nachlassen der unangenehmen Nebenwirkungen können sie sogar subjektiv eine leichte Besserung ihres Befindens verspüren.

Was die Kostenseite betrifft, so sind hier einmal die ganz konkreten, oft als unangenehm erlebten Begleitumstände der Pharmakotherapie zu nennen: z.B. die Notwendigkeit, immer wieder den behandelnden Arzt aufzusuchen (wobei allerdings die Einschränkung gemacht werden muß, daß dies für manche Patienten durchaus einen willkommenen Begleiteffekt darstellen kann); weiterhin die Tatsache, daß in regelmäßigen Abständen laborchemische oder elektrophysiologische Kontrolluntersuchungen durchgeführt werden müssen; schließlich auch der Verzicht auf Alkohol. Dies alles kann in den Augen der Patienten eine Minderung ihrer Lebensqualität darstellen.

Nicht zu unterschätzen ist auch die Bedeutung der Applikationsform. Erfahrungen aus der Praxis sprechen für die Annahme, daß gegenüber Depot-Neuroleptika eine größere Aversion besteht als gegenüber oral eingenommenen Medikamenten. Dies könnte einmal darin begründet sein, daß Patienten die Prozedur der intramuskulären Injektion als entwürdigend empfinden (worauf der von manchen Patienten benutzte Begriff des „Abgespritztwerdens" verweist). Daneben dürfte auch eine Rolle spielen der mit der Depot-Medikation einhergehende Verlust an eigener Kontrolle über die Behandlung – was von einigen Patienten ein Stück weit als Entmündigung erlebt wird.

Neben diesen ganz konkreten Hindernissen dürfte auch noch symbolischen Barrieren gegenüber der Psychopharmakobehandlung Bedeutung zukommen. So werden die Patienten durch die Medikamenteneinnahme immer wieder an ihre Krankheit erinnert [14]. Einem irrigen Umkehrschluß folgend lassen Patienten die Medikation weg, um so auch die Krankheit loszuwerden nach dem

Motto: „Ich nehme keine Medikamente mehr, also bin ich auch nicht mehr krank" [9].

Den zweiten Baustein der Theory of Reasoned Action, der ebenso wie die dominierenden Überzeugungen einer Person für deren Einstellung gegenüber der Behandlung von Bedeutung ist, bildet die *Beurteilung des Behandlungsergebnisses*. Hier ist die Untersuchung von Windgassen [47] sehr aufschlußreich, der schizophrene Patienten, die sich in stationärer Behandlung befanden, bezüglich der Veränderungen des Erlebens unter neuroleptischer Behandlung befragt hat. *Positive Auswirkungen* der Therapie wurden weit seltener genannt als negative, am ehesten noch im Bereich des Affektiven (Beruhigung, Entängstigung, affektive Stabilisierung von 54%; Wiederbelebung integrierter Gefühle von 38%) und des Denkens (Wiederkehr von Klarheit und Ordnung von 41%). Zur Überraschung des Autors wurde so gut wie nie die Beseitigung der Halluzinationen erwähnt, die doch eines der wichtigsten Zielsymptome der neuroleptischen Behandlung darstellen. Jedenfalls aus der Sicht der behandelnden Psychiater. Es scheint allerdings auch eine, wenn auch kleine Gruppe von Patienten zu geben, für die dies gar nicht so erstrebenswert ist. Van Putten et al. [46] zufolge handelt es sich dabei meist um chronisch Kranke, die bewußt die neuroleptische Medikation absetzen, um eine erneute Exazerbation des psychotischen Erlebens zu provozieren, das in diesen Fällen meist von einem ich-syntonen Größenwahn geprägt ist. Die Autoren erklären diesen „wish to be crazy" (so auch der Titel der Arbeit) damit, daß die Kranken sich in die Psychose flüchten, weil sie die bedrückende Realität ihrer Existenz als psychisch Kranke nicht ertragen können.

Was die *negativen Veränderungen* im Gefolge der neuroleptischen Behandlung betrifft, so klagten die von Windgassen befragten Patienten am häufigsten über Akinese, Sedierung und Beeinträchtigungen des Denkens. Die Akinese wurde meist als Behinderung erlebt (von 50%), von einer kleineren Gruppe als passiv erlittene Einengung (16%). Die Sedierung wurde empfunden als „Müdigkeit" bzw. Gedämpftsein (69%), bei einem Teil verbunden mit innerer Unruhe (15%), außerdem auch als lokalisierte leibliche Mißempfindung oder als Passivierung (jeweils 13%). Die Veränderungen des Denkens wurden als „Konzentrationsstörung" (46%), als Verringerung von Leichtigkeit und Geschwindigkeit des Denkens (38%) oder als Ideenarmut (29%) beschrieben. Darüber hinaus klagten 22% der befragten Patienten über eine emotionale Verarmung.

Nun mag man kritisch einwenden, daß für die von den Patienten geschilderten Veränderungen nicht unbedingt die neuroleptische Behandlung verantwortlich zu machen sei, sondern daß es sich hierbei schlicht um einen genuinen Bestandteil der schizophrenen Erkrankung im Sinne der Negativsymptome handeln könne. Dies mag in einem Teil der Fälle auch durchaus zutreffen. Nur: Selbst Experten fällt es bekanntlich oft schwer, diese Frage zu entscheiden. Man denke nur an die Debatte um die pharmakogene Depression [6]. Gibt es sie nun oder gibt es sie nicht? Wer wollte es da den Patienten verdenken, daß sie im Zweifelsfall dazu tendieren, die Behandlung hierfür verantwortlich zu machen?

Einmal davon abgesehen, daß sich die unerwünschten Effekte der Pharmakotherapie unmittelbar auf die Lebensqualität negativ auswirken, so wird diese noch zusätzlich durch die mittelbaren *sozialen Konsequenzen der Nebenwirkungen* gemindert. Am augenfälligsten wird dies beim Parkinsonoid, das als sichtbares Stigma dem schizophrenen Kranken anhaftet. Haben es die schizophrenen Patienten ohne derartige Nebenwirkungen bis zu einem gewissen Grad selbst in der Hand, ob sie sich als solche zu erkennen geben oder ob sie lieber „incognito" bleiben wollen, so sind diejenigen, die an einem Parkinson-Syndrom leiden, ob sie es wollen oder nicht, als psychisch Kranke zu identifizieren. Aus „Diskreditierbaren" werden somit „Diskreditierte" [17].

Durch die extrapyramidale Symptomatik wie auch durch die antriebsmäßigen, kognitiven und affektiven Beeinträchtigungen durch die neuroleptische Behandlung werden darüber hinaus die ohnedies bestehenden Schwierigkeiten schizophrener Kranker im zwischenmenschlichen Kontakt nur noch verschärft. Ähnliches gilt für die neuroleptikabedingte Adipositas und die sexuellen Funktionsstörungen (die schon für sich genommen einen großen Verlust an Lebensqualität bedeuten).

Im subjektiven Erleben der Kranken tritt das Risiko des zukünftigen Auftretens von Nebenwirkungen hinter der Beeinträchtigung durch aktuell bestehende Nebenwirkungen deutlich zurück. Dies gilt selbst für so gravierende Risiken wie das Auftreten einer Agranulozytose oder einer Spätdyskinesie. Darüber scheinen sich viele Patienten kaum den Kopf zu zerbrechen, sie stellen für sie in ihrer Kosten-Nutzen-Bilanz offenbar nur eine sehr abstrakte Größe dar.

Die bisherigen Ausführungen könnten den Eindruck erwecken, daß die subjektiven Bedingungsmomente der Compliance ein über die Zeit hin stabiles System bilden. Dies ist in Wahrheit nicht der Fall. Vielmehr handelt es sich dabei um einen dynamischen Prozeß, der z.B. vom Stadium der Krankheitskarriere, vom Alter des Patienten oder von dessen aktueller Lebenssituation mitbeeinflußt wird.

Ersthospitalisierte Patienten streuben sich häufiger die Tatsache anzuerkennen, daß sie an einer psychischen Krankheit leiden. Mehrfach hospitalisierte Patienten lassen da schon eher Krankheitseinsicht erkennen [2]. Patienten, die schon mehrere psychotische Episoden erlebt haben, werden das Rückfallrisiko höher einschätzen als solche, bei denen die Psychose erstmals aufgetreten ist. Letztere geben sich noch eher der – leider oft trügerischen – Hoffnung hin, daß ihre Krankheit für immer kuriert werden könne. Auch sind Patienten mit einer längeren Krankenhauskarriere schon eher geneigt, die Entstehung ihrer Krankheit auf biologische Faktoren zurückzuführen [4]. Dies alles dürfte nicht ohne Auswirkungen bleiben auf die Bereitschaft, sich einer medikamentösen Dauerbehandlung zu unterziehen.

Die Einstellung zu Medikamenten ganz allgemein und speziell zu Psychopharmaka scheint sich mit zunehmendem Alter zu wandeln. Stoßen Psychopharmaka bei jüngeren Leuten ganz überwiegend auf Ablehnung, so läßt die skeptisch-reservierte Haltung mit dem Alter etwas nach. Zu diesem Ergebnis kommt eine von uns jüngst bei der Erwachsenenbevölkerung der BRD durchgeführte Repräsentativerhebung. Ältere Befragte monierten seltener die Ineffektivität der Psychopharmakotherapie und befürchteten seltener unerwünschte Nebenwirkungen [5]. Was für die Allgemeinbevölkerung gilt, müßte eigentlich auch in ähnlicher Weise bei den Patienten zu beobachten sein.

Schließlich spielt eine Rolle, in welcher Lebenssituation ein Patient sich befindet. Hat er beispielsweise eine Arbeit, an der ihm sehr viel liegt und deren Verlust durch einen erneuten Rückfall er auf keinen Fall riskieren möchte, so wird er zu einer neuroleptischen Langzeitbehandlung eher bereit sein, um so die nötige psychische Stabilität zu gewinnen, und notfalls das Auftreten unerwünschter Wirkungen in Kauf nehmen. Gleiches könnte für einen Studenten gelten, der kurz vor dem Examen steht. Auch bei ihm dürfte die Bereitschaft, sich compliant zu verhalten wenigstens vorübergehend wachsen, selbst wenn er vielleicht durch die Neuroleptika an Spontanität einbüßt – verspricht doch das Bestehen der Prüfung ein Mehr an Selbstbewußtsein und damit auch an Lebensqualität [14].

Unterschiede der Akzentsetzung zwischen Psychiater und Patient bei der Formulierung der Therapieziele

Wie eingangs dargestellt galt das Interesse der Therapieforschung zunächst vorrangig der Rückfallprophylaxe. Erst später wurde die Lebensqualität, insbesondere auch deren subjektive Einschätzung durch die Patienten, „entdeckt". Ähnliches scheint auch für die Praxis zu gelten. Dies mag damit zusammenhängen, daß die Psychiater (jedenfalls die in der Klinik tätigen) ja stark unter dem Eindruck des Leidens der akut Kranken stehen, mit dem sie immer wieder konfrontiert werden. Konsequenterweise sind sie darum bemüht, das Wiederauftreten einer derartigen Situation nach Möglichkeit zu vermeiden. Sie bemessen den Erfolg ihrer Bemühungen an der Dauer des Zeitraums, den der Kranke ohne Rückfall überlebt. Angesichts der häufig disruptiven Konsequenzen eines Rückfalls für die soziale Situation der Kranken kommt in ihren Augen der Rückfallprophylaxe große Bedeutung zu für den Erhalt der Lebensqualität.

Die Kranken tendieren dagegen häufig dazu, die akute Psychose und all das, was sie in ihr erlebt haben, zu verdrängen bzw. zu „vergessen". McGlashan et al. [38] sprechen in diesem Zusammenhang vom „sealing-over". Die Kranken sind mehr mit der Bewältigung ihrer aktuellen, häufig sehr belastenden und bedrückenden Lebenssituation beschäftigt. Der Kampf ums Überleben nimmt sie voll in Anspruch, wobei die Frage, wie sie überleben können – also der Aspekt der Lebensqualität – für sie im Vordergrund steht. Die Vermeidung eines Rückfalls verliert vor diesem Hintergrund für sie an Relevanz.

Entsprechend dem Rational der Psychiater ist die Empfehlung einer Behandlung mit Neuroleptika nur konsequent – dies umso mehr, als auch deren Effektivität für die Rückfallprophylaxe als gesichert gelten kann. Umgekehrt können die Patienten für die Verbesserung der Qualität ihrer aktuellen Lebenssituation eher wenig von den Neuroleptika erwarten, wenn nicht sogar eine Verschlechterung. Wenn Patienten es dann an Compliance mangeln lassen, so hat dies – jedenfalls aus deren Perspektive betrachtet – auch eine gewisse Folgerichtigkeit.

Ich denke, nur wenn die Psychiater noch mehr als dies meinem Eindruck nach bisher geschehen ist, sich für die Perspektive der Kranken öffnen und sich darum bemühen, deren Rational zu verstehen, wird es ihnen gelingen, den Kranken ihre eigene Sichtweise näher zu bringen und sie zu einer besseren Compliance zu motivieren. Dabei geht es – wie es Diamond [14] einmal formuliert hat – nicht darum, unbedingt recht zu behalten, sondern das Ziel sollte sein, miteinander eine Lösung auszuhandeln gemäß der von Finzen ausgegebenen Devise, mit den Patienten bezüglich ihrer Therapie zu *ver*handeln anstatt diese zu *be*handeln.

Literatur

1. Ajzen I, Fishbein M (1980) Understanding attitudes and predicting social behavior. Prentice-Hall, Englewood Cliffs NJ
2. Amador XF, Strauss DH, Yale SA, Flaum MM, Endicott J, Gorman JM (1993) Assessment of insight in psychosis. Am J Psychiatry 150: 873–879
3. Angermeyer MC (1991) Compliance schizophrener Kranker mit Neuroleptika-Medikation. In: Möller H-J (Hrsg) Langzeiterfahrungen mit Glianimon. Tropon Arzneimittel, Köln, S 163–177

4. Angermeyer MC, Klusmann D (1988) The causes of functional psychosis as seen by patients and their relatives. I. The patients' point of view. Eur Arch Psychiatr Neurol Sci 238: 47–54

5. Angermeyer MC, Däumer R, Matschinger H (1993) Benefits and risks of psychotropic medication in the eyes of the general public: results of a survey in the Federal Republic of Germany. Pharmacopsychiatry 26: 114–120

6. Bandelow B, Müller P, Gaebel W, Köpcke W, Linden M, Müller-Spahn F, Pietzcker A, Reischies FM, Tegeler J (1990) Depressive syndromes in schizophrenic patients after discharge from hospital. Eur Arch Psychiatry Clin Neurosci 240: 113–120

7. Bartkò G, Herczeg I, Zador G (1988) Clinical symptomatology and drug compliance in schizophrenic patients. Acta Psychiatr Scand 77: 74–76

8. Becker MH (1976) Sociobehavioral determinants of compliance. In: Sackett DL, Haynes RB (eds) Compliance with therapeutic regimes. John Hopkins University Press, Baltimore London

9. Book HE (1987) Some psychodynamics of non-compliance. Can J Psychiatry 32: 115–117

10. Buchkremer G, Jonasson S, Rook A, Schmitz-Niehner B (1989) Effekte therapeutischer Angehörigengruppen auf Familienatmosphäre, Krankheitsverlauf und Wohn- und Arbeitssituation. Erste Ergebnisse der Münsteraner Angehörigenstudie. In: Bruchkremer G, Rath N (Hrsg) Therapeutische Arbeit mit Angehörigen schizophrener Patienten. Huber, Bern Stuttgart Toronto, S 181–187

11. Carpenter Jr T, Heinrichs DW (1983) Early intervention, time-limited, targeted pharmacotherapy of schizophrenia. Schizophr Bull 9: 533–542

12. Carpenter WT, Hanlon TE, Heinrichs DW, Summerfeld AT, Kirpatrick B, Levine J, Buchanan RW (1990) Continuous versus targeted medication in schizophrenic outpatients: outcome results. Am J Psychiatry 147: 1138–1148

13. Davis JM (1975) Overview: maintenance therapy in psychiatry. I. Schizophrenia. Am J Psychiatry 132: 1237–1245

14. Diamond R (1985) Drugs and the quality of life: the patients' point of view. J Clin Psychiatry 46: 29–35

15. Falloon IRH, Boyd JL, McGill CW, Williamson M, Razani J, Moss HB, Gilderman AM, Simpson GM (1985) Family management in the prevention of morbidity of schizophrenia. Arch Gen Psychiatry 42: 887–896

16. Falloon IRH, McGill CW, Boyd JL, Pederson J (1987) Family management in the prevention of morbidity of schizophrenia: social outcome of a two-year longitudinal study. Psychol Med 17:59–66

17. Goffman E (1963) Stigma. Notes on the management of spoiled identity. Prentice-Hall, Englewood Cliffs NJ
18. Goldstein MJ, Rodnick EH, Evans JR, May PRA, Steinberg MR (1978) Drug and family therapy in the aftercare of acute schizophrenics. Arch Gen Psychiatry 35: 1169–1177
19. Held T (1992) Schizophreniebehandlung in der Familie. Eine kontrollierte Studie zur Wirksamkeit familiärer Verhaltenstherapie bei der Rückfallprophylaxe schizophrener Erkrankungen. Habilitationsschrift, Bonn (unveröffentlicht)
20. Herz MI, Glazer WM, Mostert MA, Sheard MA, Szymanski HV, Hafez H, Mirza M, Vana J (1991) Intermittent vs maintenance medication in schizophrenia. Arch Gen Psychiatry 48: 333–339
21. Hogarty GE, Anderson CM, Reiss DJ, Kornblith SJ, Greenwald DP, Javna CD, Madonia MJ (1986) Family psychoeducation, social skills training, and maintenance chemotherapy in the aftercare treatment of schizophrenia. I. One-year effects of a controlled study on relapse and expressed emotion. Arch Gen Psychiatry 43:633–642
22. Hogarty GE, McEvoy JP, Munetz M, DiBarry AL, Bartone P, Cather R, Cooley SJ, Ulrich RF, Carter M, Madonia MJ (1988) Dose of fluphenazine, familial expressed emotion, and outcome in schizophrenia. Arch Gen Psychiatry 45: 797–805
23. Hogarty GE, Anderson CM, Reiss DJ, Kornblith SJ, Greenwald DP, Ulrich RF, Carter M (1991) Family psychoeducation, social skills training, and maintenance chemotherapy in the aftercare treatment of schizophrenia. II. Two-year effects of a controlled study on relapse and adjustment. Arch Gen Psychiatry 48: 340–347
24. Jolley AG, Hirsch SR, McRink A, Manchanda R (1989) Trial of brief intermittent neuroleptic prophylaxis for selected schizophrenic outpatients: clinical outcome at one year. Br Med J 298: 985–990
25. Kane JM, Rifkin A, Woerner M, Reardon G, Sarantakos S, Schiebel D, Ramos-Lorenzi J (1983) Low-dose neuroleptic treatment of outpatient schizophrenics. Arch Gen Psychiatry 40: 893–896
26. Kane JM, Rifkin A, Woerner M, Reardon G, Kreisman D, Blumenthal R, Borenstein M (1985) Alternate treatment strategies in schizophrenia: focus on the deficit state. Psychopharmacol Bull 21: 533–537
27. Kavanagh DJ (1992) Recent developments in expressed emotion and schizophrenia. Br J Psychiatry 160: 601–620
28. Keith SJ, Bellack A, Frances A, Mance R, Matthews (1989) The influence of diagnosis and family treatment on acute treatment response and short term outcome in schizophrenia. Psychopharmacol Bull 25: 336–339
29. Köttgen C, Sönnichsen I, Mollenhauer K, Jurth R (1984) The family relations of young schizophrenic patients: results of the Hamburg

Camberwell Family Interview Study I. Int J Fam Psychiatry 5:61–94
30. Leff J, Kuipers L, Berkowitz R, Eberlein-Vries R, Sturgeon D (1982) A controlled trial of social intervention in the families of schizophrenic patients. Br J Psychiatry 141: 121–134
31. Leff J, Kuipers L, Berkowitz R, Eberlein-Vries R, Sturgeon D (1985) A controlled trial of social intervention in the families of schizophrenic patients: two year follow-up. Br J Psychiatry 146: 594–600
32. Leff J, Berkowitz F, Shavit N, Strachan A, Glass I, Vaughn C (1989) A trial of family therapy v. a relatives group for schizophrenia. Br J Psychiatry 154: 58–66
33. Leff J, Berkowitz F, Shavit N, Strachan A, Glass I, Vaughn C (1990) A trial of family therapy versus a relatives' group for schizophrenia: two-year follow-up. Br J Psychiatry 157: 571–577
34. Lehmann HE, Wilson WH, Deutsch M (1983) Minimal maintenance medication: effects of three dose schedules on relapse rates and symptoms in chronic schizophrenic outpatients. Compr Psychiatry 24: 293–303
35. Lin IF, Spiga R, Fortsch W (1979) Insight and adherence to medication in chronic schizophrenics. J Clin Psychiatry 40: 430–432
36. Marder SR, Van Putten T, Mintz J, Lebell M, McKenzie J, May PRA (1987) Low- and conventional-dose maintenance therapy with fluphenazine decanoate. Arch Gen Psychiatry 44: 518–521
37. McEvoy JP, Freter S, Everett G, Geller JL, Appelbaum P, Apperson LJ, Roth L (1989) Insight and the clinical outcome of schizophrenic patients. J Nerv Ment Dis 177: 48–51
38. McGlashan TH, Levy ST, Carpenter WT (1975) Integration and sealing-over. Arch Gen Psychiatry 32: 1269–1272
39. Meltzer HY, Bucnett S, Bastani B, Ramirez LF (1990) Effects of six months of Clozapine treatment on the quality of life of chronic schizophrenic patients. Hosp Commun Psychiatry 41: 892–897
40. Müller P, Gaebel W, Köpcke W, Linden M, Müller-Spahn F, Pietzcker A, Schaefer E, Tegeler J (1991) Wie erlebt der Patient die neuroleptische Medikation? In: Möller H-J (Hrsg) Langzeiterfahrungen mit Glianimon. Tropon Arzneimittel, Köln (Das ärztliche Gespräch 45)
41. Nelson AA, Gold BH, Hutchinson RA (1975) Drug default among schizophrenic patients. Am J Hosp Pharm 32: 1237–1242
42. Pietzcker A, Gaebel W, Köpcke W, Linden M, Müller P, Müller-Spahn F, Schüssler G, Tegeler J (1986) A German multicenter study on the neuroleptic long-term therapy of schizophrenic patients. Pharmacopsychiatry 19: 161–166
43. Ried LD, Christensen DB (1988) A psychosocial perspective in the explanation of patients' drug-taking behavior. Soc Sci Med 27: 277–285

44. Tarrier N, Barrowclough C, Vaughn C, Bamrah JS, Porcedu K, Watts S, Freeman H (1988)The community management of schizophrenia. Br J Psychiatry 153: 532–542
45. Tarrier N, Barrowclough C, Vaughn C, Bamrah JS, Porcedu K, Watts S, Freeman H (1989) Community management of schizophrenia. A two-year follow-up of a behavioural intervention with families. Br J Psychiatry 154:625–628
46. Van Putten T, Crumpton E, Yale C (1975) Drug refusal in schizophrenia and the wish to be crazy. Arch Gen Psychiatry 33: 1443–1446
47. Windgassen K (1989) Perazintherapie aus der Sicht des Patienten. In: Helmchen H, Hippius H, Tölle R (Hrsg) Therapie mit Neuroleptika-Perazin. Thieme, Stuttgart New York

Anschrift des Verfassers: Prof. Dr. M. C. Angermeyer, Zentralinstitut für Seelische Gesundheit, Abteilung Psychiatrische Soziologie, Postfach 122120, D-68072 Mannheim, Bundesrepublik Deutschland.

Kosten, Nutzen und Qualität der Schizophreniebehandlung

W. Kissling

Psychiatrische Klinik, Technische Universität, München,
Bundesrepublik Deutschland

Zusammenfassung

Die für das Gesundheitswesen zur Verfügung stehenden Finanzmittel sind in vielen Ländern in den letzten Jahren knapper geworden, in der BRD wurden sie vor einem Jahr sogar auf ein fixes Budget eingefroren. In dieser Situation orientieren sich die Kostenträger zunehmend an Kosten/Nutzenanalysen, wenn sie über die Finanzierung konkurrierender Therapieverfahren entscheiden müssen. Da die meisten Psychiater mit diesen neuen Effizienzkriterien noch nicht vertraut sind, werden die wichtigsten Verfahren zur Kosten/Nutzenberechnung vorgestellt und am Beispiel der Schizophreniebehandlung näher erläutert. Auf den engen Zusammenhang zwischen Kosten, Nutzen, Qualität der Behandlung und Lebensqualität der Behandelten wird hingewiesen.

Schlüsselwörter: Kosten/Nutzenanalysen, direkte und indirekte Kosten der Schizophrenie.

Summary

Costs, benefit and quality of treatment in schizophrenia. The financial resources available to the health care services have become increasingly restricted in the last several years – in Germany they were even frozen to a fixed budget. In such a situation the insurance companies rely increasingly on cost/benefit analyses in making decisions as to which of several competing therapeutic procedures to finance. Since most psychiatrists are unfamiliar with these new efficiency criteria, the most important procedures in cost/benefit calculation are presented here and discussed in detail for the case of interest to us, the treatment of schizophrenia. The close connection between costs, benefits and quality of the treatment and the quality of life of the patients is pointed out.

Keywords: Cost-benefit-analysis, direct and indirect costs of schizophrenia.

Die im Titel dieser Arbeit aufgeführten Begriffe haben bis vor kurzem weder in der psychiatrischen Forschung noch in der Praxis eine besondere Rolle gespielt. Es wäre sogar von vielen als ethisch problematisch angesehen worden, wenn ein Psychiater sich bei seinen therapeutischen Entscheidungen auch von deren Kosten hätte beeinflußen lassen, und die Frage nach der Qualität der psychiatrischen Behandlung wurde, wenn überhaupt, nur von „Antipsychiatern" gestellt. Seitdem aber die Krankenkassen sparsamer und die Patienten selbstbewußter geworden sind, werden auch Psychiater immer häufiger mit der Frage nach dem Kosten/Nutzenverhältnis ihrer „Dienstleistung" konfrontiert. In der BRD haben sich diese veränderten Rahmenbedingungen inzwischen sogar in entsprechenden Gesetzen niedergeschlagen, die den Ärzten ein fixes Jahresbudget und systematische Qualitätskontrollen („Qualitätssicherung") vorschreiben.

Auf diese Entwicklung sind aber weder die Wissenschaftler noch die praktizierenden Ärzte im deutschsprachigen Raum ausreichend vorbereitet. In kaum einem medizinischen Fach gibt es hier Kosten/Nutzen Analysen der verschiedenen Therapieverfahren und kaum jemand hat empirische Daten zur Qualität der Routineversorgung. Die Einführung dieser marktwirtschaftlichen Kriterien trifft die traditionell eher geisteswissenschaftlich orientierte Psychiatrie und Psychotherapie besonders unvorbereitet, während somatische Fächer wie die Chirurgie oder die Perinatologie mit vergleichender Qualitätssicherung und Kosten/Nutzenanalysen wenigstens schon etwas Erfahrung sammeln konnten (Pietsch-Breitfeld und Selbmann 1992).

Die Budgetbegrenzung und die oben beschriebenen gesetzlichen Rahmenbedingungen zwingen aber nun auch die Psychiater,

sich mit diesen neuen Themen zu beschäftigen. Da die meisten
hierauf nur unzureichend vorbereitet sind, sollen in der folgenden
Übersicht die wichtigsten Fachbegriffe zur Kosten/Nutzendiskus-
sion und zur Qualitätssicherung definiert und am Beispiel der
Schizophreniebehandlung erläutert werden (teilweise in Anlehnung an Kissling 1993a). Wegen des Mangels an empirischen
Studien kann dabei allerdings noch keine definitive Kosten/Nutzen-
rechnung oder eine abschließende Qualitätsbeurteilung der Psychosenbehandlung herauskommen. Es kann lediglich aufgezeigt werden, nach welchem Schema solche Analysen durchgeführt werden,
welche methodischen Probleme dabei auftreten und was für Konsequenzen eine derartige Betrachtungsweise für die Psychiatrie haben
kann.

Kosten

Die *direkten Behandlungskosten* sind in der Regel einfach festzustellen: Man addiert die im Rahmen einer Therapie anfallenden,
vom jeweiligen Kostenträger erstatteten, ambulanten oder stationären Behandlungskosten, in denen u.a. die Entlohnung des medizinischen Personals, die Kosten für Medikamente und andere
Behandlungsmaßnahmen enthalten sind. Dazu müssen dann noch
die Investitions- und Verwaltungskosten addiert werden.

Zusätzlich können *indirekte Behandlungskosten* anfallen, z.B.
wenn im Rahmen von Nebenwirkungen einer Behandlung Kosten
verursacht werden (z.B. die Kosten einer Schenkelhalsfraktur nach
Sturz unter einem blutdrucksenkenden Neuroleptikum). Indirekte
Behandlungskosten können auch dann entstehen, wenn unter einer
Therapiemaßnahme die Arbeitsfähigkeit zusätzlich leidet und entsprechende Ausfallszeiten entstehen.

Wenn man die direkten und indirekten Kosten einer Behandlung
dann addiert, kommt man auf die *Gesamtbehandlungskosten* einer
Erkrankung. Rice et al. (1990) beziffern die Gesamtbehandlungskosten für alle psychiatrischen Erkrankungen (ohne Suchterkrankungen) in den USA auf jährlich 68 Milliarden (!) DM.

Als *indirekte Krankheitskosten* bezeichnet man die Geldsumme,

die einer Gesellschaft infolge der Erkrankung (z.B. wegen Arbeitsunfähigkeit etc.) verlorengeht. 1985 entstanden in den USA ca. 100
Milliarden DM an derartigen indirekten Kosten (Rice et al. 1990) im
Zusammenhang mit psychiatrische Erkrankungen (ohne Suchterkrankungen).

Um die *Gesamtkosten einer Krankheit für die Gesellschaft*
abschätzen zu können, müssen also die Behandlungskosten und die
indirekten Krankheitskosten zusammengezählt werden. McGuire
(1991) kommt für 1988 in den USA hierbei auf jährliche Gesamtkosten psychiatrischer Erkrankungen von 206 Milliarden DM.

Nutzen

Als *direkten Nutzen* einer medizinischen Behandlung bezeichnet
man z.b. die durch sie bewirkte Symptombesserung, die Senkung
der Mortalitätsrate oder – bei prophylaktischen Behandlungen – die
Reduktion der Rückfallrate.

Der *indirekte Nutzen* einer Therapie wird danach bemessen,
inwieweit sie zur Einsparung direkter und indirekter Kosten beiträgt
(Maynard 1993), z.b. dadurch, daß sie die stationäre Behandlungs-
zeit oder die Zeit der Arbeitsunfähigkeit im Vergleich zur Nichtbe-
handlung verkürzt. McCreadie (1987) schätzt z.B. den indirekten
Nutzen der Lithiumprophylaxe in den USA auf jährlich ca. 650
Millionen DM. Neben diesen klassischen, in% oder Geldbeträgen
quantifizierbaren Meßgrößen spielt in letzter Zeit der praxisrele-
vantere, allerdings auch schwieriger meßbare Nutzenparameter
„Lebensqualität" eine zunehmend wichtigere Rolle (s.u.).

Kosten/Nutzenanalysen

Für Finanzierungsentscheidungen im Rahmen der eingangs beschriebenen ökonomischen Rahmenbedingungen ist die isolierte
Betrachtung von Kosten oder Nutzen wenig hilfreich. So ist ein
reiner Kostenvergleich zwischen zwei Therapien, wie er in den
ersten Monaten nach Inkrafttreten des Gesundheitsstrukturgesetzes
in der BRD praktiziert wurde, selbstverständlich nur unter der (fast

nie gegebenen) Vorraussetzung sinnvoll, daß beide Behandlungen den gleichen Nutzen bzw. dieselbe Wirkung haben. Denn wenn man nur die Kosten im Auge hat, müsste das ja zwangsläufig dazu führen, daß man den Behandlungsverzicht als die kostengünstigste Lösung bevorzugt. Genauso wenig hilfreich ist die isolierte Betrachtung des Nutzens einer Therapie: Wenn man die Kosten dabei nicht mitberücksichtigt, könnte man im Extremfall das gesamte Bruttosozialprodukt für eine einzige Behandlungsform ausgeben und hätte dann für andere Behandlungen kein Geld mehr übrig.

Wenn ein Kostenträger also wegen begrenzter Finanzmittel nicht mehr alle Therapiemaßnahmen finanzieren kann, wird er die einzelnen Behandlungen daraufhin untersuchen, in welchem Verhältnis jeweils die Kosten zu dem erreichten Nutzen stehen und wird seine Finanzierungsentscheidungen dann u. a. an Hand derartiger Kosten/Nutzenanalysen treffen.

Bei der klassischen Kosten/Nutzenanalyse (*cost-benefit analysis*) wird dabei der Geldwert der direkten und indirekten Kosten dem Geldwert des direkten und indirekten Nutzens gegenübergestellt. Ein methodisches Problem dabei ist allerdings, daß sich manche Kosten (z.B. die von Nebenwirkungen) und mancher Nutzen (was ist der Geldwert eines gewonnenen Lebensjahres?) kaum in DM Beträgen quantifizieren lassen.

Einfacher ist es, wenn man beim Vergleich zweier Therapieformen eine gemeinsame Nutzeneinheit (z.B. 1 Jahr Lebensverlängerung) wählt und dann berechnet, was es bei Anwendung der jeweiligen Therapie kostet, diesen Nutzen zu erreichen (*cost-effectiveness analysis*). Hierbei gibt es allerdings gelegentlich das methodische Problem, daß bei verschiedenen Therapien oft auch der Nutzen verschieden ist und deshalb keine gemeinsame Nutzeneinheit definiert werden kann (so kann z.B. eine Therapie das Leben verlängern, während die Alternativbehandlung sich positiver auf die Lebensqualität auswirkt).

Quantität *und* Qualität des erreichten Nutzens sollen bei der sog. *cost-utility analysis* berücksichtigt werden. Die Lebensqualität und die erreichte Lebensverlängerung gehen hierbei in ein gemeinsames Maß, die sog. qualitätskorrigierten Lebensjahre (quality adjusted life years, QALYs) ein. Hiermit können dann auch Therapien aus verschiedenen medizinischen Bereichen miteinander verglichen werden. Ein Kostenträger kann dann z.b. analysieren, was es mit verschiedenen Therapien in verschiedenen medizinischen Bereichen jeweils kostet, ein zusätzliches Lebensjahr in guter Lebensqualität „einzukaufen". Wie nicht anders zu erwarten, gibt es allerdings auch hierbei methodische Probleme. So ist es schwierig festzulegen, was eigentlich unter einer guten Lebensqualität im einzelnen zu verstehen ist bzw. wer diese beurteilen soll.

Trotz dieser methodischen Probleme gibt es inzwischen Versuche, Kosten/Nutzenanalysen auch für einzelne psychiatrische Behandlungen durchzuführen. Zu welchen Ergebnissen dies führen kann, soll im folgenden am Beispiel der Schizophreniebehandlung dargestellt werden.

Kosten und Nutzen der Schizophreniebehandlung

Die Schizophrenie ist wahrscheinlich die „teuerste" psychiatrische Krankheit (Andreasen 1991). Sie bricht in der Regel früh aus, hat eine hohe Rezidiv- und Chronifizierungsneigung und führt wegen der oft langen und deshalb teueren stationären Behandlung und wegen der krankheitsbedingten langen Arbeitsunfähigkeitszeiten zu hohen Gesamtkosten. Exakte Zahlen über die Gesamtkosten der Schizophrenie stehen im Moment für den deutschsprachigen Raum nicht zur Verfügung. Pietzker versuchte 1987 entsprechende Zahlen aus den Vereinigten Staaten auf hiesige Verhältnisse umzurechnen und kam auf Gesamtkosten von ca. 10 Milliarden DM pro Jahr in der (damals noch kleineren) BRD. Entsprechende Schätzungen für Grossbritannien gehen von ca. 6–7 Milliarden jährlich aus (Office of Health Economics 1987). Der größere Teil hiervon entfällt auf indirekte Kosten (z.B. durch Arbeitsunfähigkeit), danach kommen die stationären Behandlungskosten und am kostengünstigsten ist meist die ambulante Behandlung. Diese Kostenverteilung zeigt, daß es ökonomisch unsinnig ist, sich bei Sparmaßnahmen zu sehr auf die direkten Behandlungskosten zu konzentrieren. Ökonomisch sinnvoll ist nur eine Sparpolitik, die die Gesamtkosten einer Krankheit für die Gesellschaft senkt und nicht die Kosten von einem Bereich (z.B. den Krankenkassen) in einen andern (z.B. die Arbeitslosen- oder Rentenversicherung) verschiebt.

Gesamtwirtschaftlich am ökonomischsten – und auch professionell am befriedigendsten – ist eine konsequente ambulante Rezidivprophylaxe, die zu einer Senkung der Rezidivrate führt und damit hohe direkte (stationäre Behandlung) und indirekte (Arbeitsunfähigkeit) Kosten vermeidet. Dies gilt besonders für eine Erkrankung mit chronischem Verlauf und hoher Rezidivrate wie die Schizophrenie. Hier hat sich eine konsequente neuroleptische Rückfallprophylaxe als der beste Weg erwiesen, den Betroffenen viel Leid und der Gesellschaft hohe Kosten zu ersparen. Daß Neuroleptika schizophrene Rückfälle wirksam verhüten können, ist mittlerweile eindeutig nachgewiesen worden (Davis 1980, Kissling 1991). Das Rückfallrisiko nicht prophylaktisch behandelter Schizophrener liegt danach im ersten Jahr bei ca. 75% und kann durch eine konsequente Behandlung mit (Depot-) Neuroleptika auf einen Wert um ca. 15% gesenkt werden (Kissling 1991). Eine überschlägige Kosten/Nutzenanalyse dieser prophylaktischen Behandlung erbringt für die BRD folgendes Ergebnis:

Kosten

Bei einer ambulanten rezidivprophylaktischen Behandlung fallen Arztkosten von ca. 600,– DM jährlich an, zusätzlich ca. 720,– DM für Neuroleptika (z.B. 2 ml Haloperidoldecanoat monatlich). Es entstehen also direkte ambulante Behandlungskosten in der Größenordnung von ca. 1320,– DM jährlich.

Nutzen

Wenn man (s.o.) von einer mindestens 50prozentigen Verum–Placebo-Differenz bezüglich der Rückfallrate pro Jahr ausgeht, kann man sagen, daß durch eine neuroleptische Rezidivprophylaxe bei jedem Patienten alle zwei Jahre ein Rückfall verhindert wird, der ohne Neuroleptika eintreten würde. Dieser vermeidbare Rückfall würde im Mittelwert stationäre Behandlungskosten von ca. 10.000,– DM verursachen (fünf Wochen bei einem Tagessatz von 300,– DM), zusätzlich Kosten für Arbeitsunfähigkeit von ca. 6.000,– DM (zwei Monate Arbeitsunfähigkeit pro Schub). Dies macht zusammen 16.000,– DM alle 2 Jahre oder 8.000,–DM jährlich. Ohne neuroleptische Prophylaxe entstehen also jährlich Mehrkosten von 8.000,– DM pro Patient oder umgekehrt: Der indirekte Nutzen der neuroleptischen Prophylaxe liegt bei mindestens 8.000,– DM pro Patient jährlich. Hinzu käme noch der Nutzen, der durch die Reduzierung der Rate an Suiziden und fremdagressiven Handlungen erzielt wird, die eingesparten Kosten der Angehörigen sowie auch die Tatsache, daß jeder Rückfall die Gesamtprognose verschlechtert und damit die Kosten weiter in die Höhe treibt. Entsprechend geringer ist der indirekte Nutzen bei den Patienten anzusetzen, deren Rezidiv ambulant behandelt werden kann bzw. die bereits berentet sind. Entsprechend höher wiederum bei besserverdienenden Patienten (im obigen Beispiel wurde ein niedriges Monatseinkommen von 3.000,– DM brutto angenommen). Die obige Nutzensberechnung ist deshalb lediglich eine Mittelwertsschätzung.

Kosten/Nutzenvergleich

In der Regel steht also den direkten ambulanten Prophylaxekosten von ca. 1320,– DM ein Nutzen in der Größenordnung von ca. 8.000,– DM jährlich pro Patient gegenüber. *D.h. durch die neuroleptische Rezidivprophylaxe werden pro Jahr und Patient ca. sechstausend DM eingespart. Das Verhältnis von Kosten und Nutzen ist damit bei der neuroleptischen Rezidivprophylaxe ca. 1 : 6.*
Wenn nun diese hochwirksame und kostengünstige prophylaktische Behandlung nur bei der Hälfte der dafür geeigneten Patienten tatsächlich durchgeführt wird (Kissling 1992, 1994a), so ist dies nicht nur aus professioneller Sicht und aus Sicht der betroffen Patienten sehr unbefriedigend, sondern es führt auch zu unnötig hohen Kosten. Die auf diesem Gebiet derzeit noch bestehenden Qualitäts- und Compliancemängel (Kissling 1994a, b) sollten des-

halb auch aus Kostengründen rasch behoben werden. In einer
eigenen Studie konnten wir z.b. zeigen, daß die Prophylaxe-Compliance mit dem relativ geringe Aufwand von 8 psychoedukativen
Gruppensitzungen so verbessert werden kann, daß nur halb so viel
stationär behandlungsbedürftige Rezidive auftreten wie in einer
Kontrollgruppe (Bäuml et al. 1993). Und diese Senkung der Wiederaufnahmerate führt natürlich auch zu enormen Kostensenkungen: So konnten durch derartige complianceverbessernde psychoedukative Maßnahmen an unserer Universitätsklinik jährlich ca. 600.000,– DM netto an direkten Behandlungskosten eingespart werden (Kissling und Bäuml 1993b), an der Universität Oslo
jährlich 580.000,– DM (Rund et al. 1994) und an der Rheinischen
Landesklinik in Bonn ergab sich ein Sparpotential von 1,2 Millionen DM und die Möglichkeit zum Abbau von 20 Betten (Lindgens
1993). Dieses Beispiel zeigt, wie „rentabel" psychosoziale Maßnahmen sein können.

Auch die *neuroleptische Akutbehandlung* der Schizophrenie hat
einen Nutzen, der ihre Kosten um ein Vielfaches übersteigt. Er
entsteht u.a. dadurch, daß neuroleptisch behandelte Patienten weniger lang stationär behandelt werden und oft auch früher wieder
arbeiten können als unbehandelte Schizophrene. Obwohl prospektive Kosten/Nutzenvergleiche zwischen Behandelten und Nichtbehandelten aus ethischen Gründen nicht durchgeführt wurden, läßt
sich abschätzen, daß bei der Akutbehandlung schizophrener Psychosen das Verhältnis von Kosten und Nutzen mindestens 1 : 10
beträgt. Angesichts dieses günstigen Kosten/Nutzenverhältnisses
kann sich auch der Einsatz von teureren Neuroleptika wie Clozapin (5.000,– DM Jahresbehandlungskosten in Großbritannien) oder
Risperidone noch „rentieren", wenn sie Vorteile bezüglich Compliance oder Wirksamkeit (z.B. bei Therapieresistenz) haben (Davies und Drummond 1993).

Noch gar nicht einbezogen in diese Kosten/Nutzenberechnungen sind die materiellen Kosten, die den Angehörigen durch die
Erkrankung ihres Familienmitglieds entstehen. Allein die von
den Angehörigen jährlich aufgewandten Kosten werden auf ca.
18.000,– DM pro Patient geschätzt (McGuire 1991). Diese Kosten

sind vor allen Dingen im Rahmen der in den letzten Jahren betrie-
benen Deinstitutionalisierung rapide gestiegen, da nicht wenige der
eigentlich stationär behandlungsbedürftigen Patienten jetzt wieder
bei ihren Angehörigen leben. McGuire (1991) weist zu Recht
darauf hin, daß „die Steuerzahler den betroffenen Familien eigentlich sehr dankbar sein müßten, daß diese Kosten übernähmen, die
sonst von der Gesellschaft getragen werden müßten".

Die Qualität der psychiatrischen Behandlung

Ein entscheidender Faktor bei allen Kosten/Nutzenanalysen ist die
Qualität der Behandlung. Höhere Behandlungsqualität führt in der
Regel auch zu höherem Nutzen und wenn dies der Fall ist, dann darf
die Behandlung auch etwas mehr kosten (muß es aber durchaus
nicht immer!). Wie bei anderen Dienstleistungen auch sollte es den
Psychiater als Dienstleistungsanbieter also nicht wundern, wenn
der Kunde, d.h. der Kostenträger oder der Patient, sich für das Preis/
Leistungsverhältnis interessiert und etwas über die Qualität der
angebotenen Leistungen wissen will, für die er jährlich mehrere
Milliarden DM ausgibt. Hierin wird er auch vom Gesetzgeber
unterstützt, der eine systematische und vergleichende Qualitätsprü-
fung seit 1989 allen Ärzten und allen Krankenhäusern zwingend
vorschreibt (Kissling 1994b). Um für diese neuen Aufgaben zumindest terminologisch gerüstet zu sein, aber auch um die Kosten/
Nutzendebatte sinnvoll führen zu können, soll im folgenden das
Prinzip der medizinischen Qualitätssicherung und die wichtigsten
zugehörigen Fachbegriffe kurz dargestellt und an einigen Beispielen erläutert werden (Abb. 1). Eine ausführlichere Darstellung
findet sich z.B. bei Selbmann (1985) oder Kaltenbach (1991).
    Da die Gesamtqualität eines medizinischen Versorgungssy-
stems wegen ihrer Komplexität praktisch nie direkt gemessen werden kann, behilft man sich bei der Qualitätssicherung mit der
Dokumentation sogenannter *Qualitätsindikatoren.* Diese Qualitäts-
parameter (z.B. die Nebenwirkungsrate) werden routinemäßig und
kontinuierlich in einer Klinik oder Arztpraxis registriert („Istwert")

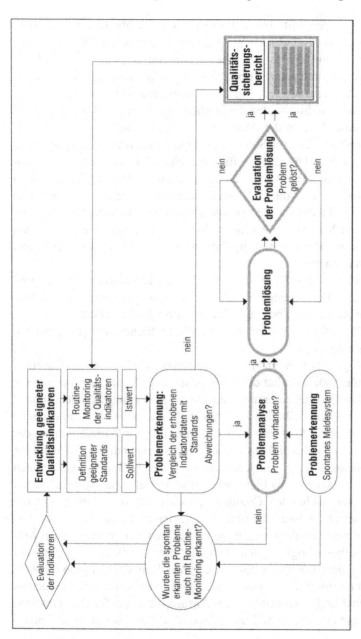

Abb. 1. Paradigma der Qualitätssicherung (Netzold 1992)

und mit den Mittelwerten anderer vergleichbarer Kliniken oder
Praxen oder mit objektiven Qualitätsstandards („Sollwert") verglichen. Wenn der Istwert wiederholt und relevant vom Sollwert
abweicht, untersucht die betreffende Klinik, woran das liegen könnte („Problemanalyse") und versucht, eventuell identifizierte Probleme zu lösen. So könnten die Qualitätsindikatoren z.b. anzeigen, daß
auf einer Station die Akathisierate regelmäßig über der von ver-
gleichbaren anderen Stationen liegt und die Problemanalyse könnte
als mögliche Ursache hierfür unterschiedliche Dosierungsgewohn-
heiten aufdecken. Um reliable und qualitätsrelevante Ergebnisse zu
erhalten, sollten die Qualitätsindikatoren gut messbar, objektiv und
valide sein und Qualitätsprobleme mit einer ausreichenden Spezifi-
tät und Sensitivität erkennen. Man unterscheidet dabei zwischen
Struktur-, Prozeß- und Ergebnisindikatoren (Pietsch-Breitfeld und
Selbmann 1992):

Struktur-Indikatoren beschreiben die Ressourcen eines medizinischen Versorgungsbereiches, z.B. seine personelle und technische Ausstattung oder die Qualifikation der Mitarbeiter.

Prozeß-Indikatoren erfassen alle ärztlichen und pflegerischen
Maßnahmen.

Ergebnis-Indikatoren beschreiben das am Zustand des Patienten
abzulesende Resultat der medizinischen Behandlung („outcome").

Die Qualität einer medizinischen Versorgung wird dann anhand
dieser Qualitätsindikatoren beurteilt und je nach verwendetem
Indikator als Aussage zur *Strukturqualität*, zur *Prozeßqualität* oder
zur *Ergebnisqualität* formuliert. Selbstverständlich läßt sich eine
Qualitätssicherung auch auf andere Weise (z.B. durch Chefvisiten
etc.) erreichen. Das hier vorgestellte Modell einer systematischen
und vergleichenden Qualitätssicherung hat sich aber in anderen
Fächern (Kissling 1994b) als effizienter erwiesen, wohl auch deshalb, weil hier die Qualitätsverbesserung von den betroffenen Ärzten selbst in sogenannten Qualitätszirkeln in die Hand genommen
und nicht von außen aufoktroyiert wird. Über die hier grob skizzierten Prinzipien hinaus gibt es noch eine ganze Reihe weiterer methodischer und organisatorischer Vorraussetzungen für eine praktika-
ble und effiziente Qualitätssicherung, auf die hier nicht im Einzel-

nen eingegangen werden kann (Selbmann 1985, Kaltenbach 1991).
Erste empirische Untersuchungen zeigen, daß die Prozeßqualität in
einigen psychiatrischen Behandlungsbereichen (Rezidivprophylaxe endogener Psychosen, Akutbehandlung therapieresistente Patienten) sehr heterogen und z.t. noch verbesserungsbedürftig ist
(Kissling 1994a, b). Derartige Qualitätsmängel (Unterlassung einer
indizierten Prophylaxe, Überdosierung etc.) führen dann in der
Regel wieder zu höheren direkten und indirekten Kosten – z.B.
durch die stationären Behandlungskosten eines eigentlich vermeid-
baren Rezidivs.

Eine zentrale Rolle bei der Bewertung der Ergebnisqualität
sollte eigentlich auch die Frage spielen, welche Auswirkungen eine
Behandlung auf die *Lebensqualität* der Patienten hat. Denn das
oberste Ziel einer Behandlung kann ja nicht (nur) die Verbesserung
von objektiven Ergebnisparametern (z.B. von Rezidivraten) sein,
sondern letztlich immer nur die Erhaltung oder Verbesserung der
Lebensqualität der Behandelten. Obwohl objektive und subjektive
Parameter in der Regel miteinander korrelieren, wurde dieser
subjektive Qualitäts- oder Nutzenparameter Lebensqualität in der
Vergangenheit vielleicht nicht immer ausreichend berücksichtigt.
So fordert Awad (1992) zu Recht die obligatorische Einbeziehung
der Lebensqualität als Beurteilungskriterium bei der Zulassung
neuer Medikamente. Daß dieser eigentlich naheliegende Nutzenparameter erst seit kurzem und erst unter dem Druck der Laienöf-
fentlichkeit etwas mehr berücksichtigt wird, hat allerdings auch
methodische Gründe. So ist es gar nicht so einfach, globale Meßgrößen wie „Lebensqualität" zu operationalisieren und reliabel zu
messen. Selbst einem Gesunden dürfte es schwerfallen, seine Lebensqualität (LQ) zu quantifizieren oder mit der anderer Probanden
zu vergleichen. Denn zu welchem „LQ-Gesamtscore" addieren sich
eigentlich 2 glückliche, 4 deprimierende und 46 langweilige Wochen eines Lebensjahres und wie vergleicht man diese Gesamtsco-
res zwischen verschiedenen Individuen oder gar Untersuchungs-
gruppen? Und wer soll die Lebensqualität eigentlich beurteilen: der
Patient, seine Angehörigen oder sein Arzt? All diese methodischen
Schwierigkeiten sind nicht einfach zu lösen und man landet sehr

rasch bei schwer operationalisierbaren Konstrukten wie „Glück",
„Zufriedenheit" oder Ähnlichem.

Trotz dieser z.t. noch fortbestehenden methodischen Probleme
ist das Konstrukt Lebensqualität inzwischen aus der Kosten/Nut-
zendiskussion nicht mehr wegzudenken, es ist sogar fast zum
wichtigsten globalen Nutzenparameter überhaupt geworden. Während es zum einen zu begrüßen ist, daß damit qualitative Aspekte in
diese Debatte eingeführt werden, so macht seine Verwendung auch
auf einen Schlag die ethische Problematik klar, die entsteht, wenn
entschieden werden muß, wie begrenzte Mittel im Gesundheitswesen verteilt werden. So z.B. wenn in Großbritannien die Dialyse
von Patienten ab dem 56. Lebensjahr mit dem Hinweis darauf
abgelehnt wird, daß mit dem gleichen Geldbetrag in anderen Bereichen mehr Lebensqualität eingekauft werden könnte. Obwohl diese
Argumentation fatal an die Diskussion um „lebensunwertes" Leben
erinnert, ist sie angesichts begrenzter Ressourcen nicht a priori
unethisch, höchstens schockierend ehrlich. Vermeiden könnte man
dieses ethische Dilemma nur, wenn der politische Wille und die
finanziellen Möglichkeiten es erlauben würden, jede therapeutisch
sinnvolle Maßnahme auch zu finanzieren. Dies wird wohl in abseh-
barer Zeit in kaum einem Land der Fall sein. Hier wird ein Alloka-
tionskonflikt sichtbar, bei dem die Kostenträger folgendermaßen
argumentieren: Wenn in einem System nicht mehr alles therapeutisch Sinnvolle finanziert werden kann, dann muß zwangsläufig
entschieden werden, wofür die begrenzten Mittel ausgegeben werden und wofür nicht. Und wenn die Kostenträger ihre begrenzten
Mittel dann so ausgeben, daß sie ein Maximum an Nutzen oder
Lebensqualität für die Gesamtheit der Versicherten dafür bekommen, werden diese es ihnen kaum vorwerfen können. Zu fordern ist
allerdings, daß die Verteilung der begrenzten Mittel so gerecht und
so transparent wie möglich erfolgt.

Da bei diesem Verteilungskonflikt Kosten/Nutzenrechnungen
eine zunehmend wichtigere Rolle spielen werden, tut jedes Fachge-
biet gut daran, die eigenen Leistungen auch unter diesem Aspekt zu
untersuchen und sich Fachkompetenz auf diesem neuen Gebiet zu
erwerben. Die vorliegende Übersicht sollte diesem Ziel dienen und

auch Psychiater dazu ermutigen, sich mit Kosten/Nutzenfragen auseinanderzusetzen. Denn ohne eigene Kenntnisse auf diesem Gebiet und ohne empirische Daten über das Kosten/Nutzenverhältnis psychiatrischer Behandlungsverfahren wird es sehr schwierig werden, in den anstehenden Verteilungskämpfen die Interessen psychiatrischer Patienten durchzusetzen.

Literatur

1. Andreasen NC (1991) Assessment issues and the cost of schizophrenia. Schizophr Bull 17: 475–481
2. Awad AG (1992) Quality of life of schizophrenic patients on medications and implications for new drug trials. Hosp Commun Psychiatry 43 (3)
3. Bäuml J, Kissling W, Buttner P, Peuker J, Pitschel-Walz G, Schlag K (1993) Informationszentrierte Patienten- und Angehörigengruppen zur Complianceverbesserung bei schizophrenen Psychosen. In: Mundt Ch, Kich H, Fiedler P (Hrsg) Angehörigenarbeit und psychosoziale Intervention in der Psychiatrie. Roderer, Regensburg, S 109–118
4. Davies LM, Drummond MF (1993) Assesment of costs and benefits of drug therapy for treatment-resistant schizophrenia in the United Kingdom. Br J Psychiatry 162: 38–42
5. Davis JM (1980) Antipsychotic drugs. In: Kaplan HI, Freedman AM, Sadock BJ (eds) Comprehensive textbook of psychiatry, III. Williams and Wilkins, Baltimore
6. Kaltenbach T (1991) Qualitätsmanagement im Krankenhaus. Bibliomed, Melsungen
7. Kissling W (Hrsg) (1991) Guidelines for neuroleptic relapse prevention in schizophrenia. Springer, Berlin Heidelberg New York Tokyo
8. Kissling W (1992) Neuroleptische Rezidivprophylaxe – eine verpaßte Chance? In: Rifkin A, Osterheider M (Hrsg) Schizophrenie – aktuelle Trends und Behandlungsstrategien. Springer, Berlin Heidelberg New York Tokyo
9. Kissling W (1993a) Kosten und Nutzen der medikamentösen Psychosenbehandlung. ZNS Journal, Forum für Psychiatrie und Neurologie 6
10. Kissling W, Bäuml J (1993b) Die Vernachlässigung psychosozialer Projekte in der Routineversorgung und bei der Forschungsförderung muß beendet werden! In: Mundt Ch, Kick H, Fiedler P (Hrsg) Angehörigenarbeit und psychosoziale Intervention in der Psychiatrie: Methodische Grundlagen, Therapie, Rehabilitation. Roderer, Heidelberg

11. Kissling W (1994a) Compliance, quality assurance and standards for relapse prevention in schizophrenia. Acta Psychiatr Scand 89
12. Kissling W (1994b) Qualitätssicherung und Behandlungsstandards in der Psychiatrie. In: Peters UH, et al (Hrsg) 150 Jahre Psychiatrie. Martini, Köln (im Druck)
13. Lindgens M (1993) Ambulante Familienintervention zahlt sich aus. Fortschr Med 3 [Suppl 147]: 8–9
14. Maynard A (1993) Cost management: the economist's viewpoint. Br J Psychiatry 163: 7–13
15. McCreadie RG (1987) The economics of lithium therapy. In: Johnson FN (ed) Depression and mania – modern lithium therapy. IRL, Oxford Washington, pp 257–259
16. McGuire ThG (1991) Measuring the economic costs of schizophrenia. Schizophr Bull 17: 375–388
17. Netzold DW (1992) Qualitätssicherung im Krankenhaus – Ein Verfahren zur Entwicklung von Indikatoren der Versorgungsqualität am Beispiel der Allgemeinchirurgie. Dissertation, Tübingen
18. Office of Health Economics (1987) Compendium of health statistics. Office of Health Economics, London
19. Pietsch-Breitfeld B, Selbmann HK (1992) Qualitätssicherung am Beispiel der Perinatologie und Chirurgie. Z Orth 130: 352–356
20. Pietzcker A (1987) Neuroleptische Langzeit-Medikation in der ambulanten Behandlung schizophren Kranker. Promonta Schriften, Hamburg
21. Rice DP, Kelman S, Miller LS, et al (1990) The economic costs of alcohol and drug abuse and mental illness. NIMH, Rockville MD, DHHS Pub No (ADM) 90–1694
22. Rund BR, Moe L, Sollien T, Fjell A, Borchgrevink T, Hallert M, Naess PO (1994) The Psychosis Project: outcome and cost-effectiveness of a psychoeducational treatment programme for schizophrenic adolescents. Acta Psychiatr Scand 89: 211–218
23. Selbmann HK (1985) Verfahren und Methoden der Qualitätssicherung. In: Bundesärztekammer (Hrsg) Qualitätssicherung ärztlicher Berufsausübung. Referate und Diskussionen einer Informationsveranstaltung zur Qualitätssicherung, Köln, 1984

Anschrift des Verfassers: Dr. W. Kissling, Psychiatrische Klinik, Technische Universität, Ismaningerstraße 22, D-81675 München, Bundesrepublik Deutschland.

Schizophrenie: eine ökonomische Betrachtung

U. Meise[1], V. Günther[1], W. Rössler[2] und H. Hinterhuber[1]

[1] Universitätsklinik für Psychiatrie, Innsbruck, Österreich
[2] Zentralinstitut für Seelische Gesundheit, Mannheim, Bundesrepublik
Deutschland

Zusammenfassung

Neben den Suchterkrankungen gehört die Schizophrenie zu jenen psychiatrischen Erkrankungen, die nicht nur mit Folgen für die Betroffenen sowie deren Familien, sondern auch mit erheblichen quantifizierbaren Schäden für die Volkswirtschaft vergesellschaftet ist. Der indirekte, durch diese Krankheit verursachte Kostenanteil – das sind Verluste, die aufgrund von Morbidität und Mortalität entstehen, übersteigt deutlich die direkten Kosten. Durch Leid und verminderte Lebensqualität entstehen zusätzlich monetär schwer bewertbare, intangible Kosten.

Der ökonomische Stellenwert der Schizophrenie ergibt sich heute aus dem Zusammenwirken von krankheitsbedingten und institutionellen Defizitbereichen. Wie Untersuchungen weltweit zeigen, würde sich ein gemeindenahes sozialpsychiatrisches Versorgungssystem auch in einem faßbaren Nettonutzen auswirken.

Schlüsselwörter: Schizophrenie, Kosten, Volkswirtschaft, Gemeindepsychiatrie.

Summary

Schizophrenia – an economic perspective. Similarly to addictions, schizophrenia is a psychiatric illness which does not only have consequences for the affencted persons and their families, but also involves considerable public expenses.

The indirect costs which are due to morbidity and mortality clearly exceed the direct costs of this illness. Distress and a reduction in the quality of life produce additional costs which are difficult to quantify. The economic significance of schizophrenia is caused by a combination of medical and institutional deficits. As has been shown by a large number of studies worldwide, a system focusing on a more local type of social psychiatric care will cause a considerable net benefit as well.

Keywords: Schizophrenia, costs, economy, community psychiatry.

Ökonomische Überlegungen setzten sich im Gesundheitsbereich relativ zögernd durch, da vielfach die Ansicht überwiegt, daß die üblicherweise verwendeten ökonomischen Kriterien im Widerspruch zum humanitären und bedarfsdeckend ausgerichteten Auftrag der Medizin stünden. Aber wie in allen Bereichen des täglichen Lebens stehen wir auch im Gesundheitsbereich vor dem Problem, aus einer Vielzahl von alternativen Projekten und Maßnahmen auswählen zu müssen. Da die verfügbaren Mittel knapp sind, müssen diese so verteilt werden, daß jeweils „beste" Entscheidungen getroffen werden. Jede Allokationsentscheidung hat positive und negative Effekte; sie bewirkt einerseits die Befriedigung bestimmter Bedürfnisse, andererseits beinhaltet sie aber den Verzicht auf Gelegenheit und bürdet der Gesellschaft dadurch Opportunitätskosten auf. Aufgrund der Tatsache, daß westliche Länder bereits über 10% ihres Bruttosozialproduktes für Gesundheit und davon etwa ein Zehntel für psychische Erkrankungen ausgeben [29], muß auch für den Gesundheitsbereich die Forderung erhoben werden, daß, natürlich unter Berücksichtigung medizinischer, humanitärer und sozialer Aspekte, in diesem Bereich verstärkt ökonomische Kriterien in die Entscheidungsfindung miteinbezogen werden [13].

Kostenerfassung psychiatrischer Erkrankungen

Die Psychiatrie setzte sich schon frühzeitig auch mit der ökonomischen Dimension ihrer Erkrankungen auseinander. Rashi Fein [9] führte bereits 1958 anhand der direkten und indirekten Kosten eine volkswirtschaftliche Bewertung psychiatrischer Erkrankungen durch.

Unter **direkten Kosten** sind im Gesundheitsbereich jene zu verstehen, die aufgrund von Aufwendungen für Prävention, Behandlung und Rehabilitation erfaßt werden können. Unter **indirekten Kosten** werden jene verstanden, die nicht direkt in Geld abgegolten werden, sondern die sich aus Verlusten zusammensetzen, die durch Morbidität und Mortalität für die Volkswirtschaft entstehen. Es handelt sich dabei um den nach dem Humankapitalansatz bewerteten Verlust von Ressourcen aufgrund von Produktionsausfall und entgangenem Einkommen. Dieser Verlust wird entweder von Betroffenen, ihren Familien, von Unternehmen, Versicherungen oder der Allgemeinheit getragen.

Zusätzlich müssen auch die **intangiblen Kosten** berücksichtigt werden, für die es keine monetäre Bewertung gibt, da es sich um Wertbereiche handelt, die sich kostenmäßig nur schwer erfassen lassen. Dabei handelt es sich um Dimensionen wie Leid, Chancenverlust oder einer verminderten Lebensqualität; Belastungen, die besonders bei psychischen Erkrankungen auch von den Familien der Kranken getragen werden müssen. Der Sinn dieser Vorgangsweise liegt in einer dimensionsmäßigen Vereinheitlichung von in unterschiedlichen Wertmaßstäben gemessenen Kosten. So lassen sich Beträge addieren, verrechnen und vergleichen. Diese dienen als eine Grundlage für rationale Entscheidungsfindung über die Allokation von Ressourcen, damit die Zielvorstellungen von Entscheidungsträgern bestmöglich erreicht werden können.

Die so konzipierte Bewertung der Kosten psychischer Erkrankungen kann entweder auf Grundlage ihrer Prävalenz [9, 14, 35] oder ihrer Inzidenz [1] erfolgen.

Eine auf Prävalenz beruhende Kostenberechnung gliedert diese in einzelne Kostenarten auf. Sie ermöglicht die Identifikation von Bereichen, die rationalisiert, umverteilt oder in die investiert werden sollte, sowie die kostenmäßige Kontrolle von gesetzten Maßnahmen.

Tabelle 1 gibt unter Ausschluß von Suchterkrankungen eine solche Kostenberechnung psychiatrischer Erkrankungen für die USA wieder [35]. Die hohen indirekten Kosten mit einem über 50%igen Anteil an den Gesamtkosten sind ein Hinweis, daß ver-

Tabelle 1. Kosten psychiatrischer Erkrankungen USA 1985: (35)[1]

Kostenart	Kosten, gerundet, in Mill. US $	%	Verteilung
Unmittelbare Kosten			
Direkte	42530	41,0	100,0
Krankenhaus	21640	20,9	50,9
Niedergelassene Ärzte	2150	2,1	5,1
Andere spez. Dienste	3470	3,3	8,1
Heime	10580	10,2	24,9
Medikamente	1450	1,4	3,4
Unterstützung	3240	3,1	7,6
Indirekte	56660	54,6	100,0
Morbidität	47390	45,7	83,6
Pat. nicht in Institution	44090	42,5	77,8
Pat. in Institution	3310	3,2	5,8
Mortalität	9270	8,9	16,4
Mittelbare Kosten	4500	4,3	100,0
Direkte	1680	1,6	37,3
Verbrechen	1300	1,2	28,9
Administration, Wohlfahrt	380	0,4	8,4
Indirekte	2830	2,7	62,7
Gefängnis	330	0,3	7,2
Pflege durch Familie	2500	2,4	55,5
	103690	100,0	–

[1] Basis Prävalenz

schiedene Erkrankungen chronifizieren und zur Invalidität führen. Neu in dieser Kostenaufstellung ist die Bewertung des Pflegeaufwandes, der durch Familienangehörige geleistet wird. Kostenberechnungen, die sich auf die Inzidenz psychischer Erkrankungen beziehen, erfassen den mit Erkrankungsbeginn einsetzenden Kostenstrom; alle zukünftig anfallenden direkten und indirekten

Tabelle 2. Kostenschätzung der Schizophrenie[1] – Modellrechnungen

Szenarium	Ausmaß der Veränderung	Reduktion der Kosten[2]
Senken der Inzidenz	40%	47%
Verbesserung von Krankheitsverlauf	50% gut 25% mittel 25% schlecht	27%
Gemeindenahe Behandlung	direkte Kosten 43% (17)	8%

[1]Basis Inzidenz Quelle [1]; [2]direkte und indirekte Kosten

Kosten werden berechnet und diskontiert. Dieser Ansatz eignet sich für Modellberechnungen.

Tabelle 2 zeigt am Beispiel der Schizophrenie, wie drei angenommene Szenarien sich auf die Gesamtkosten auswirken würden [1]. Das Management der Schizophrenie unter sozialpsychiatrischen Behandlungsbedingungen wurde ausgehend von der Annahme, daß sich Inzidenz und Krankheitsverlauf nicht verändern, berechnet. Da die direkten Kosten gegenüber jenen einer stationären Krankenhausbehandlung um 57% geringer sind [17], würde, so sich die indirekten Kosten nicht verändern, der Nettonutzen gemeindepsychiatrischer Behandlung 8% betragen.

Kosten der Schizophrenie

Tabelle 3 zeigt einige Kostenschätzungen die Schizophrenie betreffend. In der schwedischen Berechnung [20] beträgt der Anteil psychischer Erkrankungen 16% an den Gesamtkosten, die durch alle Erkrankungen entstehen. 90% der direkten Kosten wurden dabei in der schwedischen Psychiatrie für stationäre Behandlung aufgewendet; davon entfielen auf die Schizophrenie ein Drittel. Eine australische Studie [16] verglich in einem auf der Inzidenz beruhenden Ansatz die Kosten der Schizophrenie mit jenen des Myocardinfarktes: Die Schizophrenie verursachte sechsmal höhere

Tabelle 3. Kosten der Schizophrenie

Schweden 1975 [20]	– Psychiatrie 16% Kosten für Gesundheit – direkte Kosten 41% (davon Psychosen 45%) – indirekte Kosten 59% (davon Psychosen 26%)
USA 1975 [14]	– Schizophrenie 2% des Bruttosozialprodukts
Australien [16]	Schizophrenie – 12mal seltener als Myokardinkarkt – Hälfte der Gesamtkosten von Myokardinfarkt – 29 US pro Kopf (1975) pro Jahr

Kosten. Diese wurden im wesentlichen durch den üblicherweise im frühen Erwachsenenalter einsetzenden Krankheitsbeginn sowie vom Krankheitsverlauf und dem Ausmaß der Invalidität [39] bestimmt. Der indirekte Kostenanteil übersteigt bei der Schizophrenie deutlich den direkten. Die intangiblen Kosten sind hoch zu bewerten: 40% der chronisch Erkrankten leben heute in der Familie. Diese trägt nicht nur die materielle Hauptlast für ihre Erkrankten, sondern pflegende Angehörige laufen selbst in Gefahr, in Isolation zu geraten oder gesundheitliche Probleme zu entwickeln [8]. Neben den Suchterkrankungen, im besonderen der Alkoholerkrankung [32], gehört die Schizophrenie zu jenen Erkrankungen im Kernbereich der Psychiatrie, die somit zu erheblichen persönlichen Folgen und zu Schäden der Volkswirtschaft führen; trotzdem werden schizophrene Patienten nach wie vor im Rahmen der Gesundheitsversorgung vernachlässigt [8, 30].

Gemeindenahe Behandlung Schizophrener: eine Kosten-Nutzen-Betrachtung

Besonders schizophren Erkrankte benötigen integrativ ausgerichtete gemeindenahe Versorgungsstrukturen [5]. Das Erkrankungsrisiko ist heute durch Primärprävention nicht beeinflußbar, obwohl die Inzidenz abzunehmen scheint [6]. Daher ist es wichtig, wirksame Faktoren der Behandlung sowie ihrer organisatorischen Rahmenbe-

dingungen zu identifizieren, die den Krankheitsverlauf, die Lebensqualität und die Ökonomie beeinflussen. So könnten man etwa im
Rahmen der heute vorhandenen pharmakologischen Behandlung
durch die Einführung verbindlicher Behandlungsstandards [26]
oder durch die Förderung der Compliance der Patienten [15] Verbesserungen erzielen. Ebenso könnten sich der Auf- und Ausbau
moderner gemeindenaher Versorgungsstrukturen günstig auswirken [3, 33]. Verschiedene sorgfältig durchgeführte Kosten-Nutzen-
bzw. Kosten-Wirksamkeits-Studien kommen einhellig zum
Schluß, daß die gemeindenahe Behandlung gegenüber der Behandlung im psychiatrischen Krankenhaus [10, 11,17, 19, 25, 28, 40]
kosteneffizienter ist. Ohne auf diese Studien im einzelnen näher
einzugehen, sollen anhand der Übersichtsarbeit von Goldberg [12]
die markantesten Ergebnisse und Überlegungen hervorgehoben
werden, Tabelle 4 faßt sie in Stichworten zusammen.

Übereinstimmend zeigt sich, daß die Behandlung von psychis
mit schwerer Symptomausprägung bzw. -behinderung im gemeindenahen Betreuungssetting bei zumindest vergleichbarem Krankheitsverlauf geringere direkte Kosten verursacht als die herkömmliche Behandlung im Großkrankenhaus. Dies trifft jedoch nicht auf
alle Patienten zu; in der Mannheimer Studie [17] verursachten etwa
5% der Patienten im ambulanten Setting höhere Kosten als unter
stationären Behandlungsbedingungen. Trotz Hinweisen, daß diese
alternative Behandlung sich auf den Krankheitsverlauf günstig
auswirke und somit auch die indirekten Kosten sinken [24, 40],
können diese Ergebnisse zur Zeit weder generalisiert noch auf alle

Tabelle 4. Gemeindepsychiatrie versus psychiatrisches Krankenhaus:
ökonomische Bewertung

– Generell bessere Kostenwirksamkeit
– In bezug auf Krankheitsverlauf zumindest gleich wirksam
– Nettonutzen bei teurem Behandlungselement größer
– Hospitalisierungsrate verringert
– Notwendige Langzeitaufnahme im Wohnheim kostengünstiger
– Vorteile im intagiblen Kostenbereich

Patienten übertragen werden. Nach wie vor benötigen schizophren
Erkrankte die stationäre Behandlungsmöglichkeit im Krankenhaus;
meist lediglich in Form einer Krisenintervention. Stationäre Behandlungen sollten am besten in psychiatrischen Abteilungen an
Allgemeinkrankenhäusern zur Verfügung stehen. Die gemeindenahe Behandlung führt insgesamt zu einer deutlichen Abnahme der im
Krankenhaus verbrachten Tage; diese Patienten weisen im Vergleich zu jenen, die im psychiatrischen Krankenhaus versorgt werden, unter anderem bessere soziale Fertigkeiten auf und sind häufiger berufstätig [11, 25]. Obwohl einzelne Einrichtungen teurer sind,
führen sie paradoxerweise zu einem besseren Nettonutzen; die
billigere Behandlung ist nicht immer die bessere, da sie höhere
indirekte Kosten verursacht. So ist z.b. die Versorgung von chronisch Kranken in Langzeitwohnheimen zwar teurer als ihre Betreuung im psychiatrischen Krankenhaus; trotzdem schneidet diese
Betreuungsform aus ökonomischer Sicht besser ab und führt zusätzlich zu monetär nicht bewertbaren günstigen Effekten, wie einer
geringer ausgeprägten Negativsymptomatik, besseren sozialen Fertigkeiten und adäquaterer Tagesstrukturierung sowie zu einer größeren subjektiven Zufriedenheit der Erkrankten. Obwohl die Ergebnisse der vorliegenden Untersuchungen nicht auf alle Patienten
übertragbar sind, ermöglichen sie doch den Vergleich zwischen
bestehenden Alternativen und unterstützen die Forderung, daß in
unserem Land die psychiatrische Krankenversorgung einem Re-
formprozeß unterzogen werden muß.

Schlußbetrachtungen

Die Schizophrenie ist nicht nur für die Betroffenen und ihre Familien eine der einschneidensten, sondern auch für die Gesellschaft
eine der kostspieligsten Erkrankungen. Innerhalb der Bevölkerung
beträgt das Lebenszeitrisiko, zumindestens einmal an Schizophrenie zu erkranken, 0,8–1%. Weltweit wird die jährliche Inzidenz in
der Altersgruppe zwischen 15- und 54jährigen mit 2–4 Erkrankten/
10.000 Einwohner angegeben [38]. Diese Rate ist, gemessen an der
Gesamtprävalenz bzw. inzidenz psychiatrischer Erkrankungen, ge-

ring [7, 21]; trotzdem ist die Schizophrenie eine der wichtigsten Erkrankungen innerhalb der Psychiatrie. Die Kosten für ihre Behandlung sind, z.B. im Vergleich zu anderen psychischen Erkrankungen, doppelt so hoch [4]. Schizophrene beanspruchen auch in einem gut ausgebauten psychiatrischen Versorgungssystem etwa ein Drittel der verfügbaren Betten in psychiatrischen Krankenhausabteilungen [1].

Ihr heutiger Stellenwert ergibt sich auch durch das Zusammenwirken von krankheitsbedingten und institutionellen Faktoren [36] Stellt man eine patientenorientierte Defizitanalyse an, so zeigt sich die sozialmedizinische Bedeutung dieser Erkrankung:

- durch ihren üblicherweise im Erwachsenenalter einsetzenden Krankheitsbeginn sowie
- ihrer Neigung zu chronifizieren, was in der Folge zu sozialen und/oder beruflichen Behinderungen führt [39].

Berücksichtigt man die nach wie vor bestehenden institutionellen Mängel, so zeigt sich, daß

- die psychiatrische Krankenversorgung immer noch von der allgemeinmedizinischen und -sozialen Grundversorgung abgekoppelt ist; eine gemeindenahe, bedarfs- und bedürfnisorientierte Versorgung [3] wurde bislang in Österreich nur ansatzweise verwirklicht [2, 33, 34].
- an Schizophrenie Erkrankte eine Patientengruppe darstellen, die unterversorgt und gegenüber somatisch Kranken in ihren Chancen, die notwendige integrative Behandlung und Rehabilitation zu erhalten, schlechter gestellt ist [30].
- unter Fachleuten häufig in bezug auf Behandlungsstrategien, wie etwa der neuroleptischen Langzeittherapie, ein mangelhafter Konsens besteht [27, 31].

In ihrem Zusammenwirken führen heute diese zwei Defizitbereiche dazu, daß

- die quantifizierbaren Kosten hoch sind; Fein [9] bezeichnet die Schizophrenie als die teuerste Erkrankung;

- beträchtliche monetär nicht bewertbare intangible Kosten, wie eine verminderte Lebensqualität, für Betroffene und ihre Familien erwachsen;
- die Gesellschaft einen Verlust ethischer Grundwerte hinnehmen muß, da sie es nach wie vor verabsäumt, ihren Erkrankten jene wirksamen Hilfen zuteil werden zu lassen, die heute im Rahmen der Schizophreniebehandlung zur Verfügung stünden [23].

Inzwischen liegen weltweit auch aus ökonomischer Sicht Ergebnisse über den Nutzen einer modernen sozialen Psychiatrie vor. Trotzdem werden sozialpsychiatrische Versorgungskonzeptionen nur zögernd umgesetzt! Die Reform der Psychiatrie wird häufig auch durch sich selbst behindert, da manche ihrer Vertreter nach wie vor einseitig die stationäre Behandlung fördern [1]. Gemeindepsychiatrische Methoden laufen so Gefahr, als zweitbeste Lösung angesehen zu werden, ungeachtet ihrer Vorteile, die zumindest in bezug auf Lebensqualität und die Ökonomie gesichert scheinen.

Literatur

1. Andrews G (1991) The cost of schizophrenia revisited. Schizophr Bull 17: 389–394
2. Bacher R, Boissl K W, Geretsegger C, Marksteiner A, Minauf M, Meise U, Platz Th, Rudas S, Schöny W, Walter H, et al (1991) Berichte aus den Bundesländern über die Versorgung von psychisch Kranken und Behinderten. Ein Ist-Zustand. In: Meise U, Hafner F, Hinterhuber H (Hrsg) Die Versorgung psychisch Kranker in Österreich. Eine Standortbestimmung. Springer, Wien New York, S 35–139
3. Bundesministerium für Gesundheit, Sport und Konsumentenschutz (1992) Empfehlungen für die zukünftige psychiatrische Versorgung der Bevölkerung Österreichs. Mitteilungen der Österr. Sanitätsverwaltung, Jg 93, Heft 9
4. Burns T, Raftery J (1991) Cost of schizophrenia in a randomized trial of home-based treatment. Schizophr Bull 17: 407–410
5. Ciompi L, Dauwalder HP (1992) Nutzen- und Kostenevaluation in der Sozial- und Gemeindepsychiatrie: aktuelle in- und ausländische Untersuchungsergebnisse. Vortrag anläßlich der Tagung „Soziale Psychiatrie – Was darf sie kosten?", 3. Juni 1992, Bern

6. Der G, Gupta S, Murray RM (1990) Is schizophrenia disappearing? Lancet i: 513–516
7. Dilling H, Weyerer S, Castell R (1984) Psychische Erkrankungen in der Bevölkerung. Enke, Stuttgart
8. Deutsche Bundesregierung, Bundesminister für Jugend, Familie, Frauen und Gesundheit (1988) Empfehlungen der Expertenkommission der Bundesregierung zur Reform der Versorgung im psychiatrischen und psychotherapeutisch/psychosomatischen Bereich auf der Grundlage des Modellprogramms Psychiatrie der Bundesregierung. Aktion Psychisch Kranke e.V., Bonn
9. Fein R (1958) Economics of mental health illness. Basic Books, New York
10. Fenton FR, Tessier L, Struening EL (1979) A comparative trial of home and hospital psychiatric care. Arch Gen Psychiatry 36: 1073–1979
11. Goldberg D, Jones R (1980) The costs and benefits of psychiatric care. In: Robins L, Clayton P, Wing J (eds) The social consequences of psychiatric illness. Brunner/Mazel, New York, pp 55–70
12. Goldberg D (1991) Cost-effectiveness studies in the treatment of schizophrenia: a review. Schizophr Bull 17: 453–459
13. Gäfgen G (1990) Die ökonomische Perspektive im Gesundheitswesen: Entstehung und Besonderheiten. In: Gäfgen G (Hrsg) Gesundheitsökonomie: Grundlagen und Anwendungen. Nomos, Baden Baden, S 12–14
14. Gunderson JG, Mosher LR (1975) The cost of schizophrenia. Am J Psychiatry 132: 901–906
15. Günther V, Meise U (1991) Compliance – ein komplexes Problem. Extracta Dermatologica 15: 8–15
16. Hall W, Goldstein G, Andrews G, Lapsley H, Bartels R, Silove D (1985) Estimating the economic costs of schizophrenia. Schizophr Bull 11: 598–611
17. Häfner H, an der Heiden W, Buchholz W, Bardens R, Klug J, Krumm B (1986) Organisation, Wirksamkeit und Wirtschaftlichkeit komplementärer Versorgung Schizophrener. Nervenarzt 57: 214–226
18. Haselbeck H (1987) Forum der Psychiatrie: Ambulante Dienste als Alternative zum psychiatrischen Krankenhaus? Enke, Stuttgart
19. Hess D, Ciompi L, Dauwalder HP (1986) Nutzen- und Kosten-Evaluation eines sozialpsychiatrischen Dienstes. Nervenarzt 57: 204–213
20. Hertzman P (1983) The economic costs of mental illness in Sweden 1975. Acta Psychiatr Scand 68: 359–367
21. Hinterhuber H (1982) Epidemiologie psychiatrischer Erkrankungen Eine Feldstudie. Enke, Stuttgart
22. Hinterhuber H, Schwitzer J (1984) 10-Jahreskatamnese am Krankengut einer Ambulanz. In: Kryspin-Exner K, Hinterhuber H, Schubert H

(Hrsg) Langzeittherapie psychiatrischer Erkrankungen. Schattauer, Stuttgart, S 193–198

23. Hinterhuber H, Meise U, Schwitzer J, Kurz M (1991) Langzeittherapie schizophrener Patienten als sekundäre Prävention. In: Frick B (Hrsg) Möglichkeiten und Grenzen der Vorbeugung in der Psychiatrie. Acta Psychiatrica Alpina 87–96

24. Hoult J, Rosen A, Reynolds I (1984) Community orientated treatment compared to psychiatric hospital orientated treatment. Soc Sci Med 18: 1005–1010

25. Jones R, Goldberg D, Hughes B (1980) A comparison of two different services treating schizophrenia: a cost-benefit approach. Psychol Med 10: 493–505

26. Kissling W (1991) Guidelines for neuroleptic relapse prevention in schizophrenia. Springer, Berlin Heidelberg New York Tokyo

27. Kissling W (1988) Consensus regarding indication for prophylactic neuroleptic treatment – necessary, but unattainable? In: Barnes TRE (ed) Depot neuroleptics: a consensus. Mediscript, London

28. Knapp M, Beecham J, Anderson J, Dayson D, Leff J, Margolius O, O'Driscoll C, Wills W (1990) The TAPS project. 3. Predicting the community costs of closing psychiatric hospitals. Br J Psychiatry 157: 661–670

29. McGuire TG (1991) Measuring the economic costs of schizophrenia. Schizophr Bull 17: 375–388

30. Meise U, Kurz M, Schett P, Günther V (1992) Zur Behandlungssituation psychisch Kranker: Auswertungsergebnisse administrativer Daten schizophrener Patienten. In: König P, Platz T, Schubert H (Hrsg) Rückfallprophylaxe schizophrener Erkankungen. Springer, Wien New York, S 68–97 (Aktuelle Probleme der Schizophrenie, Bd 3)

31. Meise U, Kurz M, Schett P, Fleischhacker WW (1992) Der Stellenwert der Antipsychotika in der Rezidivprophylaxe schizophrener Erkrankungen aus der Sicht österreichischer Nervenärzte. Neuropsychiatrie 5: 60–67

32. Meise U, Günther V (1993) Schädigen Alkoholabhängigkeit und -mißbrauch die Volkswirtschaft? In: Meise U, Haring C, Hinterhuber H (Hrsg) Alkohol: Die Sucht Nr. 1. VIP-Verlag, Innsbruck

33. Meise U, Hinterhuber H, Kurz M, Rössler W (1993) Bürgernahe Psychiatrie: Grundlagen einer Reform der psychiatrischen Versorgung in Tirol. VIP Verlag, Innsbruck

34. Pelikan JM (1991) Allgemein-psychiatrische Versorgungseinrichtungen. Psychiatrie/2. Ludwig Boltzmann Institut für Medizin- und Gesundheitssoziologie

35. Rice DP, Kelman S, Miller LS (1992) The economic burden of mental illness. Hosp Commun Psychiatry 43: 1227–1232

36. Rössler W, Fätkenheuer B, Löffler W (1993) Forum der Psychiatrie: Soziale Rehabilitation Schizophrener. Enke, Stuttgart
37. Rössler W, Meise U (1993) Neue Trends in der psychiatrischen Versorgung. Neuropsychiatrie 7: 171–175
38. Sartorius N, Jablensky A, Korten A, Ernberg G, Anker M, Cooper J, Day R (1986) Early manifestations and first-contact incidence of schizophrenia in different cultures. Psychol Med 16: 909–928
39. Schubart C, Schwarz R, Krumm B, Biehl H (1986) Schizophrenie und soziale Anpassung. Springer, Berlin Heidelberg New York
40. Weisbrod BA, Test MA, Stein LI (1980) Alternative to mental hosptial treatment. Arch Gen Psychiatry 37: 400–405

Anschrift der Verfasser: Dr. U. Meise, Arbeitsgruppe für Psychiatrische Epidemiologie und Versorgungsforschung, Universitätsklinik für Psychiatrie, Anichstraße 35, A-6020 Innsbruck, Österreich.

Selbsteinschätzung und Fremdeinschätzung der Lebensqualität schizophrener Patienten in der Rehabilitation

R. Gössler, C. Klier und **R. Strobl**

Rehabilitationszentrum der Caritas, Wien, Österreich

Zusammenfassung

In unserer Studie zeigt sich, daß das Betreuerteam die Bedürfnisse der Patienten bezüglich Lebensqualität weitgehend richtig einschätzt. Dazu beigetragen haben unserer Einschätzung nach die intensive Betreuung der Patienten, die Qualifikation und langjährige Erfahrung der meisten Mitarbeiter, die außerdem noch dieselbe Altersverteilung wie die Patientengruppe aufweisen.

Zusammenfassend kann man sagen, daß ein gewisses Maß an Lebensstandard und „äußerer Struktur" wohl eine Vorraussetzung zum Erreichen einer „inneren Struktur" darstellt und dies ist, wie wir gesehen haben, für die meisten unserer Patienten wichtig.

Schlüsselwörter: Selbst-/Experteneinschätzung, Psychopathologie, Lebensqualität, Rehabilitation, Schizophrenie.

Summary

Self-evaluation and expert-evaluation of quality of life of schizophrenic patients in rehabilitation. This study examined the needs of schizophrenic patients in longterm rehabilitation referring to quality of life and on the other hand how the staff estimated the needs of the patients. The result proved a large correspondance of the two groups. Psychopathological and psychosocial factors of influance were discussed.

Keywords: Self-evaluation, expert-evaluation, psychopathology, quality of life, rehabilitation, schizophrenic illness.

Viele Autoren sehen in der Beurteilung von Lebensqualität und Lebensstandard von schizophrenen Patienten eine Möglichkeit, das Rehabilitationsangebot den Bedürfnissen der Patienten besser anzupassen. Eine Frage, die sich in der Therapie mit diesen Patienten stellt, ist jene, ob sich die Vorstellungen von Lebensqualität von Betreuern und Patienten decken.

Einige Autoren fanden heraus [1], daß ab einer gewissen Höhe des Lebensstandards die Lebensqualität für schizophrene Patienten davon nicht mehr abhängt. Lehmann [2] weist in seinem Artikel auf die Wichtigkeit hin, zwischen subjektiven und objektiven Lebensqualitätsparametern zu unterscheiden. Objektive Parameter sind besser zu evaluieren, sagen uns aber nichts darüber aus, wie es den Patienten mit ihnen geht. „Ich habe zwar einen Swimmingpool, bin aber so ängstlich, daß ich nicht aus dem Haus komme!"

Subjektive Parameter geben zwar direkt Auskunft über das Wohlbefinden der Patienten, sind aber schwerer zu evaluieren und außerdem von der Psychopathologie beeinflußt. Ist doch das Erleben des schizophrenen Menschen ein anderes als das eines Gesunden, ist doch die psychotische Realität eine „ver-rückte" im Gegensatz zu der uns gemeinsamen normativen „Hauptrealität" [3].

Wir wollten nicht nur die Bedürfnisse der Patienten kennenlernen, sondern auch erfahren, ob wir Betreuer diese richtig einschätzen. Findet doch die Rehabilitation in dem Spannungsfeld zwischen den Anforderungen für ein soziales Überleben und der individuellen Welt des Patienten statt [4]. Ist es nicht so, daß wir der sozialen Realität eine viel größere Wichtigkeit beimessen als den individuellen Bedürfnissen der Patienten?

Eine Arbeit von Thapa und Rowland [5] untersuchte diese mögliche unterschiedliche Einschätzung in einer Einrichtung, die einen ähnlichen Aufgabebereich wie das Rehabilitationszentrum, in dem die Untersuchung stattfand, hat. Die Autoren entwickelten auf Grundlage der Life quality-checklist von Malm selbst einen Fragebogen [6] und befragten mit diesem Patienten und Personal über folgende Lebensbereiche:

- Allgemeine Lebenssituation
- Familie und Soziale Beziehungen

- Freizeit
- Arbeit
- Persönliche Sicherheit
- Gesundheit
- Finanzen
- Religion
- Lebensperspektiven

Zu jedem Lebensbereich wurden 3–7 Fragen erstellt. Signifikante Unterschiede zwischen der Einschätzung von Patienten und Betreuern fanden die Autoren in den Bereichen Freizeit, Sicherheit und Gesundheit.

Aus den genannten Lebensbereichen wählten wir für das Rehabilitationszentrum relevant erscheinende Fragen aus, untersuchten also nur ein „Fenster" eines breit angelegten Fragebogens.

Methode und Ergebnisse

Die Untersuchung fand im Rehabilitationszentrum Braungasse der Caritas für Patienten mit schizophrenen Psychosen statt. Wir untersuchten 32 Patienten (18 Frauen, 14 Männer; Durchschnittsalter: 35,4; durchschnittliche Aufenthaltsdauer: 13,3 Wochen) und 15 Betreuer (10 Frauen, 5 Männer; Durchschnittsalter: 35; 6; durchschnittliche Dauer der psychiatrischen Tätigkeit: 4,8 Jahre)

Diagnostisch leiden 30 Patienten an einer paranoiden schizophrenen Psychose und 2 an einer schizoaffektiven Psychose. Die Betreuergruppe setzte sich aus Ärzten, Psychologen, Ergotherapeuten, Pflegepersonal und Praktikanten zusammen.

Wir entwickelten einen kurzen, einfachen Fragebogen mit 11 Fragen zu den Bereichen Hygiene, Freizeit, Arbeit, Sicherheit, Gesundheit und Religion mit 3 Antwortmöglichkeiten. Die Fragebögen der Patienten und der Betreuer unterschieden sich nur durch den Einleitungstext, wobei wir die Betreuer fragten, was ihrer Meinung nach für den Patienten wichtig sei.

Die Ergebnisse der Befragung von Patienten und Betreuer finden sich in der Abb. 1.

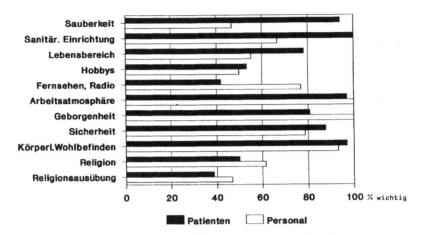

Abb. 1. Bewertung der einzelnen Bereiche nach Wichtigkeit (Antwortmöglichkeit: „wichtig" oder „nicht wichtig") in Prozent. Es werden Patienten dem Personal gegenübergestellt. Für die Bereiche Sauberkeit und sanitäre Einrichtungen bestehen signifikante Unterschiede in der Einschätzung der beiden Gruppen. (Patienten n = 32, Personal n = 15, p < 0,05, Fischer's Exact Test, Korr.: Bonferroni-Holm)

Nur für den Bereich Hygiene konnten wir einen signifikanten Unterschied in der Einschätzung der beiden Gruppen feststellen. Die Betreuer unterschätzten das Sauberkeitsbedürfnis der Patienten. In den anderen Bereichen bestand weitgehend Übereinstimmung.

Diskussion

Diskutieren möchten wir nicht nur das Ergebnis Patienten versus Personal, sondern auch die Ergebnisse innerhalb der Patientengruppe.

Sauberkeit/Sanitäre Einrichtungen

Nahezu jeder Patient hielt Hygiene und hygienische Einrichtungen für sehr wichtig. Wer in der Rehabilitation miterlebt, wie schwierig es den Patienten oft fällt, auf ihre Körperepflege zu achten und ihren Lebensbereich sauber zu halten, beziehungsweise wie scheinbar unwichtig ihnen dies ist, mag dieses Ergebnis erstaunen. Denkbar ist es, daß der Mechanismus des sog. „blinden Flecks" des Psychotikers eine Rolle in der Beurteilung dieser Frage spielt. Verlangt er doch Hygiene bei anderen und blendet die eigene aus.

Zusätzlich mag das von therapeutischer Seite geforderte Ziel nach mehr Sauberkeit im pädagogischen Sinne für dieses Ergebnis eine Rolle gespielt haben.

So wie die Angehörigen die Arbeitsunfähigkeit der Patienten manchmal als Faulheit fehlinterpretieren, wird scheinbar von Betreuerseite die mangelnde Hygiene als Willensakt der Patienten angesehen.

Fernsehen/Radio

Grenzwertige Signifikanz ergab die Frage nach dem Bedürfnis fernzusehen und radiozuhören. Für die Patienten hat diese Art der Unterhaltung geringere Wichtigkeit, als von der Betreuerseite angenommen wurde. Wir vermuten, daß dieses Ergebnis mit mehreren psychopathologischen Faktoren zusammenhängt. Zum einen besteht Interesselosigkeit aufgrund kognitiver Defizite, zum anderen werden diese Medien in das psychotische Erleben eingebaut.

Durch die „unmittelbare Betroffenheit" hervorgerufen, durch Übersensibilität und Desaktualisierungsschwäche [7], können z.B. Katastrophenmeldungen nicht verarbeitet werden, und durch die entzügelte Phantasie wird die Thematik wahnhaft ausgemalt.

Kriegsberichte können zu wahnhaften Schuldgefühlen und Verfolgungsängsten führen und der Patient vermeidet den Kontakt mit den Medien. Andererseits können auch wahnhafte Größenideen ausgelöst werden und der Patient sucht ihn.

Ein Patient, der früher Leistungssportler war, sah sich selbst beim 400-Meter-Lauf bei der Olympiade von L.A. siegen und wurde daraufhin von seiner ebenfalls psychotischen Frau gefeiert.

Manche Patienten glauben aufgrund ihres egozentrischen Denkens, daß das Fernsehprogramm nur speziell für sie gesendet wird, kommunizieren mit dem Sprecher oder gestalten durch ihr magisches Denken das Programm [8].

Sicherheit

Die persönliche Sicherheit wird von fast allen Patienten als sehr wichtig erachtet, leiden doch viele unter Verfolgungsideen. Interessanterweise ist zu Beginn des stationären Aufenthaltes das Gefühl der Sicherheit am größten, während mit Fortdauer das Umfeld immer mehr in den Wahn eingebaut wird.

Körperliches Wohlbefinden

Körperliche Gesundheit ist allen Patienten sehr wichtig. Dringliche Arztbesuche werden aber erst von der strukurierenden Umgebung der Rehabeinrichtung möglich, obwohl sie schon seit langem notwendig gewesen wären. Der Wunsch nach Sanierung der Zähne erwacht mit Zunahme der Strukturiertheit.

Religion/Religionsausübung

Religion und Religionsausübung ist für die Hälfte der Patienten von Bedeutung. Diese Wichtigkeit steht wohl auch im Zusammenhang mit den religiösen Wahninhalten, die wir bei fast der Hälfte der befragten Patienten finden.

Literatur

1. Skantze K, Malm U, Dencker S, May Ph, Corrigan P (1992) Comparison of quality of life with standard of living in schizophrenic outpatients. Br J Psychiatry 161: 797–801
2. Lehmann A(1983) The well-being of chronic mental patients. Arch Gen Psychiatry 40: 369–373
3. Lempp R (1992) Vom Verlust der Fähigkeit, sich selbst zu betrachten. Hans Huber, Bern Göttingen Toronto
4. Resch F, Strobl R (1989) Selbstmord bei schizophrenen Patienten. Psychiat Prax 16: 136–140

5. Thapa K, Rowland LA (1989) Quality of live perspectives in long-term care: staff and patients perceptions. Acta Psychiatr Scand 80: 267–271
6. Malm U, May PRA, Dencker SJ (1981) Evaluation of the quality of life of the schizophrenic outpatient: a checklist. Schizophr Bull 7: 477–487
7. Strobl R (1988) Die „Desaktualisierungsschwäche" Schizophrener und ihre Beziehung zur produktiv-psychotischen Symptomatik. Nervenarzt 59: 465–470
8. Strobl R (1992) Das uniforme Reaktionsmuster schizophrener Psychosen. In: Mundt Ch, Saß H (Hrsg) Für und wider die Einheitspsychose. Thieme, Stuttgart

Anschrift der Verfasser: Dr. C. Klier, Rehabilitationszentrum der Caritas, Braungasse 41, A-1170 Wien, Österreich.

Komplementäre Entwicklungen auf beiden Seiten der Mauern

H. Mitschke[1], S. Spendel[1] und W. Tröbinger[2]

[1] Psychosoziale Beratungsstelle, Feldbach und
[2] II. Allgemeinpsychiatrische Abteilung, Landesnervenkrankenhaus,
Graz, Österreich

Zusammenfassung

Seit Oktober 1991 besteht die psychosoziale Beratungsstelle Feldbach. Bei einem Einzugsgebiet von 70.000 Einwohnern wurden von einem multiprofessionellen Team im ersten Jahr 400 Patienten (2400 Kontakte) betreut. An zwei Fallbeispielen wird die flexible Arbeitsweise dargestellt. Nachgehende Beziehungs- und Motivationsarbeit mit schizophrenen Patienten wird als Basis der extramuralen Behandlung beschrieben. Auf systemische Arbeit und Familientherapie wird großer Wert gelegt. Ebenso wird die Kooperation im Team und mit allen Behandlungs- und Betreuungseinrichtungen betont. Die große Nachfrage in den vorher kaum versorgten Bezirken macht eine rasche Weiterentwicklung des psychosozialen Behandlungsangebotes dringend notwendig (Tagesstätte, betreutes Wohnen, Vergrößerung um regelmäßigen Ambulanzbetrieb zu gewährleisten, psychiatrischer Notdienst).

Schlüsselwörter: Extramurale Psychiatrie, multiprofessionelles Team, systemisch-familientherapeutische Arbeitsweise, Beziehungs- und Motivationsarbeit bei Schizophrenen.

Summary

Complementary developments on both sides of the wall. The Psycho-Social Counseling Centre Feldbach exists since October 1991. Providing service for 70.000 inhabitants, its multiprofessional team cared for 400 patients in the first year (2400 contacts). Two case studies are given to present the flexible manner of working.

Subsequent work on relationships and motivation with schizophrenic patients is described as the basis of extra-mural treatment. Systemic work and family therapy, as well as cooperation within the team itself and with all other treatment and care facilities are strongly emphasized.

In these districs, which have no tradition of psychiatric care, there is a strong demand of psycho-social treatment, which necessitates further development of treatment (day clinic, sheltered residence, increase in number of staff to ensure regular treatment for out-patients, psychiatric emergency service).

Keywords: Extra-mural psychiatry, multiprofessional team, systemic work and family therapy, work on relations and motivations with schizophrenic patients.

Zuerst einiges zur Entstehungsgeschichte der Beratungsstelle: Die Eröffnung der psychosozialen Beratungsstelle erfolgte am 2. 9. 1991, Trägerverein ist das Steiermärkische Hilfswerk. Anfangs bestand die primäre Arbeit in Kontaktaufnahme mit Arbeitsamt, Bezirkshauptmannschaft, dem niedergelassenen Facharzt, den praktischen Ärzten des Bezirkes, sowie dem Landesnervenkrankenhaus Graz, der Universitätsklinik Graz und dem Landeskrankenhaus Feldbach.

Durch die vorerst geringe Besetzung (1 Sozialarbeiter, 1 Sekretärin) war das Betreuungsangebot gering. Dennoch wurde sofort mit der Patientenarbeit in Form von 1mal wöchentlicher Freizeitgruppe, einmal wöchentlichem Verbindungsdienst zum Landeskrankenhaus und Landesnervenkrankenhaus Graz, Hausbesuchen und fixen Beratungsstunden 3mal wöchentlich an der Beratungsstelle begonnen.

Im Oktober 1991 wurde das Team durch eine Diplomkrankenschwester ergänzt und im November – vorerst 14tägig – durch einen Arzt. In dieser Zeit fand die Betreuung vorwiegend durch Hausbesuche statt und nur zu einem geringen Teil an der Beratungsstelle. Bis zum Jahreswechsel hatten bereits hundert Klienten mit der Beratungsstelle Kontakt aufgenommen, dadurch wurde es notwendig, die Beratungsstelle täglich zu öffnen und eine ambulante Versorgung durch einen Arzt einmal wöchentlich anzubieten.

Im Oktober 1992 vergrößerte sich das Einzugsgebiet von 70.000 auf 90.000 Einwohner durch die Mitversorgung des Bezirkes Fürstenfeld. Dadurch war eine personelle Aufstockung von einer Diplomkrankenschwester und einem Sozialarbeiter und die Erweiterung des Ambulanzdienstes notwendig.

Das Angebot der Beratungsstelle umfaßt die Beratung, Betreuung, ärztliche Behandlung und Psychotherapie von psychiatrischen Patienten, Personen in akuten seelischen Krisen sowie deren Angehörigen. Generell steht die Beratungsstelle jedermann zur Verfügung unter den Prinzipien der Anonymität, Freiwilligkeit und Kostenlosigkeit. Wir nehmen aber auch über Ersuchen von Bezirkshauptmannschaft, Amtsarzt, Ärzten, Angehörigen und Gerichten Kontakt mit Patienten auf und bieten unsere Betreuung und Unterstützung an.

Im Jahre 1992 wurden ca. 1300 Kontakte an der Beratungsstelle und ca. 1100 Hausbesuche gezählt. Seit Eröffnung der Beratungsstelle haben 400 Patienten mit uns Kontakt aufgenommen. Davon kommen ca. 20 Prozent aus Landeskrankenhaus und Landesnervenkrankenhaus Graz.

Durch gute Zusammenarbeit mit den Krankenhäusern, den niedergelassenen Fachärzten, den praktischen Ärzten und sämtlichen anderen sozialen Einrichtungen konnten wir diesem großen Bedarf zumindest teilweise entsprechen. Die Bedürfnisse unserer Patienten weisen uns immer wieder darauf hin, wie dringend eine konsequente Vergrößerung und Verbesserung unseres Angebotes ist. Wir hoffen, daß es nicht mehr lange dauert, bis auch in unserem Bundesland psychisch kranke Patienten gleich gut versorgt werden wie chirurgisch oder internistisch Kranke.

Fallbeispiel Frau G., 19 Jahre

Fr. G. wurde nach einem Selbstmordversuch im Zuge unseres wöchentlichen Verbindungsdienstes im Landesnervenkrankenhaus erstkontaktiert. Sie war sehr verschlossen und zurückgezogen, gab aber an, die Stimmen von zwei Putzmittelvertretern und ihrem Schwager zu hören, die wie computergesteuert seien und sie als Hure beschimpfen würden. Dieser Umstand hätte sie schließlich zum Selbstmordversuch getrieben. 2 Wochen nach der Entlassung aus dem Landesnervenkrankenhaus suchte Fr. G. die Beratungsstelle auf, da sie sich außerstande fühlte, am elterlichen Bauernhof, den sie in ca. fünf Jahren übernehmen soll, mitzuarbeiten. Sie erhielt sofort Unterstützung in Form von regelmäßigen Gesprächen an der Beratungsstelle, in Kombination mit Psychopharmakatherapie, in Zusammenarbeit mit dem niedergelassenen Facharzt. Es brachte sie soweit, daß sie den Dialog mit ihren Stimmen aufnehmen konnte, half ihr, aus ihrer Zurückgezogenheit auszubrechen. In den folgenden Monaten kamen in den regelmäßigen Gesprächen massive sexuelle Probleme zu Tage, welche möglicherweise auf ein Erlebnis als 10jährige (sexueller Mißbrauch durch den Vater ihrer Freundin) zurückzuführen sind. Für die Patientin, die Sexualität immer mit Schmerzen verband und von zu Hause weder Aufklärung noch Gesprächsmöglichkeit geboten bekam, ergab sich in den Gesprächen die Möglichkeit, eventuelle Zusammenhänge zu durchleuchten beziehungsweise bewußt zu machen. Sie durchlebte auch ihre erste altersgemäße Liebesbeziehung. In der Folge kam es auch zu mehreren Familiensitzungen, was vor allem die Eltern verstärkt in das Therapieprogramm einband. Zur Zeit hat Fr. G. eine gute psychosoziale Funktionsfähigkeit. Sie hat Zukunftspläne und denkt an Berufsfindungskurs, Mitarbeit und eventuelle Übernahme des bäuerlichen Betriebes. Die Stimmen sind zwar weiterhin vorhanden, aber nur noch ca. 20 Prozent ihrer wachen Zeit (im Vergleich zu 100 Prozent während der akuten Psychose). Außerdem hat sie vor ihnen keine Angst und kann sogar eine positive Kommunikation mit ihnen führen.

Diagnose DSM-III-R
I Schizophrenie, paranoid, stabiler Typ, subchronischer Verlauf 295.31
II –
III –
IV 4 (Vergewaltigungsversuch, familiäre Belastung)
V GAF 70

Fallbeispiel Herr K., 34 Jahre

Die Zuweisung des Hrn. K. geschah durch die Bezirkshauptmannschaft mit der Begründung, er sei sehr auffällig, die Nachbarn würden sich vor ihm fürchten. Man wisse auch, daß er immer wieder aggressiv seiner Mutter gegenüber sei. Zwischen 1975 und 1985 hatte er sechs stationäre Aufnahmen im Landesnervenkrankenhaus. Der Erstkontakt erfolgte am 25. November 1991. Hr. K. war zeitlich und örtlich nicht orientiert, stark angetrieben, konnte keinerlei Angaben zu seiner Person machen, immer wieder verbal aggressiv auch gegenüber seiner Mutter. Nach einem einstündigen Gespräch in äußerst gespannter Atmosphäre wurde mit Hr. K. ein Hausbesuch mit Arzt vereinbart.

Es folgen Originalzitate aus der Krankengeschichte:
1 Woche später: Hausbesuch mit Dr. Tröbinger.
Weiter akut psychotisch, gespannt. Treffen ihn bei der Jause. Gestikuliert mit dem Messer in der Hand. Läßt sich nach längerem Gespräch Depotinjektion geben. Laufende orale Medikation geändert.

2 Tage danach: weiterhin angetrieben, freut sich allerdings inzwischen über meinen Besuch. Hoffentlich wirkt Depotspritze bald.

Nach 1 Woche: unverändertes Zustandsbild. Treffe ihn alleine. Will mich zuerst nicht einlassen. Kein normales Gespräch in irgendeiner Form möglich. Gedankensprünge etc. Will mich nach ca. dreiviertel Stunde nicht mehr gehen lassen. Hält mich sogar fest, spielt „Zecherlhupfen" (er wiegt 130 kg). Ich hüpfe zurück. Bin froh, endlich im Auto zu sein. Arztbesuch notwendig.

Wieder 1 Woche später: wirkt etwas zugänglicher. Redet wirres Zeug. Depot: 3 ml Neuroleptikum. Nach zweieinhalb Monaten Betreuung und 14tägiger Depotinjektion:

Treffe ihn wieder alleine an. Er läßt mich ohne Probleme rein. Ist ruhiger. Weiterhin sehr sprunghaft im Gedankengang. Zeitlich und örtlich kaum orientiert. Willigt ein, daß ich ihn am Dienstag an die Beratungsstelle hole.

Vier Tage später kommt er das erste Mal an die Beratungsstelle:
Läßt sich ohne Probleme Depotinjektion geben. Es gefällt ihm bei uns.
Nach sechseinhalb Monaten Betreuung:
Mutter nach Sturz im Krankenhaus. Depot erhalten. Solange Mutter im Krankenhaus, täglicher Hausbesuch, Medikamenteneinteilung. Übrige Versorgung durch Nachbarn und Schwester. Die folgenden Eintragungen sind 14tägig und meist ident: Relativ geordnet. Depot geholt. S 30,– therapeutisches Taschengeld erhalten. Hier zeigen sich deutlich die Grenzen einer Beratungsstelle ohne Nachsorgeeinrichtungen wie Tagesstätte/klinik und betreutem Wohnen. Hr. K. wird weiterhin von seiner Mutter, wenn auch in wesentlich gebessertem Zustand, versorgt. Seine sozialen Fähigkeiten sind stark reduziert, aber durchaus trainierbar.

Diagnose DSM-III-R
 I Schizophrenie, desorganisierter Typus, chronischer Verlauf 295.12
 II –
III Adipositas
IV 4 (arbeitslos, mitversichert)
 V GAF 30, vor der Betreuung 20

Systemische Aspekte zu unserer Arbeitsweise

Vielleicht haben Sie Sich schon gefragt, was schizophrene Patienten stärkt, oder was ihre Angehörigen brauchen, um nach psychotischen Krisen wieder Hoffnung zu schöpfen.

Beziehungsaufbau – Motivation

Wir glauben, daß Menschen, die an Schizophrenie leiden durch den Wechsel ihrer Wirklichkeitssicht und durch viele enttäuschende, manchmal auch verletzende Erfahrungen große Mühe haben, stabile vertrauensvoll-offene Beziehungen einzugehen. Wir sehen es daher als unserer erste Aufgabe, mit unseren Patienten eine tragfähige therapeutische Beziehung aufzubauen, beginnend mit Hausbesuchen oder Kontaktnahme im Krankenhaus. Natürlich sollen die Patienten dabei größtmögliche Eigenverantwortung tragen, bei psychotischen Regressionen gehen wir jedoch wieder vermehrt von unserer Seite auf die Patienten zu, um die Beziehung aufrecht zu erhalten.

Auf der Basis nicht verurteilender Wertschätzung bemühen wir uns um komplemetäres Reagieren auf psychotisches Verhalten, indem wir eher auf der Beziehungsebene als auf der durch Denkstörungen verunsicherten Inhaltsebene antworten.

Die meisten Schizophrenen haben primär nur wenig Motivation zur Behandlung. Ausgehend von real oder symbolhaft erlebten Beschwerden versuchen wir die Patienten zu einer Behandlung zu motivieren, die ihnen eine Verbesserung der Lebensqualität bringt. Mit Zunahme der kognitiven Leistungsfähigkeit der Patienten können wir diese Motivationsbasis dann erweitern.

Medikation

Die Medikation sehen wir als einen wesentlichen Baustein einer erfolgreichen Behandlung. Auch hier versuchen wir, die Patienten mit Hinweisen auf für sie wünschenswerte Ziele, zu einer freiwilligen Medikamentenbehandlung zu motivieren. Dazu gehören ausführliche Aufklärung und Gespräch, bis die Patienten einer „Medikamenten-Vereinbarung" zustimmen können.

Indem wir auch auf die subjektiv erlebten Nebenwirkungen verständnisvoll eingehen, werden wir mit den Nebenwirkungen, vor allem der hochpotenter Neuroleptika, wesentlich intensiver konfrontiert als im stationären Bereich.

Familienarbeit

Familienarbeit ist für uns aus systemischer Sicht selbstverständlich und wichtig: Wir beziehen uns hier besonders auf das Family Care Modell von Ian Falloon. Durch schriftliche und mündliche Aufklärungsarbeit versuchen wir mit Patienten und Angehörigen ein realistisch-optimistisches Selbstverständnis der Schizophrenie zu erarbeiten. Dazu gehören allgemein verständliche Beschreibungen von psychotischem Verhalten und Erleben.

Durch Falloons Beschreibung „Psychose ist wie Träumen, wenn man hellwach ist" fühlen sich die meisten Patienten gut verstanden.

Auf der Basis eines individuellen Rückfallvorzeichenkataloges erarbeiten wir mit den Familien Lösungsmöglichkeiten für drohende Rückfälle.

Familientherapiesitzungen, in denen wir dann die ganze Bandbreite systemischer Therapie nutzen (vor allem Tom Andersens Reflektierendes Team), finden nicht nur an der Beratungsstelle sondern auch bei den Patienten zu Hause statt.

Teamarbeit

Unsere Teamarbeit trägt entscheidend dazu bei, daß wir die zunehmende Nachfrage bewältigen können. Wir pflegen eine sehr flexible Zusammenarbeit zwischen allen bei uns vertretenen Berufsgruppen.

Zusammenarbeit mit Ärzten, psychosozialen Einrichtungen und Behörden in den Bezirken

Diese Kooperation sehen wir auch als wesentlichen Teil unserer Arbeit. Ein Beispiel dazu: Es hat sich bei uns eingebürgert, daß wir bei fast allen ärztlichen Ambulanzkontakten einen kurzen Arztbrief an den jeweiligen Hausarzt übermitteln als Information, aber auch als Wertschätzung für den praktischen Arzt.

Komplementäre Entwicklungen

Unser Angebot kann von Patienten vor, statt und nach Krankenhausaufenthalten in Anspruch genommen werden. Erst seit 1990 gibt es in der Steiermark eine eigene Universitätsklinik für Psychiatrie. Ihr Vorstand, Prof. Dr. Zapotoczky, setzte wesentliche Impulse zum weiteren Ausbau der extramuralen Versorgung. Die Bezirke Feldbach und Fürstenfeld sind entsprechend der Regionalisierung des Landesnervenkrankenhauses Graz (ärztliche Leitung Frau Prof. DDr. Minauf) der II. Allgemeinpsychiatrischen Abteilung zugeordnet. Der Leiter dieser Abteilung, Prim. Dr. Lehrhofer, hat sich seit vielen Jahren um den Aufbau der extramuralen Arbeit in diesen Bezirken verdient gemacht. Die Strategie von möglichst kurzer stationärer Psychosebehandlung und früher Rehabilitation paßt zu unseren Zielsetzungen. Wir leisten Motivationsarbeit für freiwillige stationäre Behandlungen und geben anamnestische Informationen ans Krankenhaus weiter. Gemeinsam mit den psychiatrischen Krankenhäusern und dem Landespsychiatriebeauftragten Doz. Dr. Marguc versuchen wir auch auf sozialpolitischer Ebene eine Qualitätsverbesserung des intra- und extramuralen Behandlungsangebotes auf internationalen Standard zu erreichen – im Sinne Dörners – für unsere Patienten das Recht auf zeitgemäße Behandlung, größtmögliche Eigenständigkeit, Wohnen und Arbeit zu verwirklichen.

Zukunftsvisionen

Unsere relativ kurze, aber intensive Arbeit hat in unseren Bezirken wesentlich mehr Nachfrage gefunden, als viele Außenstehende erwartet hatten. Die Kombination von sozialtherapeutischer, medizinischer und psychotherapeutischer Arbeit fand breite Akzeptanz. Diesen großen Bedarf gilt es nun immer wieder den sozial- und gesundheitspolitisch Verantwortlichen unseres Bundeslandes deutlich zu machen.

Unsere dringenden Forderungen gehen nach:

– mehr Personal in allen Berufsgruppen,
– Tagesstätten/klinik,
– betreuten Wohnmöglichkeiten,
– Ausbau des regelmäßigen Ambulanzbetriebes,
– psychiatrischem Notdienst.

So wie die Menschenrechte unteilbar sind, halten wir es für unzulässig, die Patientenrechte nach körperlichen und seelischen Erkrankungen unterschiedlich zu handhaben. Wir sind überzeugt, daß sich der Mut zum Einlassen auf eine Beziehung mit schizophrenen Patienten lohnt, die Stabilität und Qualität dieser Beziehung sind Grundbausteine für die persönliche Entwicklung und Lebensqualität unserer Patienten.

Literatur

1. American Psychiatric Association (1989) DSM-III-R. Beltz, Weinheim
2. Beck Th (Hrsg) (1991) Hand-Werks-Buch Psychiatrie. Psychiatrie Verlag
3. Falloon I (1980) Behandlung der Psychose (Übersetzung Müller, Dose). Family Aftercare Program, University of Southern California, Los Angeles
4. Imber-Black E (1990) Familien und größere Systeme. Auer, Heidelberg
5. Mitschke H (1993) 1. Jahr Psychosoziale Beratungsstelle Feldbach. Feldbach
6. Möller H (Hrsg) (1993) Therapie psychiatrischer Erkrankungen. Enke, Stuttgart
7. Retzer A (Hrsg) (1991) Die Behandlung psychotischen Verhaltes. Auer, Heidelberg

Anschrift der Verfasser: H. Mitschke, Psychosoziale Beratungsstelle, Schillerstraße 3, A-8330 Feldbach, Österreich.

Entwicklungsprozeß als Anzeichen für Lebensqualität – ein Erfahrungsbericht

E. Köhler, T. Kuzara, I. Rödl und **H. Werndl**

Psychiatrisches Krankenhaus der Stadt Wien, Österreich

Zusammenfassung

Erfahrungsbericht aus einer teilstationären Einrichtung des Rehabilitationszentrums im PKH Wien anhand zweier, im Längsverlauf sehr unterschiedlicher Rehabilitationsverläufe chronischer Patienten. Der Wert individueller Entwicklungsschritte sowie das Ingangkommen eines kreativen Schaffensprozesses, durch den Lebensqualität gefördert werden kann, werden beispielhaft an Produkten aus der Ergotherapie und der Arbeitstherapie demonstriert.

Schlüsselwörter: Kreativer Schaffensprozeß, Selbstheilungstendenz, Gestalttheorie.

Summary

Individual development as a sign of quality of life – a report. Experiential report from an outpatient clinic (ergotherapeutic day center) at the Rehabilitationszentrum PKH Wien. Two case studies of chronic patients with very different duration of treatment are presented. The value of individual steps of development and the initiation of a creative process as basis to enhance quality of life are demonstrated (slide projection of products out of occupational therapy).

Keywords: Kreative process, inner healing tendency, gestalttheory.

Einleitung

Der im Programm genannte Arbeitstitel hat sich während unserer gemeinsamen Arbeit an diesem Referat verändert und so soll dies ein Erfahrungsbericht aus unserer Arbeit im Tagspital sein, einer teilstationären Einrichtung des Rehabilitationszentrums im Psychiatrischen Krankenhaus Wien: Wir betreuen im Tagspital bis zu 70 Patienten.

Wir hoffen, daß durch unser Behandlungsangebot für schizophrene Menschen an der Schnittstelle extramural/intramural Lebensbedingungen geschaffen werden können, die an unsere Kriterien von Lebensqualität herankommen. Auf diese Kriterien, man könnte auch sagen, es sind Thesen zur Lebensqualität, möchte ich am Schluß nochmals zurückkommen.

Von unserer Grundhaltung her verstehen wir uns als Wegbereiter eines Weges, den nicht wir bestimmen. Teile zweier Wege, sehr konträr aber für unsere Arbeit typisch, möchten wir illustrieren.

Frau Werndl, Ergotherapeutin, stellt Herrn K. vor, der seit einem 3/4 Jahr bei uns arbeitet. Frau Rödl, Krankenschwester, wird anschließend über Herrn P. berichten, der seit über 20 Jahren im Tagspital betreut wird.

1. Falldarstellung

Im vorhinein sei bemerkt, daß Herr K. aus einer Familie mit einfachen Verhältnissen stammt; er wird 1957 geboren und wächst mit einem älteren Bruder und seinen Eltern in einem kleinen Ort in NÖ auf. Nach Beendigung der Pflichtschule zieht die Familie nach Wien. Herr K. macht eine Lehre als Industriekaufmann, absolviert anschließend das Bundesheer und arbeitet hernach noch ca. 2 Jahre in seinem erlernten Beruf, später wechselt er ins Gastgewerbe über. In dieser Zeit beginnt er, mehr oder weniger regelmäßig, Drogen zu konsumieren. 1978 heiratet Herr K., wie er sagt „aus einer kindlichen Phantasie heraus". Nach 5 Jahren erfolgt die Scheidung von seiner Frau. Nun hat er weder Arbeit noch Wohnung. Diese Notlage ist für ihn der Hauptgrund, seinen Drogenkonsum aufzugeben. In dieser Zeit wird auch der Kontakt zu Freunden mehr und mehr eingeschränkt, „diese seien eingegliedert in ein System, in dem er sich nicht mehr bewähren könne, er fühle sich immer mehr als Außenseiter".

Im Sommer 1984 kommt es zu einer stationären Aufnahme, und er wird unter der Diagnose schizoide Persönlichkeitsabwandlung und Drogenabusus behandelt.

Bis zum Jahr 1992 wird Herr K. 4mal stationär aufgenommen; in der Zwischenzeit unternimmt er einige Arbeitsversuche in geschützten Werkstätten, wobei die psychiatrische Betreuung vom PSD sichergestellt wird. Im Anschluß an seine letzte Aufnahme lernen wir Herrn K. im Rahmen der Therapiewerkstätten das erste Mal kennen. Die Zuweisung erfolgt im Hinblick auf eine Verbesserung der kognitiven und sozialen Fähigkeiten des Pat. sowie der Förderung seiner kreativen Ausdrucksmöglichkeiten mit dem Fernziel der Erarbeitung einer Lebensperspektive, wobei die berufliche Situation besonders berücksichtigt werden soll.

Seine erste Arbeit, eine Collage mit freier Themenwahl, beklebt er mit allen möglichen Tierbildern und beschreibt diese wie folgt: Er glaube, „als Mensch tierische Züge zu haben, die wiederum sehr stark wechseln würden – ob er sich nun als Schnecke oder Löwe fühle, würde sehr stark von der Umgebung abhängen". Zum Abschluß des Gesprächs meint Herr K., er fühle sich wie ein geschlachtetes Huhn, denn durch das viele Fragen würde man ihm den Kopf abschlagen. Überhaupt stellen persönliche Fragen für ihn eine Entblößung dar, viel lieber würde er über sachliche Dinge reden". Um eine therapeutische „Breiten- bzw. Tiefenwirkung" zu provozieren, bieten wir Herrn K. die Auseinandersetzung mit den Materialen Ton und Holz an, wobei ihm ein größtmöglicher Handlungsfreiraum gelassen wird.

In der Holzwerkstätte beginnt er mit einer Arbeit, bei der er das Material Holz kennen lernen will. Nach mühevoller und sorgfältiger Arbeit entsteht ein Eisbär. Mit dem Endprodukt erklärt er sich zwar zufrieden, aber nur was die Ausfertigung betrifft; den Gegenstand als solchen lehnt er jedoch ab, weil er für ihn ein Projektionsfeld für Aggressionen darstellt, die er tunlichst vermeiden wolle.

Die Eingewöhnung in die Therapiewerkstätten erlebt Herr K. teils sehr bedrohlich, so versucht er, sich mit einer getöpferten Kanone zur Wehr zu setzen. Durch die Identifizierung mit der Kanone holt er sich nun die Kraft zurück. Aber im nächsten Augenblick erlebt er es als beängstigend, diese Aggressionen zuzulassen und fühlt sich wie eine funktionslose Marionette, die er als nächstes formt. Dann beginnt Herr K., sich schön langsam wohl zu fühlen – dies belegt er mit seinem Leitspruch, daß er ein Dach über den Kopf habe, zu Essen bekomme und daß es warm sei und er geduldet werde.

Ganz allgemein ist die erste Phase des Aufenthaltes stark von dem Thema „Mensch/Tier" gekennzeichnet. Im weiteren Verlauf umfaßt der Ausdruck seiner Arbeiten einen viel größeren innerpsychischen Bereich. Dazu Arbeiten aus der Bildnerischen Therapie:

– „Schönes Erlebnis"
– „Blödsinn" (Spinne(r) in Variationen)
– „Weihnachten" (als Schattenbild)

Interessant bei all seinen Werken ist, daß es zu jedem eine Geschichte gibt, d. h., er geht immer mehr auch das Risiko ein, sich seinen Gefühlen zu stellen. Gerade das Material Ton löst äußerst viele Projektionen aus und bietet Identifizierungs- und Distanzierungsmöglichkeiten, wobei Herr K. vor allem mit Zweiterem noch überfordert ist. Dies macht sich auch dadurch bemerkbar, daß er in der Tonwerkstätte fortlaufend Figuren produziert, um diese im Anschluß gleich wieder zu zerstören. Sein Verhalten erklärt er damit, daß er diesen einfach das Brennen ersparen wolle, ihren weiteren Weg und schließlich das Dasein. Zu diesem Zeitpunkt, ca. 2 Monate nach der Aufnahme, wird dann ein markanter Abschnitt eingeleitet, indem er nämlich die Sinnhaftigkeit des Aufenthaltes in Frage stellt.

In diesem Zusammenhang stellt er seine Tätigkeit als Vase dar, die ein Loch hat und folglich sinnlos ist. Es dauert aber nicht lange, und Herr K. schafft sich einen Ausgleich, einerseits dadurch, daß er sich in der Tonwerkstätte fast ausschließlich auf das Tonaufbereiten konzentriert, andererseits in der Holzwerkstätte praktische und brauchbare Dinge anfertigt, die er allesamt sorgfältig plant und auch ausführt und denen er wie zufällig, aber ganz bewußt seinen persönlichen Touch verleiht. Zu seinen Werken sei allgemein noch bemerkt, daß viele sehr stark von seinem „eigenartigen" Humor geprägt sind, z.B.:

- „Dufthäuschen"
- „Aniball – oder wie gefällt Dir mein neuer Nagellack?"

Nach drei Monaten manifestiert sich der Beginn einer neuen Phase, man könnte sagen „die Menschwerdung" des Herrn K.: So läßt er sich die Haare schneiden und meint dazu, „er kehre wieder in die Zivilisation zurück". Vor allem in der Bildnerischen Therapie entstehen ganz charakteristische Bilder zu diesem Thema:

- „EKG-Linie"
- „Phönix" (das erste gelungene Bild, welches er als Mensch gemalt hätte)
- „ein Mensch" (vorher zeichnet er nur comicähnliche Figuren)

Was ein Vierteljahr zuvor noch den Zweifel an der Sinnhaftigkeit ausmachte, wird nun abgelöst vom Gefühl der Befruchtung, das er jetzt duch den Aufenthalt hier erlebe.

Zu diesem Zeitpunkt will er auch, daß man seine Collage entfernt, sie sei einfach nicht mehr aktuell.

In weiterem Verlauf geht er vom ausdrucksorientierten Arbeiten noch mehr auf das produktorientierte über, steht nun ganz hinter der Sinnhaftigkeit seiner Aktivität, gesteht sich seine Kreativität und seine Fähigkeiten immer mehr ein und nimmt sich auch erstmals Werkstücke mit nach Hause, was zu Beginn der Therapie undenkbar gewesen wäre.

Zusammenfassend kann man sagen, daß Herr K. durch den ihn gewährten Handlungsfreiraum viele seiner Fähigkeiten kennenlernt und mit ihnen immer mehr Erfahrungen sammelt. Dadurch kann er seine persönlichen Bedürfnisse besser wahrnehmen und seine Identität stärken. Die berufliche Orientierung ist bei Herrn K. nicht direkt im Sinne einer Erwerbsarbeit zu verstehen. Daß er jedoch seine „Nützlichkeitsideen" in eine Form bringen kann, die allgemein akzeptiert wird, ist Zeugnis eines Entwicklungsprozesses.

2. Falldarstellung

Die Fallgeschichte des zweiten Patienten zeigt andere Wendungen und soll exemplarisch für eine weitere Patientengruppe unseres Arbeitsbereiches stehen. Das Leben von Herrn P. hat sich früh mit der Psychiatrie und ihrer jüngsten Geschichte verknüpft, zumal schon der Vater des Patienten aufgrund depressiver Verstimmungen mehrfach stationär aufgenommen war.

Wir wollen für die Beschreibung des Lebens von Herr P., der erstmals 1968 im Alter von 27 Jahren mit den Einrichtungen der stationären Psychiatrie in Kontakt kam, die Krankengeschichten heranziehen, aus deren Formulierungen sich die Fährnisse des Lebens von Herr P. erahnen lassen, ebenso wie die Veränderungen der Psychiatrie in dieser Zeit.

Das erste Zitat stammt vom Aufnahmebericht aus dem Jahre 1968 am damals zentralen Aufnahmepavillion im Psychiatrischen Krankenhaus:

> Pat. kommt auf Anruf in das Untersuchungszimmer, seine Haltung ist völlig starr, kein Mitbewegen der Arme, der Ausdruck des Gesichtes ist maskenhaft. Er beantwortet alle Fragen völlig affektlos mit Ja oder Nein. Im Vordergrund steht anscheinend die völlige affektive Abschwächung. Pat. antwortet wie eingelernt und „papageienhaft". Er habe drei Monate an der Klink gelegen, habe dort eine Majeptilkur gemacht mit sehr gutem Erfolg. Er sei nun ganz gesund, möchte so bald wie möglich nach Hause gehen.

Ausdruck der aus heutiger Sicht restriktiven Haltung der Institution, die dem damaligen kurativen Behandlungsparadigma entsprach, ist die Tatsache, daß Herr P. während seines Aufenthaltes im PKH selbstverständlich angehalten war und das über eine Dauer von mehr als einem Jahr.

> Laut Parere wurde der Pat. bereits am 4. 9. zum zweiten Mal wegen Schizophrenie an der Klinik aufgenommen. Der Pat. war damals sehr lebhaft, redete vorbei, grimmassierte, zeigte bizarre Satzbildungen. Er sei dann in das Rehabilitationszentrum Maria Lanzendorf gekommen, dort sei nach kurzer Zeit wieder die alte Angst aufgetreten und er wurde daher an die Klinik rückverlegt.
> Seine Krankheit hatte 1966 begonnen. Er sei damals im Herbst am Rosenhügel behandelt worden. Nach der Entlassung von dort sei es ihm bis

zum Frühjahr dieses Jahres gut gegangen, dann hatten im Juni die alten Symptome wieder eingesetzt. Im September sei er das erste Mal an der Klinik behandelt worden (mit Elektroschock). Er sei Buchbinder von Beruf, habe im Frühsommer wegen Krankheit seinen Arbeitsplatz verloren. Er sei unverheiratet und lebe bei den Eltern, er habe noch einen Bruder. Der Vater sei ebenfalls nervenkrank.

Zitat aus einer Vorsprache der Mutter:

Pat. sei schon als Kind schwierig gewesen, in der Schule ebenfalls Schwierigkeiten, habe aber eine Buchbinderlehre abgeschlossen. Während der letzten Jahre mußte der Vater den Pat. zur Arbeit begleiten, da Herr P. vor den anderen Angestellten Angst hatte.

Die Tendenz, psychisch Kranke innerhalb der Mauern zu bewahren, entsprach Ende der 60iger Jahre offenbar noch der etablierten gesellschaftlichen Umgangsform mit bedrohlich erlebtem Anders-Sein. Dies und auch die Hilflosigkeit und Überforderung der Angehörigen spiegelt sich in folgenden Passagen der gleichen Krankengeschichte aus dem Jahre 1968:

Pat. entwich heute vormittags aus der Arbeitstherapie und begab sich nach Hause zu seinen Eltern. Er wurde vom Vater um 12.20 Uhr wieder an die Anstalt zurückgebracht. Pat. erklärte, daß er nun schon so lange im Krankenhaus sei, daß er von allem genug habe und nur heim wolle.

Wenig später:

Der Vater spricht vor, drängt um Beurlaubung.

Und schließlich:

Urlaub gegen Verpflichtung des Vaters, bis 2. 1. 1969.

Ambulante Kontrolle:

Pat. kommt täglich ins Tagspital, er muß jedoch immer noch vom Vater begleitet werden.

Eine weitere Konsequenz psychischen Krankseins im Jahre 1969 zeigt eine gerichtliche Anfrage im Zuge eines Entmündigungsverfahrens, ob diese ärztlich und, wenn ja, vollständig oder teilweise gerechtfertigt sei (Abb. 1).

Erst 1977, also 8 Jahre später wird eine weitere stationäre Aufnahme von Herr P. notwendig. Der Vater beschreibt das Verhalten des Patienten:

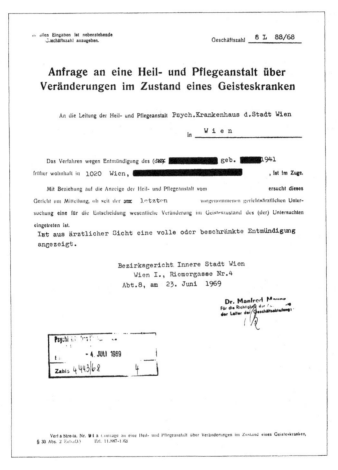

Abb. 1

Herr P. wäre zu Hause nicht mehr erträglich. Er sei reizbar und aggressiv, liege den ganzen Tag im Bett herum, leide unter schrecklichen Depressionen und belaste beide Eltern enorm.

Text aus dem Aufnahmedekurs:

Der Pat. ist voll orientiert, wirkt ratlos, beginnt während des Gesprächs mehrere Male zu weinen, ist in einer depressiven Stimmung, zeigt stereotype Redensweisen, wiederholt sich gelegentlich, stottert und wirkt insgesamt kindlich und hilflos. Psychotisches Erleben wird vom Pat. negiert, es besteht kein Hinweis auf Halluzinationen. Leichte paranoide Ideen sind vorhanden, Beziehungsideen werden angegeben, doch ist der Pat. sehr sugestibel. Auf seine Erkrankung angesprochen stellt er fest: „Ich habe einen Morbus Bleuler, eine Psychose, die in Schüben auftritt. Jetzt ist wieder einer da."

Beim Aufenthalt im Jahre 1977 werden andere Schwerpunkte gesetzt. Herr P. wird in verschiedene Therapien (Musik-, Bewegungs- und Psychotherapie) eingebunden, wird zunächst als Hausarbeiter und in der Folge in der Buchbinderei beschäftigt. Dennoch bleibt Herr P. nahezu 1 1/2 Jahre stationär aufgenommen.

Aus der Epikrise im März 1979:

Der Pat. kam im Februar 1977 mit seinem Vater freiwillig zur Aufnahme in unser Krankenhaus. Bei der Aufnahme bestanden kaum produktiv-psychotische Symptome, die Stimmungslage war deutlich depressiv, der Aufnahmegrund waren vor allem massive Schwierigkeiten des Pat., sich im Familienverband einigermaßen einzuordnen. Trotz intensiver Bemühungen war es nicht möglich, den Pat. über eine halbstationäre Einrichtung (Tagspital) hinaus in eine geschützte Werkstätte zu bringen. Nach verschiedenen mißglückten Versuchen und nach intensiven Gesprächen mit den Eltern war es möglich, den Pat. am 1.6.1978 ins Tagspital zu beurlauben. Seither befindet sich der Pat. im Tagspital, wohnt zu Hause, erhält seine Medikation regelmäßig und ist psychisch ausgeglichen, arbeitswillig und macht nach Angaben der Eltern zu Hause keine größeren Schwierigkeiten.

Die bisher letzte stationäre Aufnahme erfolgt im Jahre 1986 nach dem Tod des Vaters, mit dem Herr P. in enger persönlicher Bindung gelebt hatte. Der Vater wird von Herrn P. in seiner hervorstechendsten Eigenschaft als streng bezeichnet. Mit dem gleichen Ausdruck belegt Herr P. auch die psychiatrische Institution wie sie früher war und von der er sich nun in einem jahrelangen Prozeß kleinster Schritte langsam emanzipiert, Autonomie gewinnt. In einer Bewegung deren Kraft und Dynamik nur im Zeitraffer der letzten Jahre erkennbar wird, findet Herr P. zu neuen – eigenen – Worten, Standpunkten und Interessen und führt uns auf seine Weise die einnehmende Qualität lebendiger Entwicklung vor Augen.

Zum Abschluß der Dekurs des mit Herrn P. intensiv befaßten Sozialarbeiters vom Februar 1993:

Herr P. kommt seit etwa einem Jahr immer wieder mit tieferliegenden Problemen aber auch Bedürfnissen zu mir, daraus resultiert eine mittlerweile äußerst positive und weiterführende Zusammenarbeit.
Zwei Hauptpfeiler sind:
1. Gelang es Herrn P. im letzten Herbst zu spüren und auch auszusprechen, daß er zur bereits bestehenden Teilnahme an der Bewegungsgruppe sehr das Bedürfnis nach mehr Zuwendung und Therapie habe, welches auszusprechen für Herr P. eine große Leistung darstellt, so wird er nun langsam körperlicher, humorvoller, weicher, d.h., seine ohnehin vorhandenen Möglichkeiten werden aktiviert, belebt und rückgerufen.
2. Herrn P. gelingt es immer öfter klar und intensiv zu vermitteln, daß er von der Gartenbearbeitungsgruppe als auch von Herrn A, dem dortigen Arbeitstherapiepfleger, weg will und zwar in die Buchbinderei. Herr A. sei korrekt aber streng, sagt Herr P., außerdem habe er bereits vor 10 Jahren zur besten Zufriedenheit in der Buchbinderei gearbeitet. Tatsächlich braucht Herr P. zwar Klarheit aber keine Strenge, sondern vielmehr Verständnis, etwas Wärme und Aufblühen im positiven Sinn, als Fortsetzung jenes Aufblühens, welches seit Jahren und Monaten langsam zögernd aber kontinuierlich in Gang ist.
Kurzbeschreibung von Herr P.: „würdevoll".

Nach diesen zwei von einander sehr unterschiedlichen Prozeßschilderungen möchte ich auf Gemeinsames, auf die anfangs erwähnten Thesen zur Lebensqualität, zurückkommen. Wir glauben, daß Lebensqualität verknüpft ist mit dem Ingangkommen eines kreativen Schaffensprozesses, im Sinne des Wirksamwerdens der Selbstheilungstendenz. Lebensqualität als Ergebnis eines solchen kreativen Entfaltungsprozesses mag oft genug im Widerstreit liegen zu Leitbildern der Leistungs- und Konsumgesellschaft, diesen Widerstreit gilt es auszutragen. Lebensqualität wird immer subjektiv empfunden werden, Bewertungen stellen daher Fallen dar, die es zu vermeiden gilt. Und schließlich muß uns bewußt sein, daß die Zielrichtung eines persönlichen Entwicklungsprozesses, die ihn gestaltenden Kräfte, sowie die Geschwindigkeit dieser Entfaltung ihren Ursprung immer im Inneren unserer Patienten haben. Dies zu respektieren, heißt Lebensqualität zu ermöglichen.

Anschrift der Verfasser: Dr. E. Köhler, Therapiewerkstätten (Pav. 35), Psychiatrisches Krankenhaus der Stadt Wien, Baumgartner Höhe 1, A-1145 Wien, Österreich.

Tanztherapie als eine Form der Gruppentherapie mit psychotischen Patienten und Patientinnen

U. Brügmann und K. Kemmerling

Landes-Nervenkrankenhaus Valduna, Rankweil, Österreich

Zusammenfassung

Ein Modellversuch der Integration von Pflegepersonal in die tanztherapeutische Arbeit, mit dem Ziel, Spaltungsphänomenen entgegenzuwirken. Ein Erfahrungsbericht nach 50 Stunden tanztherapeutischer Arbeit mit einer Gruppe vorwiegend psychotischer Patienten und Patientinnen.

Schlüsselwörter: Tanztherapie, tanztherapeutische Gruppenarbeit, Integration, Spaltungsphänomene.

Summary

Dance-movement therapy as a form of group therapy with psychotic patients. An experiment, how to integrate the staff of a psychiatric ward in dance-movement therapy, with the intention to reduce splitting phenomena. A presentation of first experiences after fifty hours of therapy with a group of mainly psychotic patients.

Keywords: Dance-movement, therapy, group work with dance-movement therapy, integration, splitting phenomena.

Definitionen

Definition der Tanztherapie

Ungeachtet der Tatsache, daß es nicht „die" Tanztherapie gibt, lassen sich in einer groben Übersicht folgende Merkmale anführen:

Die „American dance therapy association" (ADTA), die 1965 gegründet wurde, bezeichnet Tanztherapie als die psychotherapeutische Verwendung von Bewegung als Prozess, der die emotionale und physische Integration des Individuums zum Ziel hat.

Ausgehend von der Körper-Geist-Seele-Einheit des Menschen, versucht die Tanztherapie einen Heilungsprozeß über die Bewegung in Gang zu setzen. Grundlegende Bewegungselemente des Tanzes werden genutzt – frei von technischen Vorschriften und festgelegten tänzerischen Formen –, um zu einer Integration von Leib und Seele, von Gefühl und Körperlichkeit zu gelangen. Ausgangs- und Ansatzpunkt ist das aktuelle Bewegungsmuster des Patienten. Die Bewegungen des Patienten werden vom Therapeuten aufgegriffen, übernommen, mit dem Ziel der Kommunikation durch Bewegung.

Ziel ist die authentische, selbstbestimmte Bewegung. Auf diese Weise können bisher verschüttete oder unterdrückte Konflikte und gefühlsmäßige Stimmungen frei werden, zur Darstellung gelangen und integriert werden. Über das Medium der Bewegung kann der Patient sich ganzheitlich erfahren und ein neues Selbstvertrauen erlangen [2].

Definition von Tanz

Tanz als Leiberleben existiert auf zwei Ebenen:

– Unmittelbarer Selbstausdruck (Improvisation)
– Artikulierter und gestalteter Ausdruck (Choreographie)

Tanz ist ein rhythmisches, räumliches und kommunikatives Phänomen. Die Grundlage des Tanzes ist die Fähigkeit zur Perzeption, Memoration, Reflexion und Expression. Tanzen ist eine andere Art, leiblich in der Welt zu sein [3].

Beschreibung der Station PF 3

Die Station, aus welcher sich das Klientel der tanztherapeutischen Arbeit zusammensetzt, gliedert sich in zwei Bereiche: einen akutpsychiatrischen mit 19 Betten und einen sozial-psychiatrischen Rehabilitationsbereich mit einer Aufnahmekapazität von 11 PatientenInnen. Das tanztherapeutische Angebot bezieht sich schwerpunktmäßig auf den Reha-Bereich, wo Patientinnen überwiegend mit Psychosen aus dem schizophrenen Formenkreis mit unterschiedlich stark ausgeprägter Residualsymptomatik, weniger häufig mit affektiven Psychosen sowie Persönlichkeits- und Entwicklungsstörungen, hospitalisiert sind.

Die Betreuung der PatientenInnen basiert neben der rein medizinischen Versorgung auf einem Bezugspersonensystem mit individueller Pflege und Therapieplanung. Nach der stationären Aufnahme wird ein möglichst individueller Therapieplan erstellt. Sowohl die Strukturierung als auch weitere Therapieplanung erfolgt in einer engen interdisziplinären Zusammenarbeit zwischen ärztlichem Personal, den jeweiligen TherapeutenInnen, der Bezugsperson aus dem Pflegeteam und SozialarbeiterInnen. Das therapeutische Angebot umfaßt neben notwendig werdenden psychopharmakologischen Maßnahmen verschiedenste auf der Station oder im Rahmen der Beschäftigungs- bzw. Arbeitstherapie angebotenen Aktivitäten mit dem Ziel eines Selbständigkeitstrainings. Je nach vorhandenen therapeutischen Kapazitäten besteht zusätzlich die Möglichkeit zu einer differenzierten psychotherapeutischen Begleitung, welche je nach vorliegender Störung analytisch orientierte Gespräche oder bewegungsorientierte Verfahren, wie die Tanztherapie, umfaßt. Der Reha-Station angeschlossen ist eine Wohnstation mit WG-Charakter, wo jene PatientenInnen, die im Verlauf der Therapie vermehrte Selbständigkeit wieder erlangen, als Übergang bis zur endgültigen Entlassung stationär verbleiben können.

Beschreibung des Klientels

Die benannte Gruppe besteht derzeit neben dem teilnehmenden Pflegepersonal aus 6 Patienten und Patientinnen: Davon 2 Männer (33 und 36 Jahre alt) und 4 Frauen (18, 20, 23, 35 Jahre alt). Fünf der Teilnehmenden sind seit Anfang der Gruppe konstant dabei; bei vier (2 Frauen, 2 Männern) besteht die Diagnose „Psychose aus dem schizophrenen Formenkreis".

Eine der teilnehmenden Frauen und ein Mann bekommen neben der Gruppentherapie noch tanztherapeutische Einzelstunden, um die Gruppenfähigkeit aufrecht zu erhalten bzw. zu erlangen.

Vorstellung des Konzeptes der Tanztherapie als Gruppentherapie für den Reha-Bereich der Station PF 3

Die vorgestellte Gruppe ist ein spezielles Angebot für Patienten und Patientinnen der Reha-Seite von PF 3. Sie findet seit dem 3. 11. 1992 zweimal wöchentlich, dienstags und donnerstags, morgens von 9.00 bis 10.00 Uhr statt. Die Therapiezeit ist auf 60 Minuten ausgerichtet.

Zustandegekommen ist die Gruppe als Modellversuch auf Wunsch und Nachfrage des PF 3-Teams, welches meine Arbeit schon von Einzeltherapien mit Patienten und Patientinnen kannte und eine Tanztherapiegruppe aufbauen wollte. Wir wählten deshalb die Rehaseite, da die Patienten und Patientinnen hier normalerweise länger stationär bleiben als auf der Akutseite, das heißt, daß die Chance einer konstanten und längerfristigen Teilnahme größer ist.

Das Ziel der Gruppe unter anderem war von Anfang an, möglichst viele Patienten und Patientinnen der Rehaseite zu erfassen, wobei Grundlage der Gruppe die freiwillige Teilnahme bzw. die freiwillige, sich nach 2 Probestunden verpflichtende Teilnahme ist. Wir haben die Höchstzahl der teilnehmenden Patienten und Patientinnen auf acht Personen festgelegt und sind mit sechs bis acht Personen fast immer komplett.

Eine weitere wichtige Bedingung unter denen diese Gruppe stattfindet ist die intensive Besprechung der teilnehmenden Pflegepersonen und mir nach jeder Gruppensitzung, sowie meine wöchentliche Teilnahme an der Kardex-Visite, sodaß ein hohes Maß an Informationsfluß gewährleistet wird. Um die Arbeit zu dokumentieren, werden regelmäßig Stundenprotokolle und Zwischenberichte der Gruppenarbeit angefertigt.

Ziele der Arbeit

Längerfristige Ziele in Absprache mit dem Personal von PF 3

Alltagsprobleme, die sich im Zusammenleben auf der Reha-Station ergeben, sowie individuelle Probleme der Patienten und Patientinnen werden in den tanztherapeutischen Prozeß miteingebracht, sodaß eine kritische Auseinandersetzung innerhalb der Gruppe möglich werden kann, sowie Probleme bearbeitet und Problemlösungsstrategien auf einer spielerisch-kreativen Ebene gesucht werden können. Hierzu zählen in bezug auf die Station:

– Verselbständigung der Patienten und Patientinnen, Eigengestaltung des Lebens, zunehmende Einschränkung von pflegerischer Unterstützung.
– Motivation und Aktivierung, Umgang mit Lustlosigkeit und Nichtmotiviertsein sowie Konsequenzen diesbezüglich.
– Aufbau von Gruppengefühl, Vertrauen in die Reha-Gruppe, offene und stützende Atmosphäre.

Dies bedeutet konkret für die tanztherapeutische Arbeit: tanztherapeutische Umsetzung von Emotionen, Beziehungsphänomenen und verschiedenen Energien (Beispiele: Arbeit mit Themen wie Aggression, Angst, Abschied, Trennung, Trauer, Anforderungen, Überforderungen, Verantwortungsübernahme für eigenes und für Gruppenverhalten etc.)

Kurzfristige Ziele

Mit verschiedenen tänzerischen und tanztherapeutischen Methoden wird versucht, in kleinen Schritten folgendes gemeinsam mit der Gruppe zu erreichen:

– Aufbau von Ich-Stärke jeder einzelnen Person, Gruppengefühl (Individuation, Separation und Integration).

- Abgrenzungsfähigkeit (Nähe- und Distanzregulation) fördern.
- Vertrauen in sich und andere fördern, vor allen Dingen in die eigene Körperlichkeit.
- Körperwahrnehmung und Beweglichkeit verbessern.
- Entspannungsfähigkeit und Spannungsregulation fördern.
- Gruppendynamik erlebbar und offen machen, vielseitigen Umgang fördern und die Wahrnehmung diesbezüglich differenzieren.

Ergebnisse der Arbeit

Die vorgestellten Ergebnisse sind nicht empirisch erfaßt, das heißt, es gibt keine Kontrollgruppe oder ähnliche wissenschaftliche Methodiken, um die Ergebnisse empirisch festzuhalten. Die Ergebnisse sind gestützt auf gemeinsame Wahrnehmung und Vergleiche des Verhaltens der Patienten.

Motivation und Konstanz

Die hohe Motivation des Personals, an der Gruppe teilzunehmen und die Patienten und Patientinnen zu aktivieren, scheint sich auf die Motivation des Klientels auszuwirken. Fast alle teilnehmenden Patienten und Patientinnen kommen immer, pünktlich und relativ gut motiviert. Es gibt im Vergleich zu anderen Gruppen relativ wenig Abwehr in Form von Kranksein, anderweitigen Terminen oder sonstigem Fernbleiben.

Informationsfluß

Durch die intensive Nach- und Vorbesprechung wird eine sehr klare Struktur im Therapieprocedere geschaffen. Der Informationsfluß ist jederzeit gewährleistet. Die Bezugspersonen der Station erleben die Patienten/Patientinnen in einem anderen Kontext und auf einer anderen Kommunikationsebene als der rein verbalen.

Beziehungsfähigkeit

Sowohl Patienten/Patientinnen als auch die Bezugspersonen (Pflegepersonal) erleben sich und die anderen direkt, unmittelbar und können eigenes Verhalten überprüfen. Beziehungen werden in einem anderen Rahmen und auf einer anderen Ebene gelebt und die Patienten/Patientinnen haben gleichfalls die Möglichkeit, das Personal teilnehmend zu erleben; und die in der Klinik häufig auftretende Spaltung zwischen Personal („gesund") auf der einen Seite und Patienten/Patientinnen („krank") auf der anderen Seite wird zugunsten von gemeinsamem, spielerischem Miteinanderausprobieren zumindest zeitweise aufgehoben.

Krankheit/Gesundheit

In der Tanztherapie geht es nicht um Krankheit und Gesundheit, sondern um Stärkung von gesunden Anteilen, Verändern von kranken Anteilen und gemeinsamem Wachsen an spezifischen Gruppenaufgaben aus dem „Hier und jetzt". Vor allem die Patienten und Patientinnen können an mehreren und verschiedenen Vorbildern bzw. Modellen in direktem Kontakt lernen, um sich und ihre Krankheit zu definieren.

Therapeutisches Handeln

Vor allem die Nachbesprechung mit dem teilnehmenden Personal ist von großer Hilfe und Wichtigkeit, um das eigene therapeutische Handeln zu überprüfen.

Kreativität und Beweglichkeit

Diese beiden Aspekte der Arbeit nehmen kontinuierlich bei den PatientenInnen zu und sind nun deutlich spürbar. Bewegungsangebote kommen jetzt vermehrt durch die TeilnehmerInnen; d.h., es entsteht mehr Aktivität und Verantwortungsübernahme für die eigenen Bedürfnisse.

3 Modelle tanztherapeutischen Arbeitens

Allgemein sind alle drei Modelle für alle Arten von Klientel geeignet.

Bewegungs-Repertoire-Modell

Theorie
Das Ausmaß, die Flexibilität und die Adaptivität des Bewegungsrepertoires bestimmen gesunde/kranke Anteile einer Person bezüglich ihrer persönlichen Bedürfnisbefriedigung.

Dreiphasiges Modell
– Bewegungskriterien: Sie werden durch Übungen getestet.
  • Feststellen des vorhandenen Repertoires
  • Erweitern der Intensität der Elemente
  • Neue Elemente über Verbindung mit bekannten Bewegungselementen einführen
  Ziel: Erweiterung des Repertoires

– Kombinationen:
  • Gewohnte Muster aufdecken
  • Flexibilität der Elemente in neuen Kombinationen üben
  Ziel: Flexibilität des Repertoires

– Anwendung der Bewegungskriterien im Kontext bezüglich Bedürfnisbefriedigung:
  • Anpassung von Bewegungselementen an einen Kontext (das heißt, sich je nach Situation adäquat verhalten zu können).
  • Widerstandsfähigkeit von Bewegungselementen gegen einen belastenden Kontext (z.B. eigenen Selbstwert erhalten können bei z.B. demütigender Situation).

Beispiel für dieses Modell
Person A bewegt sich immer schnell. Dies wird in der Tanztherapie festgestellt und durch verschiedene Übungen und Angebote daran

gearbeitet, auch eine langsame Bewegungsqualität zu erreichen. Mit beiden Qualitäten wird experimentiert. Am Ende wird mit beiden Qualitäten im Kontext gearbeitet, das heißt, experimentiert damit, in welchen Situationen schnelles, in welchen Situationen langsames Verhalten nötig ist [1].

Ich-Differenzierungsmodell

Theorie
Die Fähigkeit, Ich und Du zu differenzieren, ermöglicht sinnvolle und bedürfnisbefriedigende Beziehungen zwischen Menschen. Sie ermöglicht die weitere Kapazität, Selbstverantwortung, Vertrauen (Verantwortungsabgabe an andere) und Verantwortungsübernahme für andere.

Vorgehensweise: Zweiphasiges Modell

1. Lokalisation des Verhaltens entlang der Differenzierungsskala für alle Kontexte des Klienten/der Klientin. Diese Differenzierungsskala besteht aus sechs Phasen und hält sich eng an die Kleinkindentwicklungsphasen der Ich-Entwicklung mit physischen und psychischen Reifungsschritten und Modalitäten der Ich-Funktionen und des Bewegungsvokabulars.
6 Phasen:
– autistisch
– symbiotisch
– abhängig-hierarchisch
– ambivalent
– semi-autonom
– autonom (als Ideal der freien Verfügung über alle anderen fünf Phasen und und deren Modalitäten)

2. Stimulanz zur weiteren Integration bzw. Differenzierung nach dem Prinzip „Sicherheit und Verunsicherung" als sich wechselnde Faktoren des therapeutischen Settings. Dieses Modell ist wachstums- und prozeßorientiert. Jedes Individuum ist in verschiedenen Situationen verschieden differenziert [1].

Therapiegestaltende Modelle

Schirmmodell

Theorie
Eine umfassende Selbst- und Weitkenntnis ermöglicht optimale Bedürfnisbefriedigung angemessen an den jeweiligen Lebenskontext. Dieses Modell strebt die Vermittlung von praktischem Wissen um die Möglichkeiten und Grenzen (und deren Wechselbeziehung) von Selbst und Umwelt an. Dieses dient der Erstellung von möglichst realitätsangemessener, persönlicher Definitionen.

Vorgehensweise
Einphasiges Modell, das heißt: Angebot von mehreren Variationen zu einem Thema. Beispiel: Thema: „Muskeln."

Unterthemen
- Muskeln anspannen
- Muskeln lösen
- Muskeln massieren
- Kräftemessen durch Muskelkraft
- Muskeln von anderen Personen fühlen
- Muskeln zum Zittern bringen etc.

Ziel
Aufdeckung, Wandlung und Differenzierung des persönlichen Verhaltensmusters. Dieses Modell ist eher pädagogisch, wird stark angeleitet und gibt den meisten Gruppen vor allem zu Beginn einer Therapie Sicherheit [1].

Kettenmodell

Theorie
Integration als Heilungsprozeß manifestiert sich in Fluß von Motiv (Intention) zu Motiv im Vorhandensein von Polaritäten (bzgl. Bedürfnisbefriedigung). Dieser Fluß zeigt sich beim gut integrierten Menschen in folgenden Eigenschaften:

– Fließende Übergänge zwischen Intention/Motiven des Verhaltens
– Direkte, offensichtliche Verbindung zwischen allen auftauchenden Motiven
– Dynamischer Wechsel zwischen Polen eines Spannungsfeldes (z.b. Energieeinsatz und Energie auftanken; Stimmunglage je nach Ereignis adäquat, dazu ohne sehr große emotionale Gipfel etc.)

Daraus folgt: Desintegration manifestiert sich als blockierter Fluß und in der Abwesenheit des Gegenpols bestehender Phänomene, z.b. Harmonie/Konflikt, Anspannung/Schlaffheit etc.

Vorgehensweise
Eine Gruppe hat ein bestimmtes Motiv (Intention), z.b. keine Lust, Aggression, Harmoniebedürfnis etc. In der Therapie wird dieses Motiv dann thematisiert.

– verbal
– in Bewegungsthemen umgesetzt, z.b. sich anrempeln, tauziehen, getragen werden, Massage etc.

Jedes Thema ergibt wieder ein neues Motiv (z.B. Trauer, Neid etc.).

Ziel
– Fluß zwischen Motiven herstellen bzw. erhalten
– Blockaden beseitigen
– Zunehmende Differenzierung von Motiven und Themen

Dieses Modell bietet dem Therapeuten/der Therapeutin die Möglichkeit, ganz direkt und sofort mit den angebotenen Problematiken, Bedürfnissen, Störungen etc. der Gruppe umzugehen und therapeutisch im Sinne von kreativer Auseinandersetzung darauf einzuwirken, das heißt, Wachstum und Beziehungsfähigkeit wird dadurch erhöht. Therapie ist hier nur Anleiten im Sinne von Strukturierung, Eingrenzung und Bieten eines Settingrahmens.

Voraussetzung dafür: In der Gruppe muß ein bestimmtes Maß an Ich-Differenzierung und Gruppengefühl vorhanden sein [1].

Protokoll einer tanztherapeutischen Gruppensitzung

Therapieablauf

- *Gesprächsrunde*, in der jede Person der Gruppe etwas mitteilen kann.
- *Anfangsritual:* Seit Anbeginn dieser Gruppe verwende ich griechische oder israelische Folkloretänze als Anfangsritual. Diese Tänze bieten die Möglichkeit, in sicherer, festgelegter Struktur miteinander in Kontakt zu treten (vor allem in legitimer Art und Weise in Körperkontakt z.B. Handfassung zu treten). Diese Tänze haben oft einen hohen motivationalen und aktivierenden Charakter (durch Richtungs-, Dynamik- und Rhythmuswechsel), benötigen für alle Teilnehmer und Teilnehmerinnen eine hohe Konzentration, um mitzukommen und lassen sich in verschiedenen Schwierigkeitsstufen lehren.

In der oben genannten Gruppe sind die Teilnehmer und Teilnehmerinnen sehr begeistert von dieser Art Tanz und versuchen, neue Angebote sehr schnell miteinander zu lernen, das heißt, in der Auffassung und Umsetzung schwächere Personen zu unterstützen und im wahrsten Sinne des Wortes mitzuziehen.

In dieser Stunde war es der „Hineh Matov" (israelisch), den die Gruppe die Stunde vorher gelernt hatte. (Wechsel von schnellen und langsamen Bewegungssequenzen und Richtungswechsel.)

- *Übungsteil:* Einer der psychotischen Teilnehmer wünschte sich für diese Sitzung Jazz-Gymnastik mit entsprechender Musik (Jazzmusik von Herbie Man). Aus einem freien Improvisieren in Kreisform griff ich folgende Aspekte heraus und reformulierte sie zum Ausprobieren:

  - Direkte (zielgerichtete), schnelle und plötzliche Bewegungsqualitätskombinationen (z.B. schneidende Armbewegungen)
  - Direkte, langsame und gebundene Bewegungsqualitätskombinationen (z.B. begrüßende Arm- und Handbewegungen).

Danach wurde der Kreis aufgelöst und jeweils mit beiden Qualitätskombinationen Kontakt miteinander im Raum aufgenommen.

Ziel
Bewegungsrepertoire-Erweiterung und Integration von Polaritäten.

- *Abwärmen:* Alle teilnehmenden Personen halten sich in Kreisform an den Handgelenken und lehnen sich langsam gemeinsam vor und zurück. Gemeinsam bewegen wir uns im Zeitlupentempo in eine Kreisform.
- *Abschluß-Feedback* im Sitzen mit der Fragestellung. „Was nehmt Ihr aus dieser Stunde mit, und was möchtet Ihr gerne hierlassen?"

Literatur

1. Eberhard-Kaechele M (1985–78) Unveröffentlichte Manuskripte zur Ausbildungsgestaltung am Langen-Institut für Tanztherapie, Monheim/Rhein
2. Klein P (1983) Tanztherapie. Pro Janus Verlag GmbH, Suderburg, S 17
3. Willke E, Hölter G, Petzold H (Hrsg) (1991) Tanztherapie. Theorie und Praxis. Junfermann Verlag, S 37–41

Anschrift der Verfasser: U. Brügmann, Landes-Nervenkrankenhaus Valduna, Abteilung Tanztherapie/Station PF 3, Valdunastraße 16, A-6830 Rankweil, Österreich.

Wohnen und Lebensqualität schizophrener Patienten

M. Amering

Abteilung für Sozialpsychiatrie und Evaluationsforschung,
Universitätsklinik für Psychiatrie, Wien, Österreich

Zusammenfassung

Wohnen hat viele Bedürfnisse zu befriedigen, die für unsere psychische Situation große Bedeutung haben. Schizophrene Patienten sind durch ihre Erkrankung in der Gestaltung einer Wohnsituation, wie sie für gesunde Menschen in unserem Kulturkreis üblich ist, behindert. Leben im Krankenhaus, in Behinderteneinrichtungen, auf der Straße, aber auch das Zusammenleben von erwachsenen psychisch Kranken mit ihren Angehörigen sind im Hinblick auf den Verlauf der schizophrenen Erkrankungen als ungünstig anzusehen. Größtmögliche Autonomie für Patienten und Familien ist auch bei der Wohnsituation anzustreben. Für Patienten, die nicht alleine leben wollen oder können, bietet sich die Möglichkeit, in Wohngemeinschaften einer Größe, wie es auch für Gesunde üblich ist, also etwa 2–6 Personen, zusammenleben. Erste Erfahrungen mit dieser Wohnform für schizophrene Personen sind ermutigend.

Schlüsselwörter: Schizophrenie, Wohnen, Lebensqualität, Angehörige, Wohngemeinschaft.

Summary

Living situation and quality of life of schizophrenic patients. The living situation has to fullfill many of our needs, that are important for our psychological well-being. Schizophrenia disables patients in their possibilities for creating a living situation as is usual for healthy people in our culture. Living in hospitals, in homes for the disabled, in the streets of our cities, but also living together with relatives is unfavourable in regard to the course of the disorder. An independant living situation should be accomplished. For patients, who are not willing or able to live by themselves the possibility of sharing appartments with 2–6 patients is considered – as it is common in healthy people in our culture. First experiences with this form of living for groups of schizophrenic patients are encouraging.

Keywords: Schizophrenia, living situation, quality of life, relatives.

Wohnen

Eine Grundlage unseres Nachdenkens über menschliche Bedürfnisse ist die Pyramide, die Maslow 1943 [7] formulierte.

Wohnen kann schon im Grundstock als „physischer Schutz" gesehen werden. In den nächsten Schritten finden wir mit „Sicherheitsbedürfnis", „Freizeit", dann „Autonomie", „Selbstverwirklichung" und schließlich „ästhetische Stimulation" Bedürfnisse, die sehr direkt unser Wohnen betreffen.

Der Architekt Justus Dahinden [2, 3] formuliert Dimensionen des Wohnens in seiner Vorlesung zur Raumgestaltung an der TU Wien folgendermaßen:

– Sicherheit und Geborgenheit
– Schutz vor Klimaeinflüssen

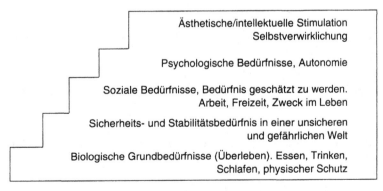

Abb. 1. Die Hierarchie der fünf menschlichen Bedürfnisse (Maslow 1954)

- Schutz vor der Umwelt
- Rückzugsmöglichkeiten
- Kommunikation zwischen Subjektwelt und Objektwelt
- Kommunikation zwischen Personen innerhalb des Raumes und zwischen dem Innen und dem Außen
- Identifikation, Wiedererkennen und Vertrautheit
- Ichfindung am Raum als Objekt (Individualität)
- Kompensation (Wohnen als Alternative zur Arbeitswelt) – Gegensätzlichkeit (Ruhe und Betriebsamkeit, Erholung und Regeneration)
- Prestige (Bedeutung, Ausstattung und Standard der Wohnung)
- soziale Integration
- Kontinuität, Heimatgefühl
- Kreativität und Spiel

Wir erkennen viele Vokabeln unserer psychopathologischen wie therapeutischen Hypothesen darin.

Um einen Standard des Wohnens zu beschreiben, kann man – als Antwort unseres Kulturkreises auf die oben formulierten Bedürfnisse und Dimensionen des Wohnens – einen Grundriß einer Wiener Genossenschaftswohnung betrachten. Wir können 4 Zimmer sehen, eines davon üblicherweise ein Gemeinschaftsraum, sowie in einfacher Ausführung die Naß- und Wirtschaftsräume, die von den Bewohnern geteilt werden. Je nach Lebensalter lebt man in einer solchen oder ähnlichen Wohnung mit seinen Eltern und ev. Geschwistern oder mit einem Partner und ev. mit seinen Kindern.

Wohnen und Schizophrenie

Der Zeitpunkt der Ersterkrankung in der Spätadoleszenz bzw. im jungen Erwachsenenalter hat bereits ganz spezifische Auswirkungen auf die Entwicklung der Wohnsituation bei jemandem, der von einer solchen Erkrankung betroffen ist. Oft erfolgt die erste stationäre Aufnahme noch aus der elterlichen Wohnung. Ein erster Versuch – z.B. in der Ausbildungszeit – aus der elterlichen Wohnung auszuziehen, kann in einem psychotischen Schub sein Ende finden. In jedem Fall ist eine stationäre Aufnahme ein dramatischer Riß in der Lebens- und Wohnsituation. Betroffene landen freiwillig oder unter Zwang im Krankenhaus, einem Wohnort, der der Therapie dienen kann – schon „moral treatment" barg die Idee, daß ein Ortswechsel therapeutisch günstig sein kann. Er kann aber auch ein Ort der Verwahrung werden, wie uns die alten großen psychiatrischen Kliniken gezeigt haben.

Die Einführung der Neuroleptika und die Psychiatriereform führten dazu, daß seit den 50er Jahren die Anzahl der hospitalisierten Patienten stark abnahm. Der Weg aus dem Spital hat verschiedene Ziele:

– Restitutio würde bedeuten, daß der Patient in seine eigene Wohnung zurückkehren oder eine neue Wohnung beziehen kann. Das ist eine sehr hohe Anforderung an Patienten – sowohl in finanzieller wie auch in sozialer Hinsicht.
– Patient landet auf der Straße. Häufig stehen die ursprünglich geplanten Einrichtungen in Gemeindenähe nicht zur Verfügung. Für New York kann angenommen werden, daß 60% der obdachlosen Personen psychisch krank sind.
– Zurück nach Hause bedeutet Elternhaus. Das bedeutet für viele Familien Überforderung, was z.B. in Italien nach einer sehr radikalen Psychiatriereform von Angehörigenvereinigungen stark beklagt wird und zu einer Polarisierung zwischen „vernachlässigenden Professionellen" und überlasteten Familien geführt hat. Es bedeutet für den Patienten, daß ein Schritt in seiner „Normalentwicklung", nämlich aus dem Elternhaus, aus der Ursprungsfamilie hinaus zur eigenen, selbständigen Wohnform, ausbleibt. Wenige Patienten gründen eine eigene Familie. Auch für das Elternpaar eines bereits erwachsenen Kindes entfällt der Lebensabschnitt, in dem das Paar wieder zu zweit lebt. Wie wir aus den Untersuchungen von Brown und Mitarbeitern [1] sowie Vaughn und Leff [8] wissen, steigt die Rückfallshäufigkeit mit dem Zusammensein mit emotional stark engagierten Angehörigen an, während eine Reduktion des Kontaktes die Rückfallshäufigkeit verringern kann.

Außerhalb des Krankenhauses gibt es noch andere Institutionen, die psychisch Kranke aufnehmen. Eine Untersuchung der Deutschen Gesellschaft für Psychiatrie und Nervenheilkunde aus dem Jahre 1978 [5] konnte erheben, daß in 57 deutschen Spitälern 54.000 Patienten Plätze haben. Ebenfalls 54.000 Patienten wohnen in 613 Heimen, davon 11.000 in Übergangswohnheimen, aber 43.000 in Altersheimen und Institutionen für Mehrfachbehinderte. Das ist auch dem heutigen Stand des Wissens über Rehabilitation bei psychischen Erkrankungen ein äußerst beklagenswerter Zustand.

Eine wichtige Studie zum Thema Lebensqualität psychisch erkrankter Menschen wurde im Jahr 1983 publiziert und enthält Ergebnisse, die das Wohnen psychisch behinderter Menschen betreffen. A. Lehmann [6] untersuchte 278 chronisch psychisch behinderte Menschen. Als Indikatoren für globales Wohlbefinden wurden folgende Faktoren identifiziert:

- nicht Opfer eines Verbrechens zu werden (die Studie wurde in Los Angeles durchgeführt),
- wenig Inanspruchnahme von Einrichtungen,
- mehr und intimere Kontakte zu Hause,
- mehr Privatsphäre am Wohnort.

Auch diese Ergebnisse liefern Argumente für den Vorschlag, für psychisch behinderte Menschen eine ähnliche Wohnform anzustreben, wie sie für psychisch Gesunde besteht: eine Wohngruppe von der Größe einer Familie. Das kommt sowohl den Bedürfnissen nach mehr intimen Kontakten zu Hause als auch dem Wunsch nach Privatsphäre entgegen.

In Zusammenhang mit dem therapeutischen Wohnheim Pension Bettina haben wir erste Erfahrungen mit solchen Wohngemeinschaften gemacht.

Pension Bettina

In Wien wurde im Jahre 1986 von Angehörigen und professionellen Helfern gemeinsam ein neuartiges therapeutisches Wohnheim

für zehn schizophrene Patienten und deren Familien gegründet
[4]. Patienten verbringen die Woche von Montag bis Freitag im
Wohnheim, das Wochenende mit ihren Familien. Angehörige
kommen ins Wohnheim, nehmen mit Bewohnern und Therapeuten an den Alltagsaktivitäten teil, machen sogar Nachtdienste.
Bewohner lernen also Angehörige anderer Bewohner kennen, Angehörige treffen und arbeiten mit zehn verschiedenen Bewohnern
zusammen. Während der 17monatigen Dauer des Aufenthaltes
werden neue Erfahrungen im Umgang miteinander gemacht. Die
Bewohner sind zwischen 20 und 40 Jahre alt und sind seit mehreren Jahren psychisch krank. Die Indikation für eine Teilnahme an
diesem Programm ist eine Familie, die helfen will, aber häufig
überfordert ist, sodaß befürchtet werden muß, das die Entwick-
lungs- und Gesundungsmöglichkeiten der kranken Familienmitglieder sowie auch die Lebensqualität der Angehörigen eingeschränkt sind. Die Mehrzahl der Patienten lebt bei Eintritt in die
Pension Bettina im Haushalt der Angehörigen. Der Aufenthalt in
der Pension Bettina soll wie eine Lebensschule verstanden werden. Zusammen kann man lernen, mit dieser Erkrankung zu leben
– ohne Stagnation in der Entwicklung der Patienten und der Angehörigen. Das therapeutische Ziel ist größtmögliche Autonomie für
Patienten und Familien.

Das muß sich auch in der Wohnsituation realisieren. Das Ziel
diesbezüglich ist also ein getrennter Wohnsitz für Patienten, wie es
für Menschen dieser Altersgruppe üblich ist. Patienten brauchen oft
mehr Unterstützung durch die Angehörigen als gesunde junge
Menschen. Autonomie in der Wohnsituation erscheint uns eine
Voraussetzung für eine befriedigende und hilfreiche Beziehung
zwischen Patienten und ihren Angehörigen.

In Abb. 2 zeigen wir Daten für 37 Patienten, die einen 17mona-
tigen Wohnheimturnus abgeschlossen haben. Im Vergleich zu 14%
bei Eintritt in die Pension Bettina verlassen 78% der Bewohner das
Programm in eine autonome Wohnsituation, eine Jahr später sind es
noch immer 76%, die unabhängig von den Angehörigen leben. Die
Daten in Abb. 3 betreffen Krankenhaustage im Vergleich zwischen
dem Jahr vor Pension Bettina und dem Jahr danach.

Die Tatsache, daß sich die Anzahl der Krankenhaustage dieser Gruppe von Patienten von 39% aller möglichen Tage im Jahr vor Pension Bettina auf 7% im Jahr danach reduziert hat, zeigt eindrucksvoll, daß es den Patienten nach Absolvierung des 17monatigen Therapieprogrammes möglich ist, im Rahmen einer autonomen Lebenssituation mit den Symptomen ihrer Erkrankung wesentlich besser umzugehen.

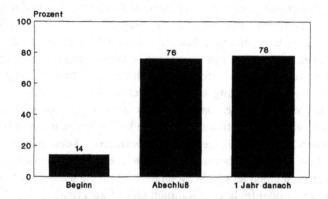

Abb. 2. Autonome Wohnsituation zu Beginn, bei Abschluß und 1 Jahr nach Pension Bettina; 37 Bewohner

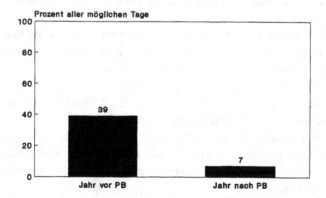

Abb. 3. Krankenhaustage im Jahr vor und im Jahr nach Pension Bettina; 37 Bewohner

Wohngemeinschaften

Etwa ein Drittel der Patienten, die in eine autonome Lebensituation entlassen werden konnten, zog in eine Einzelwohnung. Anderen erschien dies nicht bewältigbar und vielen auch nicht wünschenswert. Also bildeten sich Gruppen zwischen 2 und 6 Personen, die eine Wohngemeinschaft miteinander versuchen wollten. Durch die Kooperation der betreffenden Familien gelang es, Wohnungen anzumieten, finanzielle Unterstützung und lockere Betreuung im Sinne von case-management zu erreichen. Wir konnten in den letzten Jahren die Entwicklung dreier solcher Wohngemeinschaften mit insgesamt 16 Wohnplätzen beobachten. Manche der positiven Effekte – Zunahme der Selbständigkeit der Bewohner, Entwicklung tragender Netzwerke, freundschaftliche und lustvolle Kontakte von vorher sehr einsamen Menschen u.v.m. – sowie viele der Probleme – Vorurteile der Nachbarn, Konflikte zwischen den Angehörigen, den Bewohnern – konnten wir voraussehen. Anderes überraschte uns, wie z.B. eine Überschwemmung durch einen lecken Waschmaschinenschlauch oder ein polizeiliches Großaufgebot im Rahmen einer Exazerbation einer Psychose, aber auch die kompetente Beruhigung der Patientin sowie der Situation durch die Hausmeisterin, oder die Tatsache, daß eine Gruppe von Patienten und deren Familien regelmäßig gemeinsam auf Urlaub fährt.

Wir können noch keine speziellen Daten für diese Wohnform präsentieren, möchten aber aus den bisherigen Untersuchungen und unseren Erfahrungen folgendes hervorheben:

- Auch für junge Menschen, die an einer Psychose leiden, ist Autonomie der Wohnsituation anzustreben.
- Unsere Daten zeigen, daß – nach Abschluß des Therapieprogramms Pension Bettina – Unabhängigkeit der Wohnsituation Hand in Hand geht mit massiver Reduktion der Krankenhausaufenthalte.
- Für Patienten, die keine eigene Familie gründen, aber dem Alleinleben nicht gewachsen sind oder dies auch nicht an-

streben, kann man eine Wohnform finden, die der der Normalbevölkerung ähnelt: Wohngemeinschaften von etwa 2 bis 6
Personen.

Literatur

1. Brown GW, Monck EM, Catstairs GM, Wing JK (1962) The influence
   of family life on the course of schizophrenic illness. Br J Prevent Soc
   Med 16: 55
2. Dahinden J: Raumgestaltung, Vorlesung an der TU Wien
3. Fleischer E, Grass F, Grünberger J, Linzmayer L, Pfersmann D,
   Pfersmann V, Zapotocky HG, Zaussinger J (1992) Psychopathogene
   Faktoren im Wohnbau. Forschungsprojekt 1232, gefördert aus Mitteln
   des Bundesministeriums für wirtschaftliche Angelegenheiten – Wohn-
   bauforschung, Wien
4. Katschnig H, Konieczna T, Michelbach H, Sint PP (1989) Intimität auf
   Distanz – ein familienorientiertes Wohnheim für schizophrene Patienten. In: Katschnig H (Hrsg) Die andere Seite der Schizophrenie –
   Patienten zu Hause, 3. erweiterte Aufl. Psychologie Verlags Union,
   München, S 229–242
5. Kitzig P (1980) Betreuungsformen chronisch psychisch Kranker außerhalb des psychiatrischen Krankenhauses. Psychiat Prax 7: 212–222
6. Lehman AF (1983) The well-being of chronic mental patients. Assessing their quality of life. Arch Gen Psychiatry 40: 369–373
7. Maslow AH (1954) Motivation and personality. Harper and Row, New
   York
8. Vaughn C, Leff JP (1976) The influence of family life and social
   factors on the course of psychiatric illness. Br J Psychiatry 129: 125–
   137

Anschrift der Verfasserin: Dr. M. Amering, Abteilung für Sozialpsychiatrie und Evaluationsforschung, Universitätsklinik für Psychiatrie, Währinger Gürtel 18–20, A-1090 Wien, Österreich.

Schizophrenie im Zeitalter der „Multiphrenie": die Qualität therapeutischer Gemeinschaften und ihr Einfluß auf die Lebensqualität schizophrener Patienten

K. Purzner

Psychiatrisches Krankenhaus der Stadt Wien, Österreich

Zusammenfassung

Zunächst soll kurz auf Erscheinung, Entstehung und Wirkung der heutigen Tendenz zur „multiphrenen" Verfaßtheit der Gesellschaft, ihrer Teilsysteme und Mitglieder eingegangen werden. Danach folgen Beispiele für „Multiphrenie" aus dem Bereich der Psychiatrie und für Bemühungen ebendort, auf organisatorischer, konzeptueller und praktischer Basis ein Mehr an Integration zu erreichen. Schließlich soll über einen eigenen Versuch berichtet werden, mittels eines integrativ wirksamen Konzepts die Ganzheitlichkeit von Versorgungsangeboten zu fördern.

Schlüsselwörter: „Multiphrenie", Individualisierung, Ganzheitlichkeit des Behandlungsangebots als Qualitätskriterium, Integrationsbemühungen.

Summary

Schizophrenia in the Age of „Multiphrenia": the quality of therapeutic communities and their influence on the life quality of schizophrenic patients. At the beginning the modern trend of „multiphrenia" within members and subsystems of society will be described in phenomenology, cause and effect. Examples for multiphrenia within psychiatry follow, including organisational, conceptual and practical efforts to achieve more integration. Finally a report will be given about the developement of a concept with integrative effect, in order to further entireness and therewith the quality of treatment.

Keywords: „Multiphrenia", individualization, entireness of treatment as a criterion of quality efforts.

Einleitung

Zwei strukturelle Haupteigenschaften unserer Zivilisation und ihre Auswirkungen auf die Psychiatrie

Die Makro-Ebene

Die zunehmende Feingegliedertheit (Differenziertheit) und (Änderungs)-Schnelligkeit (Dynamik) unserer soziokulturellen Lebenswelt wird im allgemeinen als Fortschritt gesehen und bewertet. Jenseits gewisser Grenzen allerdings werden diese strukturellen Haupteigenschaften der heutigen Zivilisation zum Problem. Betroffen ist dabei vor allem unser Orientierungsvermögen. D.h., es entsteht die Gefahr von Orientierungskrisen, die in der Schwierigkeit begründet ist, ein weiteres Plus an Kompliziertheit und Geschwindigkeit zu verarbeiten. Einerseits kommen viele Menschen mit dem anwachsenden Tempo des sozialen Wandels nicht mehr mit und wollen auch gar nicht mehr mitkommen. Andererseits haben immer mehr Bürger mit der zunehmenden Kompliziertheit der Verhältnisse ihre liebe Not. Verzweigungs- bzw. Verfeinerungsprozesse unterschiedlichster Art (Differenzierung in Form von Spezialisierung, Diversifizierung, Individualisierung etc.) haben in vielen Lebensbereichen zu einer Schwerüberschaubarkeit geführt, die unser Verarbeitungsvermögen (individuell, aber auch kollektiv) immer wieder vor scheinbar fast unlösbare Aufgaben stellt. Was dabei nicht übersehen werden sollte, ist die Tatsache, daß hinter den entstehenden Orientierungsproblemen eine Überforderung des individuellen und kollektiven Informationsverarbeitungsvermögens steht, verstanden im wesentlichen als eine Abstimmungsleistung (Integration).

Die Meso-Ebene

Dieser allgemeine geschichtlich-gesellschaftliche Gesamtzustand beeinflußt naturgemäß auch die Verhältnisse in gesellschaftlichen Teilbereichen. Was die Psychiatrie betrifft, hat Jaspers darauf (und auch auf die Neigung dieses wichtige Faktum zu übersehen) in seiner „Allgemeinen Psychopathologie" [3] hingewiesen: „Therapie und Psychotherapie und das gesamte praktische Verhalten gegenüber Geisteskranken und abnormen Menschen stehen unter den Bedingungen der Staatsmacht, der Religion, der soziologischen Zustände, der herrschenden geistigen Tendenzen eines Zeitalters, dann erst, aber keineswegs allein, unter den Bedingungen der anerkannten wissenschaftlichen Erkenntnis". Und so darf es eigentlich nicht verwundern, wenn wir auch in der Psychiatrie neben Erscheinungen der Differenzierung solche der Desintegration finden. Rössler hat in einem Vortrag bei der Tagung der Gesellschaft Österreichischer Nervenärzte und Psychiater in Bad Ischl 1992 dazu folgendes bemerkt: „Die angestrebte Individualisierung und Flexibilisierung der Versorgung ist wohl am ehesten durch kleinstrukturierte und -dimensionierte Einrichtungen zu erreichen, deren Angebote sich variabel über verschiedene Einrichtungen hinweg miteinander verknüpfen lassen. Die Aufteilung des Versorgungsangebotes auf viele kleine Einrichtungen und Dienste *hat aber in der Realität der Versorgung anstelle von Flexibilisierung und Individualisierung häufig planloses Nebeneinander, Fehl-, Unter- oder Überbetreuung mit sich gebracht.*" (Hervorhebungen von mir).

Die Mikro-Ebene

Die beschriebenen Verhältnisse auf der gesellschaftlichen Makro-Ebene machen aber auch auf der Meso-Ebene nicht Halt, sondern erreichen mit ihrem Einfluß die Mikro-Ebene, d.h. Gemeinschaften, Gruppen und Individuen. Vor allem die Vertreter einer „nichtreduktionistischen" Sozialpsychologie haben sich in den letzten Jahren mit dieser Thematik intensiv beschäftigt. Das gilt z.B. sowohl für die Münchner Gruppe um Keupp, als auch für amerikanische Sozi-

alpsychologen wie Gergen, Ornstein oder Harre. Auf der Grundlage
eines systematisch entwickelten sozialhistorischen Verständnisses
des neuzeitlichen Subjekts beschäftigt sie vor allem die Frage, wie
sich gesellschaftliche Veränderungsprozesse auf die Subjektivitäts-
form auswirken. Im Zusammenhang des Themas dieser Arbeit geht
es dabei um das Problem, welche Folgen der Umgang mit dem mehr
differenzierten als integrierten sozio-kulturellen System für das
Individuum im Bereich seines psychologischen Funktionierens zei-
tigt. Und viele Forscher gelangten zu der Erkenntnis, daß angesichts
der partikularistischen Lebenssituation des modernen Menschen,
Alfred Schütz sprach von „multiplen Realitäten", beim Subjekt ein
Trend zur Entwicklung von „multiplen Identitäten" besteht. Das
Phänomen selbst wurde unterschiedlich bezeichnet: Ornstein [11]
sprach von „Multimind", Keupp von „Patchwork-Identity" [5] und
Gergen [2] schließlich von „Multiphrenie".

Was den gesellschaftlichen Teilbereich der Psychiatrie betrifft,
haben in den letzten Jahren einige Autoren [6, 8, 9, 1] energisch auf
die verheerenden Auswirkungen der eben beschriebenen Verhältnisse in psychiatrischen Organisationen und therapeutischen Gemeinschaften aufmerksam gemacht: Patienten und Angehörige ver-
weigern angesichts unterschiedlichster Meinungen im betreuenden
Netzwerk den vernünftigen Umgang mit Krankheit und die Errich-
tung einer vertrauensvollen Beziehung zum Personal, Forscher
reden aneinander vorbei und Lehrende hören von den Auszubilden-
den vielfach geäußerten Überdruß an der Vielfalt im Unterricht
vorgetragener und zu lernender Konzepte bzw. Modelle. Allerdings
wies ich beim vorjährigen Schizophrenie-Workshop darauf hin, daß
sich in den letzten Jahren Zeichen für Versuche mehrten, gegen
diese ungünstigen Folgen der Zersplitterung anzukämpfen. Ich
ortete – ähnlich wie im gesamtgesellschaftlichen Kontext – auch in
der Psychiatrie Anzeichen für eine Besinnung [17]. „Was die Zersplitterung betrifft, gibt es sowohl theoretische (z.B. Chaosfor-
schung) als auch praktische Versuche (multidiagnostischer Ansatz,
Konsensus-Konferenzen, Brückenkonzeptbildung etc.), die Chan-
censeite der chaotischen Situation fruchtbar zu machen. Die Prag-
matik dieser Versuche befindet sich aber erst in den Anfängen".

Ich möchte in dieser Arbeit das Thema noch einmal aufgreifen und ergänzen. Zunächst soll kurz auf Erscheinung, Entstehung und Wirkung der heutigen Tendenz zur „multiphrenen" Verfaßtheit der Gesellschaft, ihrer Teilsysteme und Mitglieder eingegangen werden. Danach folgen Beispiele für „Multiphrenie" aus dem Bereich der Psychiatrie und für Bemühungen ebendort, auf organisatorischer, konzeptueller und praktischer Basis ein Mehr an Integration zu erreichen. Schließlich möchte ich über einen eigenen Versuch berichten, mittels eines integrativ wirksamen Konzepts die Ganzheitlichkeit von Versorgungsangeboten zu fördern.

Material, Methode und Protokolle

Die im folgenden dargestellten und diskutierten Ergebnisse wurden in den letzten zwei Jahrzehnten mit den Mitteln der routineintegrierten Aktionsforschung im Psychiatrischen Krankenhaus der Stadt Wien Baumgartner Höhe erhoben.Darunter sind aktive und passive teilnehmende Beobachtung in unzähligen Situationen der Versorgungspraxis ebenso zu verstehen, wie Einzel- und Gruppeninterviews bzw. -diskussionen mit Mitarbeitern unterschiedlichen Rangs und Profession, in den Krankenpflegeschulen und zuletzt im Rahmen von diversen Organisationsentwicklungsprojekten, die in unserem Krankenhaus ablaufen [genauer 7, 15].

Ergebnisse

Erscheinung, Entstehung und Wirkung der „Multiphrenie"

Was die *Erscheinung* der gesamtgesellschaftlichen „Multiphrenie" betrifft sei einerseits Broch zitiert, der bereits in den Dreißiger Jahren in seinem Werk „Die Schlafwandler" von einer „pluralistischen Lebenswelt" spricht, von einer „Vielfalt widerstreitender Interessen", und davon, daß im Lebensalltag „die Einheit der Weltbetrachtung und -beherrschung" zerbreche. Das „Gesamtsystem" zerfalle in „Partialgebilde", die „Reichweite der Vernunft" werde eingeschränkt, es gäbe nur noch „Partialvernünfte, parzellierte Vernünfte". Ein halbes Jahrhundert später meint Prisching [12], die

Welt sei „an ihrer eigenen Komplexität zerbrochen", „unüberschau-
bar geworden", „in verwirrende Subsysteme zerlegt, die sich in kein
übergreifendes Ganzes mehr einfügen lassen" und beschreibt damit
eine „Stückwerk-Gesellschaft, an der es nur noch da und dort durch
piecemeal-engineering etwas zu basteln gibt".

Was die *Entstehung* der eben beschriebenen gesamtgesellschaftlichen Zersplitterung betrifft, möchte ich vor allem Keupp [5]
zu Wort kommen lassen. Er unterteilt die Entwicklung, die zum
heutigen Zustand geführt hat, in zwei Phasen. Die erste, frühe,
ermöglichte den Kapitalismus. „Die Durchsetzung der kapitalisti-
schen Produktionsweise bedeutete eine Auflösung der feudalen
Abhängigkeitsverhältnisse. Die gesellschaftliche Herstellung der
„freien Lohnarbeiterexistenz" hat Menschen aus ihren traditionellen Lebenszusammenhängen herausgerissen, hat sie von ihrem
Grund und Boden und aus ihren Herkunftsregionen getrennt, hat
gewaltige Bevölkerungswanderungen in die neuen Industriezentren
in Bewegung gesetzt. Aber dieser permanente Freisetzungs- und
Vereinzelungsprozeß hat nicht zu einer Individualisierung geführt,
sondern mündete in der Kollektiverfahrung der Verelendung und
Ausbeutung. Die gemeinsame Erfahrung der fortschreitenden Verschlechterung der Lebenslage hat zur Solidarisierung und zum
Zusammenschluß der Arbeiterklasse geführt".

Seit den 50er Jahren dieses Jahrhunderts läuft die zweite Phase
der Modernisierung, die durch alle gesellschaftliche Schichten
geht. Sie hat eine wohlfahrtsstaatliche Absicherung und einen Lebensstandard zur Voraussetzung, der den Entfaltungsspielraum des
einzelnen vergrößert und zugleich die Notwendigkeit der Solidar-
gemeinschaft aus der existentiellen Not heraus abgebaut hat. Sol-
cherart eingebettet in und abgepuffert durch diese Ressourcen der
spätkapitalistischen Wohlfahrtstaaten hat die Dynamik der gesellschaftlichen Prozesse zu einem tiefgreifenden Individualisierungs-
schub geführt, zu einem „sozialen und kulturellen Erosions- und
Evolutionsprozeß von beträchtlicher Reichweite".

Laut Keupp hat der eben beschriebene Individualisierungspro-
zeß, der im Schoß der bürgerlichen Gesellschaft von Anbeginn
angelegt war, in seiner Dynamik mittlerweile unsere Gesellschaft

ganz durchdrungen und alle gesellschaftlichen Schichten erfaßt.
Wichtig scheint es Keupp, „diesen soziokulturellen und psychosozialen Veränderungsprozeß" was seine *Wirkung* betrifft, „nicht nur
als Verfallsgeschichte zu beschreiben, in der bewährte und liebge-
wordene Lebensformen unterminiert und zermahlen werden. Er
eröffnet auch die Chance für neue Lebensformen". Allerdings
meint Keupp, diese Befreiung habe auch ihren Preis. „Das ständige
Aushandelnmüssen ist anstrengend, ist ein kaum zu befriedender
Krisenherd, jedenfalls solange keine neuen kollektiven Sinnhori-
zonte entstanden sind. Seine Bewältigung erfordert bei den Subjek-
ten psychosoziale Ressourcen, die längst nicht immer vorhanden
sind".

Beispiele für „Multiphrenie" in der Psychiatrie.
Zur Pragmatik der Gegensteuerung

An drei Beispielen möchte ich die Problematik der Zersplitterung
und deren Bekämpfung in der Psychiatrie verdeutlichen, nämlich
im Bereich der *Psychotherapie*, der zunehmenden *Verrechtlichung*
und der *Psychopharmakotherapie*.

Beispiel 1

Was die *Psychotherapie* betrifft, haben Differenzierungsprozesse
zu einer fast unüberschaubaren Situation geführt. Der „Verzweigt-
heitszustand" der Psychotherapie läßt sich in folgendem Bild [aus
19] beschreiben: Versteht man die großen therapeutischen Strömungen als in etwa gleichem Abstand zueinander stehende Bäume
mit einem Stamm, mehreren Hauptästen, Zweigen und Verästelun-
gen, so lassen sich verschiedene Ebenen des gesamten Bildes
unterschieden (Abb. 1).

   Daß es trotz dieser verwirrenden Situation möglich ist, ein
Grundkonzept eines integrierten und standardisierten psychotherapeutischen Ausbildungsprogramms an einer psychiatrischen Klinik
zu installieren, hat kürzlich Berger (Freiburg) bei einem Vortrag in
Wien überzeugend dargestellt.

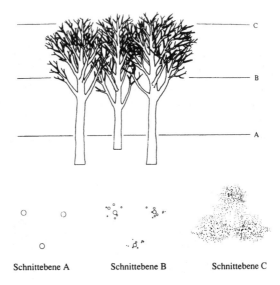

Schnittebene A   Schnittebene B   Schnittebene C

Abb. 1. Schnitt durch das Therapieformen-Dickicht bei verschiedenen Schnittebenen

Beispiel 2

Was den Bereich *Recht* betrifft, ist es in den letzten Jahrzehnten gesamtgesellschaftlich ebenfalls zu einem enormen „Verzweigungsprozeß" gekommen. Die Zunahme der vom Nationalrat pro Jahr produzierten Seiten an Bundesgesetzblättern zeigt das sehr deutlich (Abb. 2).

Diese anwachsende „Normenflut" ergießt sich in die verschiedensten gesellschaftlichen Teilbereiche, so auch ins Gesundheitswesen und stellt dort hohe Anforderungen an das Integrationsvermögen aller Betroffenen und Beteiligten. Als Beispiel sei der Vollzug des Unterbringungsgesetzes genannt, bei dem verschiedenste Integrationsinstrumente eingesetzt werden mußten und weiter eingesetzt werden, um im Dienste und zum Nutzen der Patienten allmählich eine ganzheitliche und sinnvolle Vorgangsweise zu erreichen.

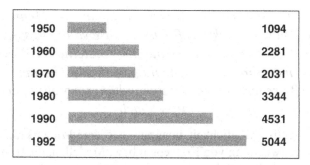

Abb. 2. Vom Nationalrat pro Jahr produzierte Seiten an Bundesgesetzblättern

Beispiel 3

Schließlich sei noch ein Beispiel aus dem Bereich der *Psychophar-makotherapie* genannt. Kissling führt über die dort einschlägigen „multiphrenen" Zustände am Beispiel der Rezidivprophylaxe bei schizophrenen Patienten beredte Klage. Er kritisiert die große Uneinheitlichkeit und weitgehende Beliebigkeit ärztlicher Prophylaxeempfehlungen [6]. „Die derzeitige Situation, daß dem gleichen schizophrenen Patienten vier völlig unterschiedliche Prophylaxeempfehlungen gegeben werden, wenn er vier verschiedene Psychiater konsultiert ... ist professionell mehr als unbefriedigend und sicher auch nicht compliancefördernd." „Selbst in der gleichen Klinik kann es vorkommen, daß vergleichbare Patienten im ersten Stock ein halbes Jahr, im zweiten Stock zwei Jahre lang rezidivprophylaktisch behandelt werden. Wäre es 30 Jahre nach Einführung der Neuroleptika nicht langsam an der Zeit, daß man in der Psychiatrie versucht, sich zumindest auf einen groben Richtlinienkatalog zu einigen?" Kissling appelliert angesichts dieses weder gesundheitspolitisch noch ethisch vertretbaren Umstands an die psychiatrischen Fachgesellschaften, sich für Qualität und Einheitlichkeit ärztlicher Prophylaxeempfehlungen einzusetzen (Herausgabe von Behandlungsempfehlungen).

Orientierungsmodell „Daseinstechniken des Menschen"
(Patientenperspektive, Belastungs-Bewältigungsprozeß)
und seine Abstimmung auf die Vorstellung von der
mehrdimensionalen Diagnostik und Therapie
(Betreuerperspektive, Behandlungsprozeß) in der
Psychiatrie

Eine wichtige Möglichkeit, integrationsfördernd zu wirken, besteht
in der Entwicklung von Konzepten bzw. Modellen, die mehr oder
weniger ausdrücklich auf das „Zusammenspannen" von in der
Regel zu wenig abgestimmten Bereichen abzielen. Reiter hat z.b. in
den letzten Jahren mit der „Klinischen Konstellation" eine solche
Konzeption vorgelegt [18]. Es handelt sich bei solchen Modellen
um „Brückenkonzepte", die sich durch „Anschlußfähigkeit" aus-
zeichnen oder auch um „Meta-Modelle mit Orientierungswirkung
für alle Beteiligten" [16]. Im folgenden möchte ich ein solches von
mir entwickeltes Konzept des Belastungs-Bewältigungsgesche-
hens beim Menschen näher erläutern.

Die Abb. 3 zeigt, wie viele Mitarbeiter in der Psychiatrie über
den Menschen denken, das heißt genauer gesagt über dessen grund-
sätzliche Möglichkeiten, in der jeweiligen Lebenssituation auf objektiv belastende und unterstützende Ereignisse oder Einflüsse
(Gefahren und Chancen) subjektiv zu antworten. Demnach stehen
jeder Person drei grundlegende „Daseinstechniken" zur Verfügung,
die im Orientierungsmodell der Abb. 3 als „Alltagshandeln", „Kreativität und Spiritualität" sowie als „Symptombildung" bezeichnet
sind. Diese Grundtechniken sind im Modell in einer Weise angeordnet, die eine relativierte Wertung enthält: auf der rechten Seite der
Abbildung befinden sich die heilsamen Anteile des Problemlö-
sungssystems, nämlich die Stärken im Bereich des Alltagshandelns
und Kreativität und Spiritualität. Auf der linken Seite hingegen sind
die krankmachenden Seiten des Menschen abgebildet, die Schwächen im Alltagshandeln und die Symptombildung in Form von
Krankheit und Kriminalität. „Relativiert" ist diese Wertung (in der
Abbildung durch das jeweils in Klammer gesetzte gegensätzliche
Vorzeichen in der Mitte des Bildes symbolisiert) durch die Tatsa-

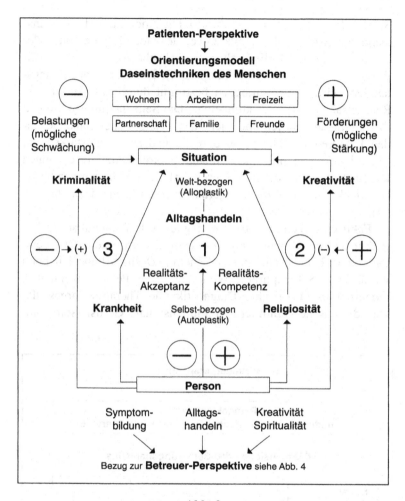

Abb. 3

che, daß Krankheit und Kriminalität, obwohl grundsätzlich negativ, in ihrer Krisenhaftigkeit für den Menschen immer auch eine Chance bedeuten. Umgekehrt gilt für die grundsätzlich positiv zu wertende Kreativität und Spiritualität, daß hier eine Entartung stattfinden kann, die diese an sich heilsamen Einflüsse ins Negative kehrt (z.B.

Spielsucht oder Sekten-„Un"wesen). Die Anordnung der Daseinstechniken im oberen bzw. unteren Teil des Modells (situations- oder personnahe) spiegelt die Welt- bzw. Selbstbezogenheit der jeweiligen Technik (Allo- bzw. Autoplastik). Die Stärke des Alltagshandeln wird im wesentlichen bestimmt durch das Ausmaß an Realitätsakzeptanz und -kompetenz. Die Selbstheilungskräfte und -bemühungen des Menschen richten sich darauf, die krankmachenden Faktoren zu schwächen und die heilsamen zu stärken, im Modell also von links nach rechts zu kommen. Die einzelnen Daseinstechniken sollen an dieser Stelle aus Gründen der Übersichtlichkeit nicht einzeln angeführt werden [siehe dazu aber 13, 14].

Faktisch folgen auch unsere diagnostisch-therapeutischen Bemühungen im Rahmen von Behandlungsprozessen dem beim Patienten oben beschriebenen Schema. Deshalb habe ich beim vorjährigen Schizophrenie-Workshop eine Perspektivenmatrix moderner psychiatrischer Diagnostik und Therapie vorgeschlagen, die das herkömmliche dreidimensionale Gerüst (somatolo-

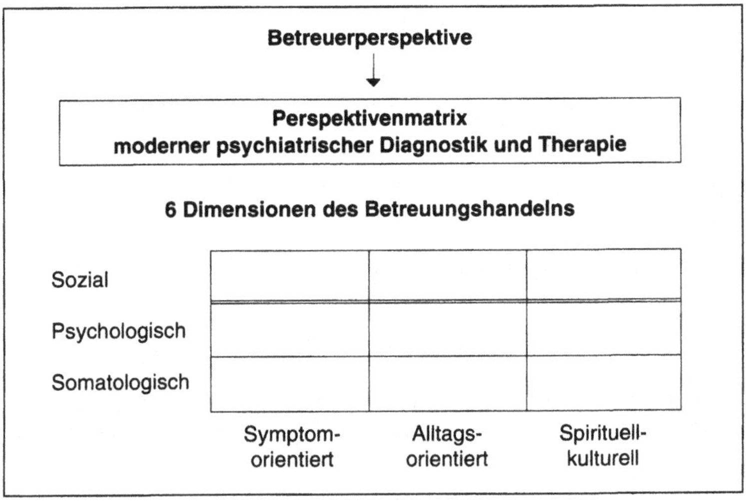

Abb. 4

gisch, psychologisch und sozial) matrixartig um die Dimensionen „symptomorientierte", „alltagsorientierte" und „spirituell-kulturelle" Diagnostik und Therapie ergänzt (siehe Abb. 4). Sehr verschiedene Verfahren, die wir einsetzen, um unseren Patienten zu helfen, fänden dann auch konzeptionell ihren systematischen Platz (z.B. die diversen kreativen Therapien, die Krankenhausseelsorge, die Versuche alltagspraktische Fähigkeiten des Patienten zu fördern etc.).

Diskussion

Es kann als gesichert gelten, daß bei der Entstehung psychiatrischer Erkrankungen ein ineinandergreifendes Bedingungsgefüge vorliegt und für die Behandlung daher ein integriertes Angebot verschiedener Verfahren erforderlich ist. Bei einer psychiatrischen Behandlung lassen sich einzelne diagnostische oder therapeutische Maßnahmen nicht wie bei anderen medizinischen Dienstleistungen (z.B. Laboruntersuchungen, operativen Eingriffen usw.) weitgehend zeit- und personenunabhängig aneinanderreihen. Sie müssen jeweils in spezifischer und abgestimmter Weise nach dem Prinzip der Kontinuität und Ganzheitlichkeit des Angebots auf die konkrete Situation des Patienten(-systems) oder der Patientengruppe zugeschnitten und von den Mitarbeitern der Station gemeinsam ausgeformt werden [1]. Dies ist ein außerordentlich komplexer Vorgang, weil sich die Fähigkeiten, Störungen und Defizite der Patienten in psychiatrischen Institutionen in unterschiedlicher Weise zeigen bzw. in verschiedenen Situationen durch verschiedene Berufsstände und Persönlichkeiten verschieden eingeschätzt werden. Daher ist ein Milieu, das diesen Ansprüchen genügt, in psychiatrischen Institutionen noch längst nicht selbstverständlich.

Die Qualität und Effizienz der psychiatrischen Routinebehandlung steht aber und fällt abgesehen von der Güte der jeweiligen diagnostischen und therapeutischen Einzelmaßnahme – mit dieser eben beschriebenen Abstimmungsleistung. Unter Bedingungen einer „multiphrenen" Gesellschaft wird eine solche Integrationsaufgabe nicht eben erleichtert. Es sind daher alle Versuche – gleichviel ob konzeptioneller, praktischer, organisatorischer oder anderer Art – Integration energisch voranzutreiben (ohne schöpferische Spielräume allzusehr einzuengen) zu begrüßen. An dieser Stelle sollte Hippolytos Guarinonius nicht unerwähnt bleiben, der vor mehreren hundert Jahren als Stadtarzt von Hall segensreich wirkte. Er war schon damals – ähnlich wie Paracelsus früher und an anderen Orten – ein emsiger Befürworter ganzheitlichen Vorgehens in der Medizin. Guarinonius ist, wesentlich auch durch seine architektonischen Leistungen, in Hall und Umgebung sowohl der Bevölkerung als auch manchen Mitarbeitern der Psychiatrie gut im Gedächtnis geblieben. Der Geist des berühmteren Paracelsus wird neuerdings in vielbesuchten und erfolgreichen Messen – an denen sich auch die Psychiatrie beteiligt – jährlich heraufbeschworen. Beide Ärzte eignen sich vortrefflich als Identifikationsfiguren für Mitarbeiter einer Psychiatrie, die alle Anstrengungen unternimmt, Heilung als ganzheitliches Geschehen zu inszenieren.

Literatur

1. Bergener M, Kitzig HP, Kruckenberg P, Rave-Schwank M, Ritzel G, Werner W (1982) Personalbedarf im Psychiatrischen Krankenhaus. Aufgaben und Ziele einer zeitgemäßen psychiatrischen Behandlung. Psychiatrische Praxis 9: 1–16
2. Gergen K (1991) The saturated self, dilemmas of identity in contemporary life. New York
3. Jaspers K (1973) Allgemeine Psychpathologie. Springer, Berlin Heidelberg New York
4. Keupp H (1986) Psychosoziale Praxis in einer sich spaltenden Gesellschaft. Ludwig Boltzmann-Institut für Medizinsoziologie beim Institut für höhere Studien, Wien
5. Keupp H (1989) Auf der Suche nach der verlorenen Identität. In: Keupp H, Bilden H (Hrsg) Verunsicherungen. Das Subjekt im gesellschaftlichen Wandel. Hogrefe, Göttingen Toronto Zürich
6. Kissling W (1992) Ist die Hälfte aller schizophrenen Rezidive iatrogen? In: König P (Hrsg) Rückfallprophylaxe schizophrener Erkrankungen. Springer, Wien New York, S 1–11 (Aktuelle Probleme der Schizophrenie)
7. Mackinger H (1983) Die Rehabilitation chronisch psychiatrischer

Patienten. Projektbericht des Fonds zur Förderung der wissenschaftlichen Forschung (Proj. Nr. 4176 und 4409), Wien

8. Meise U, Kurz M, Schätt P, Fleischhacker WW (1991) Die neuroleptische Langzeittherapie schizophrener Psychosen: Einstellungen und Richtlinien. In: Platz T, Schubert H, Neumann R (Hrsg) Fortschritte im Umgang mit schizophrenen Patienten. Springer, Wien New York, S 145–162 (Aktuelle Probleme der Schizophrenie)

9. Meise U (1991) Compliance. Ein Aspekt der Arzt-Patient-Beziehung. In: Danzinger R (Hrsg) Psychodynamik der Medikamente. Interaktion von Psychopharmaka mit modernen Therapieformen. Springer, Wien New York

10. Meise U (1991) Zum Stellenwert und Image der Psychiatrie innerhalb der Medizin. In: Meise U, Hafner F, Hinterhuber H (Hrsg) Die Versorgung psychisch Kranker in Österreich. Eine Standortbestimmung. Springer, Wien New York

11. Ornstein R (1989) Multimind. Paderborn

12. Prisching M (1986) Verkitschung des Denkens. „Die Presse", Wien, 13./14. September

13. Purzner K (1988) Die Lebenslage als Gegenstand psychiatrischen Handelns. Ein anthropologisches Modell des psychiatrischen Patienten unter besonderer Berücksichtigung der Gerontopsychiatrie. In: Kalousek ME (Hrsg) Gerontopsychiatrie. Janssen, Neuss

14. Purzner K (1988) Modellüberlegungen zur Verlaufsdynamik von seelischen Störungen im Alltag. In: Kanowski S, Dimroth G (Hrsg) Gerontopsychiatrie. Chronische psychische Erkrankungen im Alter. Janssen, Neuss

15. Purzner K (1990) Psychiatriereform als Organisationsentwicklung. Innovationsförderung durch Kooperation zwischen Soziologie treibender Psychiatrie und professioneller Soziologie. In: Förster R, Pelikan JM (Hrsg) Psychiatriereform und Sozialwissenschaften. Erfahrungsberichte aus Österreich. Facultas, Wien

16. Purzner K (1990) Ansätze zu einer Praxeologie der psychischen Psychotherapie. In: Sonneck G (Hrsg) Das Berufsbild des Psychotherapeuten. Kosten und Nutzen der Psychotherapie. Facultas, Wien

17. Purzner K (1993) Die Auswirkungen des gesellschaftlichen Wertewandels auf schizophrene Patienten und ihre Betreuungsnetzwecke. In: Platz T (Hrsg) Brennpunkte der Schizophrenie. Gesellschaft – Angehörige – Therapie. Springer, Wien New York, S 75–86 (Aktuelle Probleme der Schizophrenie)

18. Reiter L (1993) Die depressive Konstellation. Ein systemisch-integratives Konzept. In: Hell D (Hrsg) Ethologie der Depression. Gustav Fischer, Stuttgart Jena

19. Schlepp T, Kemmler L (1988) Emotion und Psychotherapie. Ein kognitiver Beitrag zur Integration psychotherapeutischer Schulen. Huber, Bern Stuttgart Toronto

Anschrift des Verfassers: Dr. K. Purzner, Ärztliche Direktion, Psychiatrisches Krankenhaus der Stadt Wien, Baumgartner Höhe 1, A-1145 Wien, Österreich.

Soziale Kontakte schizophrener Menschen – Integration oder extramurales Ghetto?

E. M. Haberfellner und **H. Rittmannsberger**

pro mente infirmis Oberösterreich, Psychosoziale Beratungsstelle,
Linz, Österreich

Zusammenfassung

Die Integration psychiatrischer Patienten in der Gemeinde ist eines der Hauptziele sozialpsychiatrischer Rehabilitation. Einerseits kann der soziale Rückzug schizophrener Patienten ein erhebliches Hindernis darstellen, andererseits müssen unsere Patienten mit Angst und Ablehnung von Seiten der Bevölkerung rechnen. Wir haben die sozialen Netzwerke von 21 chronischen psychiatrischen Patienten analysiert, die in der Gemeinde leben. Unsere Ergebnisse zeigen, daß die meisten von ihnen zwar ausreichend Sozialkontakte haben, daß aber 54% der Netzwerkmitglieder entweder andere psychiatrische Patienten oder Betreuungspersonen sind. Obwohl die sozialpsychiatrische Versorgung es vielen Patienten ermöglicht, außerhalb des psychiatrischen Krankenhauses zu leben, braucht es doch weitere Anstrengungen, die Entwicklung einer psychiatrischen Subkultur zu verhindern.

Schlüsselwörter: Soziales Netzwerk, Schizophrenie, extramurales Ghetto.

Summary

Social contacts of schizophrenic patients – integration or asylum in the community? The integration of psychiatric patients in the community is one of the main goals in social psychiatry. A serious handicap can be the social withdrawal of schizophrenic patients, on the other side patients have to deal with fear and rejection by the population. We analyzed the social networks of 21 chronic psychiatric patients living in the community. Our results show, that most of them have enough social contacts, but 54% of network-members are other psychiatric patients or health-professionals. Although a lot of patients are enabled by psychosocial care to live outside psychiatric hospitals, we should try to prevent the development of a psychiatric subculture.

Keywords: Social network, schizophrenia, psychiatric subculture.

Einleitung

In den letzten 10 Jahren sind in Oberösterreich, besonders im Großraum Linz, wo derzeit der Verein „pro mente infirmis" 8 Wohngemeinschaften unterhält, sozialpsychiatrische Nachsorgeeinrichtungen entstanden. Weitere 6 Wohngemeinschaften betreibt der „Verein für psychiatrische Nachsorge".

Daneben ermöglichen ein Arbeitstrainingszentrum und tagesstrukturierende Einrichtungen sowie zwei psychosoziale Beratungsstellen umfassende Betreuung und Therapie [21].

Trotz der Eröffnung neuer Lebensperspektiven durch extramurale Einrichtungen entsteht der Eindruck, daß psychisch kranke Menschen sich in einem Umfeld bewegen, das von anderen psychisch Kranken und professionellen Helfern geprägt ist.

Zahlreiche Untersuchungen konnten zeigen, daß es im Krankheitsverlauf zu charakteristischen Veränderungen des sozialen Netzwerks kommt:

1. Im Vergleich mit Gesunden bestehen die Netzwerke schizophrener Patienten aus weniger Mitgliedern und sind im Krankheitsverlauf einem Schrumpfungsprozeß unterworfen [2, 6, 10, 14, 17, 18, 25].
2. Die sozialen Kontakte konzentrieren sich auf Angehörige. Untersuchungen im extramuralen Bereich zeigen, daß es im Rahmen sozialpsychiatrischer Interventionen zu einer Reduktion der Angehörigenkontakte kommt und daß Teile des natürlich gewachsenen Netzwerks durch andere psychisch Kranke und Betreuungspersonen ersetzt werden [1, 6, 11].

3. Die Beziehungen Schizophrener sind durch ein hohes Maß an Asymmetrie gekennzeichnet, d.h. daß Schizophrene in der Regel abhängige Beziehungen eingehen [2, 10, 19].

4. Bezugspersonen Schizophrener sind für sie meist nur in einem Lebensbereich bedeutsam; Personen, die in mehreren Lebensbereichen eine Rolle spielen, sind seltener als bei Gesunden (niederer Grad an „Multiplexität") [2, 3, 10].

5. Neben den Veränderungen struktureller Netzwerkeigenschaften spielt die Beeinträchtigung der Unterstützungsfunktionen sozialer Netzwerke gerade für psychisch behinderte Menschen eine große Rolle [4, 8, 9, 15, 24, 25].

Ziel der vorliegenden Untersuchung ist es, den Anteil psychisch Kranker und professioneller Helfer am sozialen Netzwerk chronisch schizophrener Patienten zu erfassen. Während die Untersuchungen von Angermeyer [1] und Eikelmann [6] dieser Frage für Bewohner von psychiatrischen Übergangswohnheimen und Wohngruppen nachgingen, sind ambulant betreute schizophrene Patienten und Bewohner von Wohngemeinschaften Zielgruppe unserer Untersuchung.

Methode

43 Bewohner von betreuten und teilbetreuten Wohngemeinschaften wurden in einem einstündigen Interview zu ihren sozialen Beziehungen befragt. Gewählt wurde ein strukturiertes Interview („SONET"-Interview zum sozialen Netzwerk und zur sozialen Unterstützung) [16].

Wegen der speziellen Zielgruppe und Fragestellung wurden einige Vereinfachungen vorgenommen sowie die Kategorie „psychisch Kranker" ergänzt. Weiters wurde nach sexuellen Beziehungen gefragt.

Ergebnisse und Diskussion

Zur Klärung der Frage, ob die niedrige Beteiligung in der Gruppe der Bewohner von Wohngemeinschaften Ausdruck der sozialen Isolation (Konfrontationsvermeidung) ist, wurde zusätzlich die Skala „Kommunikation/sozialer Rückzug" des DAS-M (Disability Assessment Schedule) angewandt [12]. Das Ergebnis zeigte, daß durch die Art der Rekrutierung keine Selektion weniger gestörter Patienten erfolgte.

In unserer Stichprobe überwiegen mit 71% männliche Patienten. Altersverteilung und Familienstand (Tabelle 1) sind ähnlichen Untersuchungen durchaus vergleichbar [1, 11, 23]. In beruflicher Hinsicht waren mehr als die Hälfte der Befragten Pensionisten, 5 waren voll berufstätig, 5 nur stundenweise oder teilzeitbeschäftigt. Diagnostisch waren unsere Patienten zu 80% dem schizophrenen Spektrum zuzuordnen, bei den übrigen wurden affektive oder neurotische Störungen diagnostiziert. Die Krankheitsdauer war bei 43% länger als 10 Jahre. Im Vergleich mit den bei Gesunden erhobenen Netzwerkparametern [20] weisen unsere Patienten im Durchschnitt weniger Netzwerkmitglieder (25,4 Personen) auf, dieser Unterschied ist aber überrraschend gering (Tabelle 2).

Bei der weiteren Differenzierung nach den einzelnen Lebensbereichen zeigt sich, daß sich die Mehrzahl der Kontakte unserer Patienten auf die Herkunftsfamilie, Freunde, Bekannte und auf den professionellen Bereich konzentriert. Es ist wenig überraschend, daß in der von uns untersuchten Population Ehepartner bzw. Lebensgefährten und eigene Kinder wenig Rolle spielen. Unsere Patienten leben zwar Tür an Tür mit ihren Nachbarn, trotzdem kommt es nur in Ausnahmefällen zu Kontakten. Obwohl eine Befragung in Oberösterreich unter „OPINION LEADERS" ergeben hat, daß deutlich mehr als 50% dieser Personengruppe schizo-

Tabelle 1. Familienstand und Alter der untersuchten Patienten (n = 21)

Familienstand	ledig	14	67%)
	fester Partner	4	(19%)
	verheiratet	2	(9%)
	geschieden	1	5%)
Alter	20–29	5	(24%)
	30–39	10	(47%)
	40–49	6	(29%)

phrene Patienten als Nachbarn akzeptieren würden [7], muß man feststellen, daß diese Akzeptanz auf die allernotwendigsten Kontakte beschränkt bleibt (Tabelle 2). Die Stigmatisierung psychisch Kranker scheint noch immer tägliche Realität zu sein [22]. Durch den hohen Anteil an Frühpensionisten hat nur ein kleiner Teil der von uns Betreuten die Möglichkeit, mit Arbeitskollegen in Kontakt zu treten. Diejenigen, die doch einer regelmäßigen Arbeit nachgehen, sind entweder im Arbeitstraining oder an einem geschützten Arbeitsplatz beschäftigt, sodaß die Kontaktmöglichkeiten zwar teilweise genützt werden, aber doch auf andere „Behinderte" be-

Tabelle 2. Durchschnittliche Anzahl von Bezugspersonen in einzelnen Lebensbereichen in der untersuchten Gruppe (UG) und einer Kontrollgruppe (KoG; aus [18]).

| | Durchsch. Anzahl Personen | | Nicht vorhanden |
	UG	KoG	UG
Eigene Familie	0,4 (2%)	1,8 (7%)	14 (66%)
Ursprungsfamilie	4,6 (18%)	8,1 (29%)	6 (29%)
Haushalt	3,2 (13%)		4 (19%)
Nachbarn	0,6 (2%)	4,2 (15%)	12 (57%)
Arbeitskollegen	1,0 (4%)	5,3 (19%)	13 (62%)
Vereine	2,0 (8%)	3,7 (13%)	12 (57%)
Gute Freunde	1,5 (3%)	5,0 (18%)	10 (48%)
Freunde	2,7 (11%)	5,8 (21%)	7 (33%)
Bekannte	5,1 (20%)	5,0 (18%)	4 (19%)
Psychisch Kranke	8,5 (33%)		1 (4%)
Berteuungspersonen	4,9 (19%)	0,4 (1%)	2 (9%)
Gesamtnetzwerk	25,4	27,5	

Nicht vorhanden: Keine Person in diesem Lebensbereich vorhanden. Die Summe der Personen in den einzelnen Lebensbereichen ist größer als die Anzahl der Bezugspersonen insgesamt („Gesamtnetzwerk"), weil manche Personen in mehreren Lebensbereichen genannt werden

schränkt bleiben. Ganz ähnlich verhält es sich mit der Teilnahme an Club- und Vereinsaktivitäten. Nur einzelnen Patienten gelingt es, sich an Vereinsaktivitäten zu beteiligen. Der weitaus am häufigsten genannte „Club" sind der „Patientenclub" und der bereits oben beschriebene Treffpunkt.

Freundschaftliche Kontakte wurden genauer differenziert zwischen guten Freunden, Freunden und guten Bekannten. Auffällig ist, daß die durchschnittliche Anzahl der Kontaktpersonen in der Gruppe der guten Bekannten praktisch identisch ist mit den Ergebnissen der „Normalbevölkerung". Mit zunehmender Intensität der Beziehungen wird aber doch sehr deutlich, daß unsere Patienten intensive Beziehungen eher vermeiden. 48% unserer Patienten haben keinen guten Freund. Professionelle Helfer und zwar in erster Linie Sozialarbeiter und Ärzte machen mit durchschnittlich 4,9 Personen einen erheblichen Anteil der Netzwerkmitglieder aus. Ein Drittel aller Kontaktpersonen (durchschnittlich 8,5 Personen) sind andere psychisch kranke Menschen, die überwiegend dem Freundeskreis zuzuordnen sind. Die Personengruppe, die dem psychiatrischen Umfeld zuzuordnen ist – also andere psychisch Kranke und Betreuungspersonen – machen aber zusammen immerhin 54% des Gesamtnetzwerkes aus. Dieser Anteil liegt in der Untersuchung von Eikelmann [6] am Ende des Untersuchungszeitraums bei 61% – die Ergebnisse sind wegen der unterschiedlichen Untersuchungstechnik aber nur bedingt vergleichbar. Ähnliches gilt für die Untersuchung von Angermeyer [1].

Eine Möglichkeit zwischenmenschlichen Kontaktes ist die der sexuellen Begegnung. Aus Gründen, die zum Teil mit der Erkrankung selbst, zum Teil auch mit der medikamentösen Therapie zusammenhängen [13], sind nur 23% unserer Patienten in der Lage, regelmässig sexuelle Kontakte aufzunehmen, 29% gelegentlich und 45% gar nicht.

Die Entwicklung einer speziellen Subkultur psychisch Kranker scheint sich also nicht auf das psychiatrische Krankenhaus bzw. Wohnheimsituationen zu beschränken, sondern ist auch im Alltag jener psychisch kranken Menschen eine Realität, die selbständig oder in Wohngemeinschaften leben.

Dieser Umstand wurde zwar von einigen befragten Patienten kritisch beurteilt, die Zufriedenheit unserer Patienten mit ihrem sozialen Netzwerk war aber trotzdem relativ hoch (Tabelle 3). Einerseits ist dieser hohe Grad an Zufriedenheit erfreulich, andererseits müssen wir annehmen, daß es im Krankheitsverlauf zu einer Reduktion der Erwartungen und Ansprüche kommt.

Wenn man versucht, positive und negative Effekte sozialer Netzwerke objektiv zu beurteilen, wird man auf Schwierigkeiten stoßen. Zum Beispiel kann eine hohe Netzwerkdichte subjektiv sowohl mit Geborgenheit als auch mit sozialer Kontrolle assoziiert werden [15].

Ähnlich schwierig ist die Bewertung sozialer Unterstützung, die im Kontext einer abhängigen Beziehung eher selbstwertreduzierend oder auch selbstwertfördernd wirken kann. Gerade für schizophrene Menschen dürften weniger enge emotionale Beziehungen von Bedeutung sein als eine klar strukturierte Einbindung in soziale Gefüge und Tagesabläufe [2]. Die Einbindung in ein psychosoziales Netzwerk setzt aber voraus, daß sich ein Mensch als psychisch Kranker definiert – ein Umstand, der zwar der Realität entspricht aber der Normalisierung des Soziallebens im Weg steht. Die Kontakte mit professionellen Helfern ermöglichen klar strukturierte Beziehungen mit eindeutigen Rollenzuweisungen – allerdings um den Preis einer asymmetrischen Beziehungskonstellation. In der Begegnung mit anderen psychisch Kranken können auf der Basis

Tabelle 3. Zufriedenheit der untersuchten Patienten mit ihren sozialen Beziehungen (n = 21)

Sehr zufrieden	7 (33%)
Zufrieden	7 (33%)
Weniger zufrieden	3 (14%)
Unzufrieden	3 (14%)
Keine Antwort	1

von Statusgleichheit Freundschaften entstehen, die für Menschen mit überwiegend abhängigen Beziehungen von besonderer Bedeutung sein können. Eikelmann [6] hat festgestellt, daß Patienten, die mehr Kontakte mit gesunden Netzwerkmitgliedern hatten, häufiger rehospitalisiert werden mußten als jene, die sich stärker an der Gruppe der Mitpatienten orientierten. Aus diesem Blickwinkel kann man in der Integration in ein psychosoziales Umfeld sowohl den Effekt der Ghettoisierung als auch einen gelungenen Bewältigungsversuch sehen.

Literatur

1. Angermeyer MC (1984) Mitten in der Gemeinde und doch allein? Gruppenpsychotherapie 19: 313–333
2. Angermeyer MC (1989) Soziales Netzwerk und Schizophrenie: Eine Übersicht. In: Angermeyer MC, Klusmann D (Hrsg) Soziales Netzwerk. Springer, Berlin Heidelberg New York Tokyo
3. Beels CC, Gutwirth L, Berkeley J, Struening E (1984) Measurements of social support in schizophrenia. Schizophr Bull 10: 399–411
4. Breier A, Strauss JS (1984) The role of social relationships in the recovery from psychotic disorders. Am J Psychiatry 141: 949–955
5. Buddeberg C, Furrer H, Limacher B (1988) Sexuelle Schwierigkeiten ambulant behandelter Schizophrener. Psychiatr Prax 15: 187–191
6. Eikelmann B (1991) Gemeindenahe Psychiatrie: Tagesklinik und komplementäre Einrichtungen. Urban und Schwarzenberg
7. Grausgruber A, Hofmann G, Schöny W, Zapotocky K (1989) Einstellung zu psychisch Kranken und zur psychosozialen Versorgung. Thieme, Stuttgart
8. Greenblatt M, Becerra R, Serafetinides EA (1982) Social networks and mental health: an overview. Am J Psychiatry 139: 977–984
9. Henderson AS (1984) Interpreting the evidence on social support. Soc Psychiatry 19: 49–52
10. Hirschberg W (1988) Soziale Netzwerke bei schizophrenen Störungen – eine Übersicht. Psychiatr Prax 15: 84–89
11. Hoffmann H, Hubschmid T (1989) Die soziale Abhängigkeit des Langzeitpatienten – Eine Untersuchung im sozialpsychiatrischen Ambulatorium. Psychiatr Prax 16: 1–7
12. Jung E, Krumm B, Biehl H, Maurer K, Bauer-Schubart C (1989) DAS-M Mannheimer Skala zur Einschätzung sozialer Behinderung. Beltz Test GmbH, Weinheim

13. Katschnig H, Amering M (1993) Die Wirkungen der Psychopharmaka auf das Sexualverhalten und ihre Bedeutung für die Betreuung schizophrener Patienten. In: Platz T (Hrsg) Brennpunkte der Schizophrenie. Springer, Wien New York

14. Katschnig H (1989) Die Rehabilitation schizophrener Patienten außerhalb des psychiatrischen Fachkrankenhauses. Psychiatria Danubia 1: 229–238

15. Klusmann D, Angermeyer MC (1989) Persönliche Netzwerke bei psychotisch Erkrankten. Messung und Beschreibung. In: Angermeyer MC, Klusmann D (Hrsg) Soziales Netzwerk. Springer, Berlin Heidelberg New York Tokyo

16. Laireiter A, Baumann U (1989) Theoretische und methodologische Kriterien der Operationalisierung der Konstrukte „Soziales Netzwerk" und „Soziale Unterstützung". In: Rüdiger D, Nöldner W, Haug D, Kopp E (Hrsg) Gesundheitspsychologie-Konzepte und epirische Beiträge. Roderer, Regensburg, S 216–224

17. Malm U, May P, Dencker SJ (1981) Life of the schizophrenic outpatient: a checklist. Schizophr Bull 7: 477–487

18. Müller P, Günther U, Lohmeyer J (1986) Behandlung und Verlauf schizophrener Psychosen über ein Jahrzehnt. Nervenarzt 57: 332–341

19. Pattison M, Pattison ML (1981) Analysis of a schizophrenic psychosocial netzwork. Schizophr Bull 7: 135–132

20. Reisenzein E, Baumann U, Laireiter A (1998) Interviewleitfaden „Sonet" zur Erfassung von Sozialem Netzwerk und Sozialer Unterstützung: Theoretische Grundlagen, Konstruktion und empirische Befunde. In: Rüdiger D, Nöldner W, Haug D, Kopp E (Hrsg) Gesundheitspsychologie-Konzepte und empirische Beiträge. Roderer, Regensburg, S 216–224

21. Schöny W, Rittmannsberger H, Hofmann G (1989) Die psychiatrische Versorgung in Oberösterreich. In: Meise U, Hafner F, Hinterhuber H (Hrsg) Die Versorgung psychisch Kranker in Österreich. Springer, Wien New York

22. Schöny W, Grausgruber A (1989) Psychisch krank – stigmatisiert? In: Meise U, Hafner F, Hinterhuber H (Hrsg) Die Versorgung psychisch Kranker in Österreich. Springer, Wien New York

23. Vaitl P, Bender W, Hubmann W, Krug M, Oberecker L (1987) Rehabilitation chronisch schizophrener Patienten in Dauerwohngemeinschaften. Nervenarzt 58: 116–120

24. Veiel HOF (1989) Das Mannheimer Interview zur Sozialen Unterstützung: Konstruktion, Erprobung, Anwendungsmöglichkeiten. In: Angermeyer MC, Klusmann D (Hrsg) Soziales Netzwerk. Springer, Berlin Heidelberg New York

25. Westermeyer J, Pattison EM (1981) Social networks and mental illness in a peasant society. Schizophr Bull 7: 125–134

Anschrift der Verfasser: E. M. Haberfellner, Psychosoziale Beratungsstelle, pro mente infirmis, Scharitzerstraße 16, A-4020 Linz, Österreich.

Arbeit und Lebensqualität schizophrener Patienten

J. Wancata, M. Gasselseder und Ch. Müller

Universitätsklinik für Psychiatrie, Wien, und Verein zur Schaffung
alternativer Beschäftigungsmöglichkeiten für psychisch Kranke,
Wien, Österreich

Zusammenfassung

Schizophrene Patienten sind in einem überproportional hohen Anteil ohne Arbeit oder Beschäftigung und somit auf Arbeitslosengeld, Pension oder Sozialhilfe angewiesen. Dies hat aber nicht nur finanzielle Bedeutung: Arbeit und Beschäftigung sind sowohl von zentraler Bedeutung für die Lebensqualität von Patienten und deren Familien als auch wegen der rückfallsprophylaktischen Wirkung relevant. Die Erkrankung selbst bringt durch Denkstörungen, Antriebsverminderung, Halluzinationen, Reizüberflutung und zahlreiche Ängste Probleme bei der beruflichen Wiedereingliederung mit sich. Darüber hinaus wirken sich auch Schwankungen in der Belastbarkeit negativ aus. Die berufliche Rehabilitation verlangt häufig eine Gratwanderung zwischen Unter- und Überforderung sowie eine sorgfältige medikamentöse Einstellung. Da für einen Teil der Patienten der Sprung zwischen ergotherapeutischen Angeboten und manchen rehabilitativen Einrichtungen zu groß ist und somit eine Überforderung darstellt, wurde in Wien ein neues Werkstättenprojekt geschaffen. Dieses zeichnet sich vor allem durch eine geringe tägliche Arbeitszeit aus, wodurch der (Wieder)einstieg in die Arbeitswelt erleichtert werden soll. Weitere strukturelle Maßnahmen könnten die Chancen auf eine erfolgreiche berufliche Rehabilitation erhöhen.

Schlüsselwörter: Arbeit, Beschäftigung, berufliche Rehabilitation, Lebensqualität, Schizophrenie.

Summary

Work and quality of life in schizophrenic patients. Schizophrenic patients are to a large percentage out of work and thus dependent on unemployment benefit or public relief. But it is not only because of financial reasons that employment and vocational activities are important – they are essential for the quality of life, both for the patients and for their families, and also exert a prophylactic effect. Productive psychotic symptoms, reduced initiative, high irritability and numerous fears frequently make work very difficult and sometimes impossible. The capacity to work is further hindered by fluctuations of the symptomatology. Vocational rehabilitation is very often a tightrope walk between under- and overstrain and requires a careful drug dosage. After discharge from occupational therapy, some patients are overstrained in sheltered workshops and other rehabilitative institutions because they suddenly have to work 6 or 8 hours per day. Therefore a new workshop specifically designed for clients with psychiatric disabilities was recently opened in Vienna where patients work only few hours per day. This approach tries to lessen the problems in vocational integration. To further enhance the integration chances of schizophrenic patients, legislative changes will be necessary as well.

Keywords: Work, vocational activities, rehabilitation, quality of life, schizophrenia.

Einleitung

Die Bedeutung von Arbeit für die Patienten ist in der Geschichte der Psychiatrie mehrfach in Vergessenheit geraten und dann wiederentdeckt worden. Bereits im 16. und 17. Jahrhundert war die Erfahrung bekannt, daß Beschäftigung bei psychisch Kranken ein gutes „Gegenmittel gegen den Wahnsinn" sei (zit. nach [2]). Pinel (1801), Reil (1818), Esquirol (1827) und Griesinger (1845) betonten in ihren Schriften die Bedeutung der Arbeit für den Heilungsprozeß [11, 12, 3, 4]. Griesinger [4] wies auch auf die Bedeutung der Arbeitsfähigkeit für die Entlaßbarkeit hin. H. Simon, der häufig als Vater und Neubegründer der heutigen Ergotherapie angesehen wird, versuchte in den Zwanzigerjahren unseres Jahrhunderts die Arbeitstherapie in ein umfassendes Therapiekonzept zu integrieren (vgl. Weis [15]).

Die heutige Sicht der therapeutisch relevanten Funktionen von

Arbeit wurde 1984 von Shepherd [14] zusammengefaßt: Arbeit verschafft:

- „ein Gefühl von persönlichem Erfolg und persönlicher Sicherheit durch die gelungene Bewältigung von äußeren Anforderungen und die Erfüllung der Erwartungen anderer;
- eine Möglichkeit, sich in normalen sozialen Rollen (Nicht-Patienten-Rolle) zu engagieren und somit der chronischen Krankenrolle entgegenzuwirken;
- ein leicht identifizierbares Kriterium für Genesung;
- ein Gefühl von sozialem Status und Identität;
- soziale Kontakte und Unterstützung;
- ein Mittel zur Tagesstrukturierung;
- finanzielle Belohnung."

Die berufliche Situation psychisch Kranker

Nur 14% der in den psychiatrischen Abteilungen Österreichs hospitalisierten Patienten ist erwerbstätig (42% in der österreichischen Durchschnittsbevölkerung). In den psychiatrischen Institutionen gibt es einen Prozentsatz von 34% Pensionisten oder Rentnern (in der Gesamtbevölkerung 20%). Ein Drittel der Patienten ist weder berufstätig noch Pensions- oder Rentenbezieher und damit potentiell auf Sozialhilfe angewiesen [10].

Die Zahl der Berufsunfähigkeits- und Invaliditätspensionen aufgrund psychischer Erkrankung betrug 1989 in Österreich mehr als 21000. Bei hoher Dunkelziffer zählten im August 1990 allein in Wien 1070 Personen wegen psychischer Erkrankung zu den schwer vermittelbaren Arbeitslosen, wobei nach Einschätzung der Berater von Wiener Arbeitsämtern diese Zahl in den letzten Jahren zugenommen hat [18].

Genauere Angaben über die berufliche Situation Schizophrener sind aus Deutschland bekannt: Häfner und Mitarbeiter [5] konnten mittels eines psychiatrischen Fallregisters zeigen, daß 60% der stationär behandelten Schizophrenen 18 Monate nach der Krankenhausentlassung arbeitslos waren. Nach Kunze [9] war 1983 das

Verhältnis von Frühberentung zu Rehabilitationsmaßnahmen bei Schizophrenen 60mal ungünstiger als bei Alkoholkranken oder neurotisch bzw. psychosomatisch Erkrankten.

Mögliche Ursache für die erhöhte Rate Arbeitsloser unter psychisch Kranken

1. Änderung der Versorgungslage

Anfang der 50er Jahre wurden die Neuroleptika entdeckt, mit deren Hilfe psychotische Zustandsbilder effektiv behandelt werden können. Sie haben dazu beigetragen, daß viele, gerade chronisch psychisch Kranke aus den psychiatrischen Anstalten entlassen werden konnten. Dieser „psychiatrische Pillenknick" fand auch in Österreich statt [8].

Die Situation chronisch psychisch Kranker – insbesondere derer, die chronisch unter schizophrenen Psychosen leiden – hat sich in den letzten Jahren deutlich verändert: Ein Vergleich der Untersuchungen von Katschnig [7] und Laburda [10] über die Stichtagsprävalenz stationär behandelter psychiatrischer Patienten in Österreich zeigte einen Rückgang der Hospitalisierungsrate von 1,37/ 1000 Einwohnern auf 1,03/1000.

Zur speziellen Situation Wiens beschreibt Rudas, daß die Zahl der Patienten in den beiden psychiatrischen Großkrankenhäusern von 1976 mit 3.400 auf 1.100 im Jahr 1986 gesunken ist. Besonders die Zahl der Langzeitpatienten habe zwischen 1978 und 1988 abgenommen, während sich die Zahl der Akutpatienten im genannten Zeitraum erhöht habe. Die Zahl stationär behandelter schizophrener Patienten habe zwischen 1974 und 1987 von 774 auf 253 (am Stichtag) abgenommen: dies bedeute eine Reduktion um 67,3% [13].

So hat sich die Zahl der Patienten mit chronischen psychischen Erkrankungen, die heute in der Gemeinde leben und Arbeit suchen, deutlich erhöht.

2. Geänderte Situation am Arbeitsmarkt

Die Zahl der Familienbetriebe, die kranke Familienmitglieder mittragen (z.B. Bauernhof oder Firma im Eigentum eines Familienmitgliedes), indem sie ausreichend geschützte Arbeitsbedingungen bieten, hat sich in den letzten Jahrzehnten verringert. Somit ist für jene chronisch psychisch Kranken, die früher durch geschützte „Nischen" aufgefangen wurden, heute ein geringeres Angebot vorhanden.

Durch die hohe Zahl Schizophrener, die arbeitslos sind oder auf Pension bzw. Sozialhilfe angewiesen sind, sind aber nicht nur die Folgekosten für die Gesellschaft beträchtlich. Auch die Last für die Kranken und deren Familien ist enorm: Das Selbstwertgefühl in einer Gesellschaft, die das Ansehen vor allem über die berufliche Stellung definiert, ist vermindert.

– Der Kranke ist in einer finanziellen Abhängigkeit vom Staat und/oder der Familie.
– Der Kranke leidet darunter, keine Aufgabe zu haben.
– Die Chancen Sozialkontakte aufzubauen und zu erhalten sind verringert.
– Die permanente Anwesenheit zu Hause erhöht die Wahrscheinlichkeit von Konflikten und stellt dadurch eine nicht zu unterschätzende Belastung für die Familie dar.

Bedeutung der Arbeit für Schizophrene

Wing und Brown, die chronisch schizophrene Patienten aus drei Krankenhäusern in Großbritannien über 8 Jahre untersucht haben, konnten nachweisen, daß der wichtigste Faktor für die zu beobachtende Besserung die Reduktion von untätig verbrachter Zeit war [16].

Der krankheitsbedingte Rückzug bei Schizophrenen und die daraus resultierende Isolierung führen nicht nur zu Defiziten im sozialen Leben; der Verlust im Bereich von zwischenmenschlichen Beziehungen und die Vereinsamung geben häufig Anlaß zu akuten

Krankheitsrückfällen, die wiederum bei vielen teilstationäre oder stationäre Behandlungen erforderlich machen.

Andererseits ist aber die „Vulnerabilität" dieser Patienten zu berücksichtigen: das ausgeprägte Gegenteil einer anregungsarmen Atmosphäre, kann ebenfalls schädlich sein. So können zum Beispiel Streß, zu intensive Rehabilitationsversuche oder plötzliche berufliche Verbesserungen zu Reizüberflutung und zu einem neuen Auftreten psychotischer Symptome führen [6].

Beschäftigung und Arbeit dienen somit nicht nur dem Wohlbefinden, sondern auch der Entwicklung und Festigung von Sozialkontakten und von sozialer Kompetenz; im weiteren aber auch der Rückfallsprophylaxe und somit der Einsparung von Folgekosten im medizinischen Bereich.

Rehabilitative Maßnahmen dürfen also nicht nur unter dem Aspekt der wiedergewonnenen Arbeitsfähigkeit gesehen werden. Sie müssen auch als Beitrag zur subjektiven Lebensqualität und zur Verminderung der häufig diskutierten Spitalskosten bewertet werden.

Probleme Schizophrener bei der Arbeit

Schizophrene Psychosen treten meist in der Adoleszenz auf. So kommt es durch die Erkrankung häufig zu einem Abbruch von Berufsausbildung oder Studium. Die meisten Patienten mit einer chronisch verlaufenden Psychose haben also keine berufliche Ausbildung.

Andererseits haben viele Schizophrene die Erfahrung gemacht, eine oft mühsam erkämpfte Arbeitsstelle sehr rasch, oft nach wenigen Tagen oder Wochen, wieder zu verlieren. Ein Teil der Patienten resignierte aufgrund von Überforderungsgefühlen selbst; der Rest wurde gekündigt.

Die Erkrankung selbst bringt zahlreiche Schwierigkeiten beim beruflichen Wiedereinstieg mit sich:

– der Antrieb ist reduziert und verringert die Leistungsfähigkeit,
– Denkstörungen behindern die Konzentration,

- Halluzinationen schränken die Wahrnehmung ein,
- Stress und Lärm können zu Reizüberflutung führen (besonders bei der Arbeit mit Maschinen),
- zahlreiche Ängste und Rückzugstendenzen erschweren die Kommunikation mit Vorgesetzten und Kollegen, aber auch mit Kunden.

So schränkt nicht nur die Erkrankung selbst die Arbeitsfähigkeit ein („Primäre Behinderung"), die häufig fehlende Berufsausbildung verringert ebenfalls die beruflichen Rehabilitationschancen („Prämorbide Behinderung"). Darüberhinaus rufen schlechte Erfahrungen mit der Arbeitsuche vermehrte Ängste sowohl bei der Arbeitsuche als auch bei der Arbeit selbst hervor, die die Chancen einen Arbeitsplatz zu finden und zu behalten weiter verringern („Sekundäre Behinderung").

So sind nach längerer Krankheitsdauer nur wenige ohne rehabilitative Maßnahmen fähig, einem Beruf nachzugehen bzw. eine Ausbildung abzuschließen.

Die beschriebenen Probleme schränken aber nicht nur den Arbeitseinstieg ein. Da diese Beeinträchtigungen häufig deutlichen Schwankungen unterworfen sind, die eine wechselnde Leistungsfähigkeit bedingen, reduzieren sie auch die Fähigkeit einen einmal gefundenen Arbeitsplatz zu behalten: In relativ „gesunden Zeiten" sind manche zu fast normalen Leistungen fähig, in kritischen Phasen ist es für viele bereits eine enorme Überwindung morgens die Wohnung zu verlassen und die Arbeitsstelle aufzusuchen. In solchen Phasen machen Schlaflosigkeit, Antriebslosigkeit, Ängste und innere Unruhe das Arbeiten nahezu unmöglich.

Dazu kommt noch, daß häufig von manchen Arbeitskollegen wenig Verständnis gezeigt wird: Da sie erleben, daß manche Schizophrene die beruflichen Anforderungen in leistungsfähigen Zeiten recht gut bewältigen können, legen sie die Phasen verminderter Leistungsfähigkeit oft als Faulheit und Arbeitsunwilligkeit aus. Dies führt dann immer wieder zur Ablehnung und Isolation schizophrener Arbeitnehmer, die diesem sozialen Druck nicht gewachsen sind und resignieren.

Probleme in der beruflichen Rehabilitation

Bei der beruflichen Rehabilitation von Schizophrenen tauchen vor allem in zwei Bereichen Schwierigkeiten auf, die beide an Gratwanderungen oder Seiltänze erinnern.

1. Seiltanz zwischen Über- und Unterforderung

Wie bereits ausgeführt, stellen sowohl Über- als auch Unterforderung Risikofaktoren dar. Wing beschrieb diesen Seiltanz folgendermaßen: „Einerseits fördert zu wenig soziale Anregung ein Insichzurückziehen, Verlangsamung und Apathie, andererseits kann eine zu große soziale Beanspruchung zu schwerwiegenden Kommunikationsstörungen und einem Wiederaufflackern akuter schizophrener Symptome führen." [17]

2. Seiltanz der Medikamentendosierung

Die Neuroleptika haben eine gute Behandelbarkeit der Positiv-Symptomatik gebracht und vielen Patienten ermöglicht, in der Gemeinde zu leben. Andererseits muß man aber auch berücksichtigen, daß die Nebenwirkungen einer neuroleptischen Dauertherapie – vor allem Tremor und Rigor – die Arbeitsfähigkeit beeinträchtigen können. Diese Nebenwirkungen können nicht nur bewirken, daß der Patient aufgrund von Störungen in der Motorik manche feinere Arbeiten (z.B. Maschineschreiben, feine Sägearbeiten, Nähen, Bedienung von manchen Maschinen) nicht oder nur eingeschränkt ausführen kann. Durch seine „eigenartige" Motorik fällt der Patient auch häufig in seiner sozialen Umgebung auf, was oft zu einer verringerten Akzeptanz bei Arbeitskollegen und Vorgesetzten führt. Außerdem ist er dadurch für gewisse Arbeiten nicht oder nur schlecht geeignet (z.B. Verkaufstätigkeiten).

Ähnliches gilt für die Verabreichung von Tranquillizern: Gerade in Belastungssituationen, wie sie während der Rehabilitation oder beim Arbeitseinstieg vorkommen, sind manche Patienten auf angstreduzierende Substanzen angewiesen. Diese machen aber häufig müde und stören somit die erforderliche Konzentration und Aufmerksamkeit.

Die medikamentöse Einstellung chronisch Schizophrener erfordert also nicht nur Erfahrung in der Auswahl der Substanzen, sondern ist häufig auch ein Seiltanz zwischen Über- und Unterdosierung: zu niedrige Dosierungen können einen Rückfall verursachen, zu hohe Dosierungen erhöhen das Risiko von Nebenwirkungen.

Werkstättenprojekt „OPUS" – ein Modell

Bei der Entwicklung des Konzeptes für das Projekt „OPUS" waren die Initiatoren von ihren Erfahrungen mit chronisch psychisch Kranken und Behinderten, vor allem Schizophrenen ausgegangen. Bei dem Versuch nach einem stationären oder semistationären Aufenthalt eine den Fähigkeiten und Einschränkungen entsprechende Beschäftigung, Arbeit oder Berufsrehabilitation zu vermitteln, waren sie (in Wien) häufig auf die folgenden Schwierigkeiten gestoßen:

Die Angebote der stationären, semistationären und ambulanten Ergotherapie umfassen meist unterschiedlichste Aktivitäten, da sie üblicherweise auf die sehr verschiedenen therapeutischen Ansprüche (Freude erleben, Ausdrucksfähigkeit fördern, Konzentration üben, Kreativität, etc.) ausgerichtet sein müssen. So erleben viele Patienten, denen die Arbeit wichtig ist, die Ergotherapie eher als therapeutische Maßnahme oder als Mittel zur Freizeitgestaltung, denn als Arbeit.

Die Tagesstätten bieten Patienten, die so schwer behindert sind, daß sie keiner Beschäftigung oder Arbeit nachgehen können, Angebote zur Tagesstrukturierung. Diese Aktivitäten umfassen aber besonders Freizeitangebote, sodaß sich Patienten, die eine Arbeit oder Beschäftigung ausüben wollen, oft unterfordert fühlen.

Die Behindertenwerkstätten sind in ihrem Angebot im wesentlichen auf körperliche oder geistige Behinderungen ausgerichtet, sodaß vorwiegend manuell einfache und monotone Tätigkeiten angeboten werden, die für viele Schizophrene eine Unterforderung ihrer intellektuellen Fähigkeiten darstellen. Die täglichen Arbeitszeiten (6 bis 8 Stunden) sind aber dem freien Arbeitsmarkt vergleichbar: Das stellt aber für Schizophrene immer wieder eine Überforderung dar, da sie nach längerer Krankheitsdauer häufig nicht in der Lage sind, genügend Konzentration und Ausdauer aufzubringen, um ganztags zu arbeiten.

Die Einrichtungen zur berufliche Rehabilitation verlangen häufig ebenfalls eine ganztägige Anwesenheit, die für einen Teil der Patienten (anfangs) eine Überforderung darstellt.

Für manche Patienten ist also der Sprung zwischen den Angeboten der Ergotherapie einserseits und den Behindertenwerkstätten und Rehabilitationseinrichtungen andererseits zu groß. Die schwankende Belastbarkeit und Leistungsfähigkeit, die besonders für Schizophrene eine spezifische Schwierigkeit darstellt, kann außerdem aufgrund von organisatorischen Schwierigkeiten oft weder in Behindertenwerkstätten noch in anderen Rehabilitationseinrichtungen berücksichtigt werden.

So zeigte sich, daß auch viele Schizophrene, die stundenweise Arbeit oder Beschäftigung leisten könnten, zum „Nichtstun" gezwungen und dauernd auf Sozialhilfe oder eine Berufsunfähigkeitspension angewiesen sind. Gerade jene Patienten, die vor dem Beginn ihrer Erkrankung beruflich integriert waren, äußern oft den Wunsch, wieder einer sinnvollen Tätigkeit nachzugehen, können aber die Anforderungen am Arbeitsmarkt und häufig auch in den Behindertenwerkstätten nicht erfüllen.

Aus diesen Erfahrungen wurde das Projekt „OPUS" geschaffen, das im März 1993 den Betrieb mit zwei Werkstättenbereichen (Buchbinderei, Holzwerkstätte) aufgenommen hat.

Die Ziele dieses Projektes sind vor allem:

1. ein Rehabilitationsprogramm anzubieten, das Über- und Unterforderung vermeidet:
   - als ersten Schritt zu einer Arbeitsstelle,
   - als ersten Schritt für einen geschützten Arbeitsplatz oder eine geschützte Werkstätte, oder
   - als längerfristige Beschäftigung für jene, die zur Zeit weitere Schritte (noch) nicht schaffen;

2. Tagesstruktur zu trainieren, um das Risiko einer neuerlichen Spitalsaufnahme zu verringern;
3. soziale Fähigkeiten zu trainieren und ein neues soziales Netz aufzubauen;
4. die Belastung der Familien zu reduzieren;
5. Selbstbestätigung durch die Arbeitsleistung zu vermitteln.

Um Über- und Unterforderungen möglichst zu vermeiden, beginnen die Patienten ein bis zwei Stunden täglich zu arbeiten. Wegen der Schwierigkeiten in bezug auf Konzentration und Aufmerksamkeit werden anfangs nur einfache Arbeitsvorgänge geleistet. Schrittweise wird die tägliche Arbeitszeit, aber auch die Komplexität der einzelnen Arbeitsschritte erhöht. Kleine überschaubare Gruppen, klare Strukturen, kein Zeitdruck, längere Einschulungszeiten, Rücksichtnahme und Entlastungsmöglichkeiten sollen den (Wieder)einstieg in die Arbeitswelt erleichtern.

Die Steigerungen bezüglich Komplexität und täglicher Arbeitszeit werden den individuellen Bedürfnissen und Fähigkeiten angepaßt. So kann es vorkommen, daß auch fallweise Verringerungen von Arbeitszeit und Anforderungen erforderlich sind, um Schwankungen in der Belastbarkeit und Leistungsfähigkeit Rechnung zu tragen.

Die Produkte werden verkauft und die Teilnehmer erhalten ein geringes leistungsbezogenes Entgelt als Zuverdienst zu Arbeitslosengeld, Pension oder Sozialhilfe.

Ausblick

Modelle wie das Projekt „OPUS" können sicher nur erste Schritte in Richtung Arbeitswelt erleichtern.

Ein wesentliches Hemmnis für die berufliche Wiedereingliederung mancher Schizophrener stellt der heute übliche 8-Stunden-Arbeitstag dar. Ein Teil der Patienten, die derzeit weder eine Arbeitsstelle am freien oder geschützten Arbeitsmarkt noch im Rahmen von Behinderteneinrichtungen bewältigen, könnte eine tägliche Arbeitszeit von 3 oder 4 Stunden leisten. Gesetzliche Rahmenbedingungen, die eine tägliche stundenweise Arbeit ermöglichen und den Kranken die nicht geleistete Differenz auf 8 Stunden Arbeitszeit täglich finanziell ausgleichen, fehlen.

Ebenso sind arbeitsrechtliche Modelle, die die bei Schizophrenen häufig schwankende Leistungsfähigkeit sowohl für die Patienten wie auch für die Arbeitgeber berücksichtigen, zu überlegen. Auch dies könnte manchen Patienten den beruflichen (Wieder-) Einstieg ermöglichen.

Arbeitsplatzbetreuer, die den Patienten, aber auch die Mitarbeiter und Vorgesetzten bei auftauchenden Schwierigkeiten beraten, könnten verhindern, daß manche Schizophrene nach kurzer Zeit den Arbeitsplatz wieder verlieren. Sie sind in Österreich aber erst in vereinzelten Modellversuchen vorhanden.

Maßnahmen zur Aktivierung und Tagestrukturierung stellen oft eine Voraussetzung für berufliche Rehabilitationsmaßnahmen dar. Diese soziotherapeutischen Aktivitäten sind aber heute noch im Bereich der Kann-Leistungen des Behindertenwesen anstatt im Bereich der Pflichtleistungen der Krankenkassen angesiedelt und somit für viele Patienten nicht in ausreichendem Maß verfügbar. Eine rechtliche Gleichstellung mit psychotherapeutischen und somatischen Therapieverfahren könnte die Chancen auf Rehabilitation verbessern. (Vergleiche auch „Empfehlungen für die zukünftige psychiatrische Versorgung der Bevölkerung Österreichs" [1])

Der häufig vorherrschende Nihilismus bezüglich beruflicher Rehabilitation bei Schizophrenen entspricht nicht unserem heutigen Wissensstand: Ein Teil der Patienten wird auf einen normalen Arbeitsplatz rehabilitierbar sein, ein Teil wird unter geschützten Bedingungen arbeiten können. Sicherlich wird es aber auch manche schwerst Behinderte geben, wo durch Beschäftigung und Tagesstrukturierung „nur" eine Besserung der Lebensqualität und eine wirksamere Rückfallprophylaxe erreicht werden kann. Die erwähnten Maßnahmen könnten aber erste Schritte dazu sein, daß das in der somatischen Medizin gültige Prinzip „Rehabilitation vor Rente" auch für Schizophrene Gültigkeit erlangt.

Literatur

1. Beirat für psychische Hygiene, Arbeitsgruppe „Bedürfnisgerechte psychiatrische Versorgung" (1992) Empfehlungen für die zukünftige psychiatrische Versorgung der Bevölkerung Österreichs. Mitteilungen der österreichischen Sanitätsverwaltung 93 (9): 265–289
2. Bundesminister für Jugend, Familie, Frauen und Gesundheit (1988) Empfehlungen der Expertenkommission der Bundesregierung zur Reform der Versorgung im psychiatrischen und psychotherapeutisch/psychosomatischen Bereich auf der Grundlage des Modellprogramms Psychiatrie der Bundesregierung. Aktion Psychisch Kranke e.V., Bonn
3. Esquirol J (1827) Allgemeine und spezielle Pathologie und Therapie der Seelenstörungen. Hartmann, Leipzig
4. Griesinger W (1845) Die Pathologie und Therapie der psychischen Krankheiten. Krabbe, Stuttgart
5. Häfner H, an der Heiden W (1985) Schizophrenieforschung mit Hilfe psychiatrischer Fallregister. Fortschr Neurol Psychiatr 53: 273–290
6. Katschnig H (Hrsg) (1989) Die andere Seite der Schizophrenie. Patienten zu Hause, 3. Aufl. Psychologie-Verlags-Union, München
7. Katschnig H, Grumiller I, Strobl R (1975) Daten zur stationären psychiatrischen Versorgung Österreichs. Teil 2. Prävalenz. Herausgeben vom Österreichischen Bundesinstitut für Gesundheitswesen
8. Katschnig H, Schöny W, Etzersdorfer E (1991) Die psychiatrische Versorgung in Österreich zwischen Anspruch und Wirklichkeit. In: Meise U, Hafner F, Hinterhuber H (Hrsg) Die Versorgung psychisch Kranker in Österreich. Springer, Wien New York
9. Kunze H (1983) Rehabilitation chronisch psychisch Kranker als sekundäre Prävention. Öff Gesundheitswesen 45: 333–336
10. Laburda E, Pelikan JN, Strotzka H (1984) Stationäre psychiatrische Patienten, Stichtagsprävalenz 21. 6. 1983. Herausgegeben vom Ludwig Boltzmann Institut für Medizinsoziologie beim Institut für höhere Studien
11. Pinel P (1801) Philosophisch-medizinische Abhandlungen über Geistesverirrungen oder Manie. Schamburg, Wien
12. Reil J (1803) Rhapsodien über die Anwendung der psychischen Curmethode auf Geisteszerrüttungen. Curd, Halle
13. Rudas St (1990) Evaluation sich verändernder psychiatrischer Versorgungssysteme – Beiträge zur Versorgungsforschung am Beispiel Wiens. Psychiat Prax 17: 206–215
14. Shepherd G (1984) Institutional care and rehabilitation. Longman, London
15. Weis J (1989) Arbeitsbelastungen und Arbeitsbewältigung bei psy-

chisch Kranken. Eine arbeitsanalytische Studie zur Praxis der beruflichen Rehabilitation. Deutscher-Studien-Verlag,Weinheim
16. Wing JK, Brown G (1970) Institutionalism and schizophrenia. Cambridge University Press, London
17. Wing JK (1989) Vorwort zu: Schizophrenie in Selbstzeugnissen. In: Katschnig H (Hrsg) Die andere Seite der Schizophrenie. Patienten zu Hause, 3. Aufl. Psychologie-Verlags-Union, München, S 21–29
18. WKW-Institut interdisziplinäre Forschung und Beratung (1993) Projektbericht an das Bundesministerium für Arbeit und Soziales: Beratungs- und Betreuungseinrichtungen für psychisch Kranke in Wien, Bd 1

Anschrift der Verfasser: OA Dr. J. Wancata, Universitätsklinik für Psychiatrie, Währinger Gürtel 18–20, A-1090 Wien, Österreich.

Ergebnisse beruflicher Rehabilitationsmaßnahmen bei schizophrenen Patienten

H. Rittmannsberger[1] und G. Atzlinger[2]

[1] OÖ Landes-Nervenklinik Wagner-Jauregg und [2] Arbeitstrainingszentrum, Linz, Österreich

Zusammenfassung

In einer umfassenden Studie wurden die Daten aller Absolventen des OÖ Arbeitstrainingszentrums von 1983–1990 erhoben. 135 ehemalige Teilnehmer konnten im Rahmen einer Nachuntersuchung befragt und die gesundheitliche, soziale und berufliche Situation erfaßt werden. Schizophrene Patienten sind zum Zeitpunkt der Nachuntersuchung in deutlich geringerem Ausmaß in der freien Wirtschaft integriert, haben aber die Arbeitsrehabilitationsmaßnahme länger durchgehalten und häufiger regulär beendet als die übrigen Teilnehmer. Gerade für diese Teilnehmer sollten geschützte Langzeitarbeitsplätze in größerem Umfang als bisher zur Verfügung gestellt werden. Um die Ergebnisse zu verbessern, sollten die Maßnahmen der Arbeitsrehabilitation gerade bei schizophrenen Patienten in einem früheren Stadium des Krankheitsverlaufes als bisher begonnen werden.

Schlüsselwörter: Schizophrenie, Arbeitsrehabilitation, Erwerbstätigkeit.

Summary

Outcome in schizophrenic patients after vocational rehabilitation. In a comprehensive study data were collected of all participants (n = 329) of the center for vocational rehabilitation in Upper Austria (Arbeitstrainingszentrum) from 1983 to 1990. In a follow up study 135 former participants could be investigated concerning their medical, social and employment situation.

Schizophrenic patients are less often employed on competive jobs but attended the training program for a longer periode of time and finished it more often regularly. Such especially schizophrenic patients are in need of sheltered working places. To improve outcome in schizophrenic patients occupational rehabilitation should be started earlier in the course of illness.

Keywords: Schizophrenia, vocational rehabilitation, employment.

Einleitung

Das oberösterreichische Arbeitstrainingszentrum (ATZ) ist eine berufliche Rehabilitationseinrichtung von pro mente infirmis und wurde 1983 gegründet. Es bietet arbeitslosen und vorzeitig pensionierten Menschen mit psychischen Krankheiten und/oder Behinderungen für maximal 17 Monate einen Arbeitstrainingsplatz.

In 14 Werkstätten finden rund 80 Personen Arbeit und Hilfe bei der Bewältigung ihrer Probleme. Die Teilnehmer erhalten eine Beihilfe zur Deckung des Lebensunterhaltes und sind in dieser Zeit sozial- und pensionsversichert. Sie werden unter betriebsähnlichen Bedingungen von einem Fach- und einem Sozialarbeiter pro Werkstatt betreut. Die für einen beruflichen Wiedereinstieg erforderlichen sozialen und fachlichen Fähigkeiten können trainiert und gesteigert werden.

Im Auftrag des Bundesministeriums für Arbeit und Soziales und pro mente infirmis wurde eine Studie zur sozialen und beruflichen Integration von Absolventen des ATZ verfaßt, die im Rahmen des Instituts für Berufs- und Erwachsenenbildungsforschung (IBE) durch ein interdisziplinäres Projektteam erstellt wurde [1]. Alle Absolventen, die bis September 1990 das Arbeitstraining (AT) abgeschlossen hatten, wurden in die Untersuchung einbezogen (n = 329). Zwischen November 1991 und Mai 1992 wurden alle ehemaligen Klienten bis maximal 9 Jahre nach AT-Abschluß befragt. Die Rücklaufquote betrug 45%.

Ziel der vorliegenden Arbeit ist es, zu untersuchen, wie weit sich Verlauf und Ergebnisse der Rehabilitationsmaßnahme im ATZ bei schizophrenen Patienten von jenen anderer Diagnosen unterschei-

Tabelle 1. Diagnosen der Teilnehmer an der Nachuntersuchung (NU) und
der Gesamtgruppe

	NU	Alle Teilnehmer
Schizophrenie	56 (45%)	132 (43%)
Schizo-affektive Psychose	13 (10%)	36 (12%)
Affektive Psychose	26 (21%)	58 (17%)
Organische Psychose	1 (1%)	4 (1%)
Neurose/Persönlichkeitsstörung	18 (14%)	48 (16%)
Mißbrauch/Sucht	3 (2%)	7 (2%)
Minderbegabung	3 (2%)	9 (3%)
Anfallsleiden	5 (4%)	11 (4%)
Summe	125	305
Nicht klassifiziert	10 (7%)	24 (7%)
Summe	135	329

den. Tabelle 1 zeigt die diagnostische Verteilung der Gesamtgruppe
aller Teilnehmer des ATZ und des nachuntersuchten Kollektivs
(Diagnosen nach ICD-9). Patienten mit der Diagnose schizoaffektive Störung wurden nicht in die Gruppe der Schizophrenen einbezogen, da sie in der Regel weniger häufig zu ausgeprägten Residualzuständen führen und eine günstigere Prognose als schizophrene
Psychosen haben [8]. Wie zu ersehen ist, ist die Gruppe der „anderen Diagnosen" sehr heterogen. Die berichteten Ergebnisse sind
also unter dem Aspekt zu sehen, daß hier mit fiktiven Patienten
verglichen wird.

Ergebnisse

Soziodemographische Daten

56 (45%) der Teilnehmer, die an der Nachuntersuchung teilgenommen haben, wiesen die Diagnose Schizophrenie auf, 72 (55%)

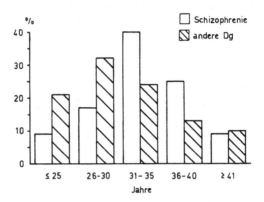

Abb. 1. Alter zum Katamnesezeitpunkt (Schizophrenie n = 53, andere
Diagnosen n = 71, p = 0.04)

hatten andere Diagnosen. Für die Gesamtgruppe der Teilnehmer des
ATZ waren die entsprechenden Zahlen 132 (43%) und 179 (57%).

Bemerkenswert ist, daß männliche Absolventen signifikant häufiger die Diagnose Schizophrenie als Frauen hatten (72% vs 48%,
p < 0.001*).

Bezüglich der Altersverteilung (Abb. 1) ist zu bemerken, daß
zum Zeitpunkt der Katamnese 74% der Untersuchten zwischen 25
und 40 Jahre alt waren, wobei die schizophrenen Patienten signifikant älter waren (70% älter als 30 Jahre vs 46%, p < 0,01).74% der
Schizophrenen waren bei der ersten Aufnahme im psychiatrischen
Krankenhaus (PKH) 24 Jahre oder jünger (56% der anderen Diagnosen), bei Eintritt ins ATZ gehörten aber nur 25% der Schizophrenen dieser Altersgruppe an (40% der anderen Diagnosen).

Gesundheitliche Situation

Tabelle 2 zeigt, daß schizophrene Teilnehmer sowohl vor als auch
nach dem AT ein höheres Maß psychiatrischer Behandlungsbedürf-

---

* Diese und alle folgenden statistischen Angaben beziehen sich auf Chi-
Quadrat-Tests ·

Tabelle 2. Psychiatrische Behandlung des untersuchten Kollektivs vor, während und nach AT

	Schizophrenie ($n_{max} = 56$)	Andere Dg ($n_{max} = 72$)	p (c2)
Keine Aufnahme im PKH vor AT	14 (25%)	27 (37%)	0,01
Aufenthalt PKH > 3 Monate vor AT	27 (48%)	20 (28%)	0,03
Medikamentöse Th. b. Eintritt AT*	106 (94%)	98 (70%)	0,001
Aufnahme PKH während AT*	38 (30%)	48 (27%)	ns
Keine Aufnahme im PKH nach AT	18 (32%)	37 (51%)	0,05
Regelm. medikamentöse Therapie b. NU	41 (50%)	35 (58%)	0,02
Andere psycho-soziale Hilfen (regelm./fallw.)	23 (52%)	16 (29%)	0,03

Mit * gekennzeichneten Variablen beziehen sich auf die Gesmatgruppe der Teilnehmer des ATZ (n = 311), die übrigen auf die bei der Nachuntersuchung erfaßte Stichprobe (n = 135); *NU* Nachuntersuchung

tigkeit aufwiesen. Dies gilt sowohl für stationäre Aufenhalte als auch für die ambulante fachärztliche und medikamentöse Behandlung. Interessanterweise findet sich aber kein Unterschied in der Häufigkeit von psychiatrischen Spitalsaufenthalten während der Dauer der Rehabilitationsmaßnahme.

Berufliche Situation

Tabelle 3 gibt Aufschluß über die berutliche Situation der Teilnehmer des AT. Schizophrene Patienten bringen zwar von der Ausbildung her bessere Voraussetzungen mit, haben aber schon bei Eintritt häufiger eine Pension beantragt; auch die Behinderung wird im ärztlichen Gutachten höher eingeschätzt. Nach dem Ende des AT

Tabelle 3. Berufliche Variablen des untersuchten Kollektivs vor, während und nach AT

	Schizophrenie	Andere Dg	p
Beruf erlernt	36 (64%)	30 (42%)	0.01
Pensionsantrag gestellt vor AT	38 (60%)	25 (34%)	0.01
Verminderung d. Arbeits-fähigkeit < 50%	27 (24%)	60 (38%)	0.01
AT ≥ 1a*	63 (48%)	65 (37%)	0.05
Reguläre Beendigung des AT	38 (68%)	39 (54%)	0.1
Kein Arbeitsplatz nach AT	35 (46%)	24 (35%)	n.s.
Arbeit in freier Wirtsch. b. NU	7 (14%)	24 (34%)	0.02
Wenn Arbeit: ≥ 36 Stunden Wochenarbeit	7 (50%)	24 (83%)	0.03
Pensioniert bei NU	30 (55%)	21 (30%)	0.01
Berufliche Desintegration	29 (52%)	26 (36%)	0.08

Mit * gekennzeichnete Variablen beziehen sich auf die Gesamtgruppe der Teilnehmer des ATZ (n = 311), die übrigen auf die bei der Nachuntersuchung erfaßte Stichprobe (n = 135); *NU* Nachuntersuchung

Tabelle 4. Wohnmilieu der Teilnehmer vor Eintritt ins ATZ und zum Zeitpunkt der Nachuntersuchung (NU)

Wohnmilieu	Schizophrenie		Andere Dg	
	vor AT (n = 56)	NU (n = 54)	vor AT (n = 71)	NU (n = 72)
Selbstständig	8 (14%)*	23 (43%)*	19 (27%)*	40 (56%)*
Herkunftsfamilie	36 (64%)	17 (32%)	40 (56%)	22 (30%)
Beschützt	12 (22%)	14 (26%)	12 (17%)	10 (14%)

* p < 0,001; Chi-Quadrat-Test: selbstständig vs Herkunftsfamilie + beschützt); zwischen Schizophrenie und andere Dg keine statistisch signifikanten Unterschied

finden schizophrene Patienten zu einem geringeren Anteil einen Arbeitsplatz in der freien Wirtschaft und erhalten häufiger eine Invaliditätspension. Das AT hingegen wird von den schizophrenen Teilnehmern deutlich länger als von den Teilnehmern mit anderen Diagnosen besucht und auch häufiger regulär abgeschlossen.

Wohnsituation

Für viele ehemaligen Teilnehmer änderte sich die Wohnsituation positiv in Richtung Selbständigkeit (Tabelle 4), wobei hier die Diagnose keine Rolle spielte, und die Fortschritte in beiden Gruppen gleich groß waren.

Einstellungen

In den Untersuchungen wurde nach vielen Aspekten der Beurteilung des AT gefragt, sowie Lebenszufriedenheit, Befindlichkeit und Zukunfstperspektiven ermittelt. Dabei zeigten sich beim Vergleich der Diagnosegruppen nur wenige Unterschiede. Schizophrene waren häufiger (62% vs 34%, $p < 0,03$) der Meinung, einen Arbeitsplatz aus gesundheitlichen Gründen verloren zu haben. Die Antworten der nicht in Arbeit stehenden Teilnehmer bezüglich ihrer Einstellung zur fehlenden Arbeit zeigten zwei interessante Ergebnisse: Schizophrene Teilnehmer gaben häufiger an, soziale Kontakte zu vermissen ($p < 0,1$) und meinten, sie würden lieber berufstätig sein, wenn nicht schwerwiegende Gründe sie daran hinderten ($p < 0,03$).

Diskussion

Innerhalb der psychiatrischen Rehabilitationsforschung ist es durchaus umstritten, wieweit die Diagnose eine Rolle für das Ergebnis der Rehabilitationsmaßnahme spielt. In zahlreichen Untersuchungen zur beruflichen Integration erwies sich, daß die Diagnose von keiner oder nur untergeordneter Bedeutung war [3, 4, 6, 11–13]. Dies wurde u.a. auf die nivellierende Wirkung besonders langer Verläufe zurückgeführt [2–4]. Andererseits finden auch viele Studien, daß schizophrene Patienten schlechter als andere Diagnosegruppen abschneiden [5, 9, 14, 15, 13]. Weis kommt in seiner Übersicht zum Schluß, „... daß die Parameter des aktuellen psychopathologischen Zustands eher von Bedeutung zu sein scheinen als die Diagnose und die Variablen der Krankengeschichte" [16]. Wedekind und Kuhnt [15] meinen, daß die Bedeutung der Diagnose umstritten sei und hinter der Bedeutung der Chronizität auf jeden Fall zurücktritt.

Unsere Untersuchung zeigt bezüglich der beruflichen Integration sehr deutliche Unterschiede zwischen den schizophrenen Patienten und jenen anderer Diagnosen (die sich auch in hier nicht referierten multivariaten Regressionsmodellen bestätigen ließen). Schizophrene Teilnehmer hätten zwar von der beruflichen Qualifikation her bessere Voraussetzungen, werden aber schon bei Eintritt ins AT als schwerer krank eingeschätzt und haben zu einem höheren Anteil einen Antrag auf Pensionierung gestellt. Dies setzt sich zum Katamnesezeitpunkt in einem geringen Anteil an in der freien Wirtschaft Erwerbstätigen und einem höheren Anteil an Pensionierten fort. Dabei ist hervorzuheben, daß eine Rate von 14% bzw. 34% in der freien Wirtschaft Erwerbstätigen angesichts der generell immer schwieriger werdenden Arbeitsmarktsituation für beide Gruppen noch immer als gutes Ergebnis gelten kann [10].

In Anbetracht dieser durchwegs ungünstigeren Befunde der schizophrenen Teilnehmer in bezug auf die berufliche Situation ist es erstaunlich, daß schizophrene Patienten das AT nicht etwa in größerem Ausmaß abgebrochen haben, sondern, ganz im Gegenteil, signifikant länger daran teilgenommen haben und häufiger einen regulären Abschluß aufweisen. Bedenkt man auch, daß die schizophrenen Teilnehmer ein höheres Maß an Leidensdruck bezüglich des Fehlens von Arbeit zeigten, so formt sich das Bild, daß diese Teilnehmer in überdurchschnittlichem Maß an einer beruflichen Rehabilitation interessiert und auch in der Lage sind, in einem geschützten Milieu, wie es das AT darstellt, durchzuhalten. Dafür spricht auch, daß sie zwar vor dem AT und danach signifikant mehr psychiatrische Hospitalisierungen aufweisen, während des AT aber kein Unterschied besteht. Daraus ergibt sich die Schlußfolgerung, daß ein geschütztes Arbeitsmilieu, wie es hier im Rahmen einer beruflichen Rehabilitationmaßnahme zeitlich begrenzt zur Verfügung gestellt wurde, gerade für schizophrene Patienten ein mit hoher Motivation angenommenes und gut toleriertes Arbeitsangebot darstellt. Der Übertritt in die freie Wirtschaft ist aber für viele eine Überforderung; geschützte Arbeitsplätze würden aber in einem viel größeren Umfang als derzeit verfügbar benötigt.

Warum schizophrene Teilnehmer in der beruflichen Rehabilitation schlechter abschneiden, könnte (neben krankheitsspezifischen Faktoren) möglicherweise auch daran liegen, daß sie, verglichen mit den anderen Teilnehmern, deutlich später im Krankheitsverlauf ins AT eintreten: Während drei Viertel der Schizophrenen vor dem 25. Lebensjahr erstmals im psychiatrischen Krankenhaus in Behandlung gewesen waren, kommt nur ein Viertel von ihnen in dieser Altersgruppe auch zum AT (von den Teilnehmern anderer Diagnosen waren 56% bei der ersten Behandlung, aber 40% bei Eintritt ins ATZ jünger als 25 Jahre). Auf die Wichtigkeit eines frühen Beginns der rehabilitativen Maßnahme ist in anderen Untersuchungen mehrfach hingewiesen worden [7, 13]; die diesbezügliche Zuweisungspraxis sollte im OÖ ATZ überprüft werden.

Zusammenfassend kann man feststellen, daß schizophrene Patienten zwar größere Schwierigkeiten als Patienten anderer Diagnose haben, in der freien Wirtschaft Fuß zu fassen, daß sie aber die Arbeitsrehabilitationsmaßnahme häufiger durchhalten und regulär abschließen. Maßnahmen der Arbeitsrehabilitation sollten gerade bei schizophrenen Patienten früher einsetzen (immerhin hatten fast zwei Drittel der schizophrenen Patienten schon vor Eintritt ins ATZ einen Pensionsantrag gestellt). Der günstige Verlauf des AT bei schizophrenen Patienten weist auf die Notwendigkeit hin, vermehrt AT-ähnliche geschützte Arbeitsplätzen zu schaffen.

Literatur

1. Atzlinger G, Grausgruber A, Heilbrunner Ch, Mörth I, Rittmannsberger H (1993) Soziale und berufliche Integration von AbsolventInnen des Arbeitstrainingszentrums (ATZ) für Menschen mit psychischen

und psychosozialen Beeinträchtigungen in Österreich. IBE Linz im Auftrag d. BM f Arbeit u Soziales Zl 35.845/43-III/B/6/90
2. Ciompi L, Dauwalder HP, Ague C (1978) Ein Forschungsprogramm zur Rehabilitation psychisch Kranker. II. Querschnittsuntersuchung chronischer Spitalpatienten in einem modernen psychiatrischen Sektor. Nervenarzt 49: 332–338
3. Ciompi L, Dauwalder HP, Ague C (1979) Ein Forschungsprogramm zur Rehabilitation psychisch Kranker. III. Längsschnittuntersuchung zum Rehabilitationserfolg und zur Prognostik. Nervenarzt 50: 366–378
4. Hoffmann, H, Hubschnid T (1989) Die soziale Abhängigkeit des Langzeitpatienten – eine Untersuchung im sozialpsychiatrischen Ambulatorium. Psychiat Prax 16: 1–7
5. Kuhnt S, Kunow J (1988) Prognostische Faktoren beruflicher Wiedereingliederung – Ergebnisse einer Ein-Jahres-Katamnese. In: Schubert A, Reihl D, Bungard W (Hrsg) Chancen im Arbeitsleben für psychisch Kranke. Ehrenhof, Mannheim
6. Lang SK, Cara E (1989) Vocational integration for the psychiatrically disabled. Hosp Commun Psychiatry 40: 890–892
7. Mackota C, Lamb R (1989) Vocational rehabilitation. Psychiatr Ann 19: 548–552
8. Möller HJ (1992) Psychiatrie. Ein Leitfaden für Klinik und Praxis. Kohlhammer, Stuttgart
9. Pieschl D (1986) Schizophrene Verläufe unter Rehabilitationsmaßnahmen – Effektivität, Prognose und prädiktive Faktoren. Schattauer, Stuttgart New York
10. Rittmansberger H (1993) Zum Stellenwert der Arbeit in der Rehabilitation schizophrener Patienten. In: Platz T (Hrsg) Brennpunkte der Schizophrenie. Springer, Wien New York, S 295–308
11. Rudas S (1990) Berufliche Rehabilitation psychisch Kranker in einer fachspezifischen Einrichtung – Ergebnisse einer Studie. Rehabilitation 29: 93–99
12. Vetter P, Citovaska M (1990) Die Rehabilitation psychisch Behinderter in Wohngemeinschaften: der Einfluß der Arbeitsleistung und anderer Variablen auf die Hospitalisierungsdauer. Eine katamnestische Untersuchung. Psychiat Prax 17: 78–84
13. Vogel R, Bell V, Blumenthal St, Neumann N-U, Schüttler R (1988) Ausgang, Verlauf und Prognose der Erwerbssituation ersthospitalisierter psychiatrisch Erkrankter – Ergebnisse einer Mehr-Punkt-Erhebung. Rehabilitation 27: 5–13
14. Wasilewski R (1991) Erfoge beruflich-sozialer Rehabilitation von psychisch Behinderten. Instiut für empirische Soziologie, Nürnberg
15. Wedekind R, Kuhnt S (1991) Psychisch krank – ohne Arbeit, ohne

Ausweg? Zur beruflichen und sozialen Lage entlassener psychiatrischer Krankenhauspatienten und zum Bedarf an Arbeit und beruflicher Rehabilitation. Enke, Stuttgart

16. Weis J (1990) Die berufliche Wiedereingliederung psychisch Kranker – ein Literaturüberblick zur Erforschung und Evaluation der beruflichen Rehabilitation. Psychiat Prax 17: 59–65

17. Wöhrl HG (1990) Eingliederungsschanchen von Absolventen des BFW Heidelberg mit einer psychischen Behinderung. Rehabilitation 29: 84–92

Anschrift der Verfasser: Prim. Dr. H. Rittmannsberger, OÖ Landes-Nervenklinik Wagner-Jauregg, Wagner-Jaureggweg 15, A-4020 Linz, Österreich.

Einfluß der Erwerbsarbeit in integrativen Arbeitsprojekten auf die Lebensqualität psychisch beeinträchtigter Menschen

U. Stollberger[1] und H. Goldmann[2]

[1] Psychiatrische Abteilung, Landeskrankenhaus und [2] Pro mente infirmis, Klagenfurt, Österreich

Zusammenfassung

Zum besseren Verstehen des Einflusses der Erwerbsarbeit in integrativen Arbeitsprojekten auf die Lebensqualität psychisch beeinträchtigter Menschen haben wir versucht, in der Praxis auftretende Problemmuster herauszuarbeiten. Mittels teilnehmender Beobachtung und anschließender Irritationsanalyse fanden wir konkrete Zusammenhänge, die das subjektive Empfinden am Arbeitsplatz beeinflussen. Wir erachten diese Erfahrungen für die Qualität integrativer Arbeitsplätze als relevant.

Schlüsselwörter: Teilnehmende Beobachtung, relevante Faktoren für den Arbeitsalltag, Arbeitsprojekte, Lebensqualität.

Summary

The effect of paid work in integrative work projects on the quality of life of mentally disordered persons. In order to better understand the effect of paid work in integrative work projects on the quality of life of mentally disordered persons we attempted to define the practical problems. By the method of participatory observation followed by irritation analysis we found concrete connections which influence the subjective experience at work. We judge these experiences as relevant for the quality of integrative work.

Keywords: Participatory observation, relevant factors for the working day, work-projects, quality of life.

Einleitung

Wir haben es uns zur Aufgabe gemacht, die Zusammenhänge zwischen Erwerbsarbeit in integrativen Arbeitsprojekten und der Lebensqualität von Menschen mit psychischen Beeinträchtigungen besser verstehen zu lernen. So wie es bei allen Menschen kontextabhängige unterschiedliche Ausprägungen und Bewertungen psychischer Beeinträchtigungen gibt, verhält es sich aus unserer Sicht auch mit der Bewertung ihrer Lebensqualität. Um zu Aussagen und Erfahrungen zu kommen, haben wir uns entschlossen, eine subjektive Ebene zu wählen. Anstatt „mehr und mehr Filter, Tests, Interviews, technische Errungenschaften und andere heuristische Kunstgriffe zwischen uns und die Objekte zu schieben" [1], haben wir die Gegenübertragung des Beobachters/Forschers zum Hauptinstrument für die Erforschung fremder Subjektivität gemacht. „Das bedeutet, daß die Selbsterforschung der Irritationen im Subjekt des Beobachters/Forschers ein Hauptweg zum Verstehen des fremden Subjektes und der gemeinsamen, bewußten und unbewußten Inszenierung wird" [4].

Methode und Beobachtungskontext

Um unserem Ziel näher zu kommen, haben wir deshalb die Methode der teilnehmenden Beobachtung [2] mit anschließender Reflexion und Aufarbeitung (aus psychoanalytischer und psychodramatischer Sicht) gewählt. Als Verstehenshilfe haben wir Techniken aus dem Psychodrama genützt. Die hier vorliegende Arbeit ist ein Teil einer projektbegleitenden Forschung, die das Zusammenwirken von ökonomischen und sozialen Bedingungen in integrativen Arbeitsprojekten untersucht.

Das Arbeitsprojekt, in dem folgende Beobachtungen stattgefunden haben, heißt „Tuchlaube". Die Tuchlaube ist eine Näherei (Träger ist Pro mente infirmis Kärnten), in dem 14 Mitarbeiter teils auf geschützten Dauerarbeitsplätzen mit Bezahlung nach dem Kollektivlohn, teils auf Arbeitstrainings- bzw. Arbeitserprobungsarbeitsplätzen zeitlich begrenzt

und mit etwas geringerer Entlohnung unter der Anleitung von 2 Projektlei-
terinnen arbeiten. Sie besteht seit 3 Jahren. In der Tuchlaube kooperieren
Leistungsfähige mit weniger Leistungsfähigen, körperlich-psychisch und/
oder sozial Beeinträchtigte, Mitarbeiter mit langer psychiatrischer Karriere
und Mitarbeiter in Lebenskrisen.

Die Tuchlaube war Dr. Stollberger, die die Rolle als Beobachterin
übernommen hatte, bis zum Start unserer Forschungsarbeit unbekannt. Sie
hat sich als Praktikantin im Rahmen ihres Studiums (Propädeutikum) in der
Tuchlaube beworben, sie hat die üblichen Aufnahmerituale mitgemacht
und hat 1 Woche als Mitarbeiterin in der Werkstätte gearbeitet. Sie schrieb
während dieser Zeit ein Tagebuch, in den anschließenden Wochen wurden
von den Autoren Szenen von Begegnungen in der Tuchlaube im Zuge einer
Irritationsanalyse herausgearbeitet. Durch „szenisches Verstehen" [3] ver-
suchten wir den mehr oder weniger verborgenen Gehalt von Szenen, die
zwischen den TuchlaubenmitarbeiterInnen und der Beobachterin abliefen,
zu entschlüsseln.

Ergebnisse

In den folgenden drei Szenen (die auch nachgespielt wurden)
wurden ausgewählte Sätze aus dem Tagebuch eingearbeitet.

Die erste Szene ist ein Traum, der von der Beobachterin in der
Nacht vor dem ersten Arbeitstag wiederholt geträumt wurde. Er hat
den Titel: *„Einparken in der Tiefgarage."*

Ich träume von einer Garage. Sie befindet sich in einem Keller
und besteht aus Betonwänden – Betonwände zur Rechten und zur
Linken, Betonwände auch die Hinterwand und die Decke. Das
ganze Bild ist grau in grau. Die Garage ist gerade so groß, daß ich
hineinpasse. Ich soll mich nun, ohne irgendwo anzuecken, einparken.

„Habe ich mir da nicht zuviel
vorgenommen?"
„Habe ich es wirklich nötig,
mir *den* Streß auch noch zu
machen?"
„Wie fange ich es überhaupt
an?"

„Ich beginne allmählich, mich
richtig zu freuen."

„Es wird einmal etwas anderes, vielleicht etwas Neues,
sicherlich etwas Interessan-
tes."

„Ich habe es ja schon versucht, bin jedoch an mir selbst immer wieder gescheitert, da ich die Ansprüche, die ich an mich selbst gestellt habe, nicht erfüllen konnte."

„Ich habe es mir ja bereits angesehen, bin mit einiger Skepsis dorthin gegangen und mit einem positiven, neugierigen Gefühl wieder weggegangen."

„Hoffentlich haben sie nicht auf mich vergessen?"

In der Nachbearbeitung dieses Traumes wurden uns folgende Themenschwerpunkte klarer:

- Einpassen und Anpassen
- Ambivalenz vor dem Arbeitsbeginn: Neues wagen – zweifeln
- Auseinandersetzen mit eigenen, teilweise überhöhten Ansprüchen
- Wiedererleben vergangener Erfahrungen

Auswirkungen auf die Lebensqualität:

- Angst nicht zu entsprechen
- Platz für alte und neue Hoffnungen
- Dynamisierung des Alltags (Aufregung – Spannung)

Die zweite Szene spielte sich am Nachmittag des ersten Arbeitstages im Einschulungsraum der Tuchlaube ab und trägt den Titel: *„Da bleibt mir die Luft weg!"*

Ich befinde mich in einem Raum in der Werkstätte. Hier rechts sitzt J., er ist ca. 30 Jahre alt, nach einem Motorradunfall körperlich und psychisch schwer behindert. Er hat motorische Schwierigkeiten, sich zu artikulieren. Er erzählt mir kurz nach dem Kennenlernen bereits seine ganze Lebensgeschichte. Schräg vor mir säße A., sie trippelt jedoch während der meisten Zeit unruhig auf und ab. Auf der linken Seite sitzen zwei Näherinnen, die völlig unbeteiligt ihrer Arbeit nachgehen. Hier finde ich mich.

- „Ich habe extra Zigaretten mitgenommen, um durch Anbieten oder Feuergeben mit Mitarbeitern in Kontakt zu kommen."

- „Eigenartig – niemand scheint mich zu bemerken."
- „Aber ich fühle mich von I. in den Bann gezogen."
- „Es ist spannend, welche Persönlichkeit sich aus diesem anfangs schwer verständlichen Erscheinungsbild herauskristallisiert."
- „Aber sein Lachen macht mir Angst, denn es zieht mich in eine schwarze Unendlichkeit oder es stößt mich an die gläserne Wand des Schweigens."
- „Ich muß mich lösen, sonst reißt es mich mit."
- „Ich möchte mich eigentlich integrieren."
- „A. trippelt ständig auf und ab, *kann* ich etwas für sie tun?"
- „Die beiden Näherinnen scheinen völlig unberührt von allem."
- „Was ist mit mir?" – „Wo stehe *ich* in diesem Gefüge?"
- „Ich bekomme zunehmend Atemnot. Mein jahrzehntelanges Asthma ist mir gut vertraut.
- Ich verlasse den Raum, um mein Medikament einzunehmen, es hilft mir, mich von weiteren Auseinandersetzungen zurückzuziehen und so wieder Boden unter meinen Füßen zu finden."

In dieser Szene fanden wir die Themen:

- Vorsichtige Kontaktaufnahme und suchen nach dem eigenen Platz
- Wo stehe ich in bezug auf Mitarbeiter
- „Eigentlich bin ich hier nur als Praktikantin."
  - „Ich habe einen Arbeitsvertrag unterschrieben, der mir neben meinem Verdienst auch Sozial-, Kranken- und Arbeitslosenversicherung garantiert."
- „Ich brauche nicht das soziale Wohlwollen der anderen."
  - „Ich freue mich über die zunehmende Anteilnahme der anderen Mitarbeiter und bin überrascht über die Selbstverständlichkeit, mit der sie meine Antworten und Verhaltensweisen aufnehmen."
- „Ich habe ein schlechtes Gewissen dabei, aber dennoch bin ich gekränkt, denn schließlich fühl' ich mich als mehr als eine Tuchlauben-Mitarbeiterin."

Die vordergründigen Themen in dieser Arbeitsphase waren für uns:

- Wo stehe ich in einer gemeinsamen sozialen Wirklichkeit (innen/außen)?
- Welche Rolle will ich/kann ich „spielen"? (Wer bin ich?)
- Versuch, eine eigene Identität zu finden
- Integration in die Gruppe der Mitarbeiter
- Was gibt mir Halt und Sicherheit?

Auswirkungen auf die Lebensqualität:

- Unsicherheit in bezug auf Mitmenschen (Distanz/Nähe):
- Spüren (Erweitern) der eigenen Grenzen
- Rückzug in vertraute Ordnung
- Wenig Energie für Außenkontakte

Die dritte Szene baut auf einem Erlebnis am Ende des dritten Arbeitstages beim Verlassen der Tuchlaube auf, wir nannten sie: *„So seh ich mich von innen und von außen!"*

Es ist Dienstschluß, wir sind mit der Arbeit fertig. Nachdem wir noch alles zusammengeräumt haben, verlasse ich die Tuchlaube durch das Eingangstor und begegne dort einem mir unbekannten Mann. Er meint freundlich zu mir: „Na, schon fertig für heute". Es ist mir unangenehm, auf meine Arbeit hier angesprochen zu werden. Irgendwie würde ich mich gerne abgrenzen. Die Situation löst zwiespältige Gefühle in mir aus.

- „Es ist mir peinlich. Ich habe das Gefühl mich abgrenzen zu müssen."
  - „Zunehmend fühle ich mich integrierter."
  - „Ich fühle mich wohl hier – geschützt."

Auswirkungen auf die Lebensqualität:

- Gesteigertes Selbstwertgefühl
- Gefühl der sozialen Zugehörigkeit und Sicherheit
- Angst vor Abwertung
- Kränkung der individuellen Größenphantasien

In unserer zusammenfassenden Analyse zeigten sich folgende *Einflußfaktoren für eine Anhebung der Lebensqualität* für MitarbeiterInnen in integrativen Arbeitsprojekten positiv wirksam:

- Wertschätzende Akzeptanz (speziell am Beginn der Arbeit; 1. Stunde, 1. Tag)
- Platz für vertraute und noch nicht angepaßte Verhaltensweisen
- Mit Hilfe der leitenden MitarbeiterInnen geregelte Nähe und Distanz gegenüber den KollegenInnen
- Klare Rolle und Verantwortung
- Klare Aufgaben / strukturierte Zeit
- Aufwertung durch Übernahme von Verantwortung und Einfluß (z.B. nach Schulung)
- Individuelle Anerkennung (Geld, regelmäßiges Feedback)
- Anerkennung des Arbeitsprojektes durch unsere leistungsorientierte Gesellschaft

Literatur

1. Devereux G (1976) Angst und Methode in den Verhaltenswissenschaften. Hanser, Frankfurt Berlin Wien
2. Lange H, Voßerg H (1984) Betroffen, Anstoß zum Leben mit Widersprüchen in der Psychiatrie. Psychiatrie-Verlag, Bonn
3. Graf W, Ottomeyer K (1989) Identität und Gewalt. Ein Überblick. Einleitung zu: Szenen der Gewalt in Alltagsleben, Kulturindustrie und Politik. Österr Institut für Friedensforschung, Wien, S 4–6
4. Ottomeyer K (1987) Lebensdrama und Gesellschaft. Deuticke, Wien, S 93

Anschrift der Verfasser: Dr. U. Stollberger, Psychiatrische Abteilung, Landeskrankenhaus, St. Veiter-Straße 47, A-9020 Klagenfurt, Österreich.

Sozial- und gesundheitspolitische Strategien der Angehörigen zur Verbesserung der Lebensqualität der Familien schizophrener Patienten

K. Kirszen

HPE-Österreich, Wien, Österreich

Zusammenfassung

Die 1978 gegründete österreichische Selbsthilfeorganisation von Angehörigen psychisch Kranker (HPE = Hilfe für Angehörige psychisch Erkrankter) hat von Anfang an zwei Ziele verfolgt: Zum einen das der klassischen Selbsthilfe, die dadurch gekennzeichnet ist, daß Betroffene einander Kraft und Stärke dadurch vermitteln, daß sie einander treffen, einander bekunden, daß nicht jeder einzelne isoliert dasteht und Erfahrungen austauschen. Zum anderen wurde sehr früh klar, daß sich die Angehörigen nicht darauf beschränken können, isoliert ihr Schicksal zu betrachten, sondern daß ihr Los unmittelbar mit dem ihrer kranken Angehörigen verbunden ist und daß sie die Verpflichtung haben, mitzuwirken mit allen jenen, die darum bemüht sind, dieses Los Schritt für Schritt und kontinuierlich zu verbessern. Gerade HPE ist ein Beispiel dafür, wie durch Mitwirkung in politischen Gremien und durch Arbeit mit den Massenmedien ein wesentlicher Beitrag zur Verbesserung in der psychiatrischen Versorgung geleistet werden konnte. Viel bleibt aber noch zu tun.

Schlüsselwörter: Angehörigenselbsthilfe, Angehörigenpolitik.

Summary

Strategies in social- and health-politics adopted by relatives to augment quality of life for families of schizophrenics. Like all self-help organisations of relatives of the mentally ill also the Austrian organisation „Hilfe für Angehörige psychisch Erkrankter" (= HPE) has always pursued two aims: that of classical self-help, i.e. mutual support by meeting each other, exchange of information and thereby helping to overcome the usual isolation of the relatives of the mentally ill. On the other hand, this organisation has, from its very beginning in 1978, also pursued political aims of being a lobby in order to improve psychiatric care system. HPE is a good example of how cooperation in political committees and work with the press has helped to improve the system of psychiatric care in Austria. However, much remains to be done in this field.

Keywords: Relatives self-help, consumer policy.

Ich bin seit vielen Jahren Vorsitzender der Vereinigung der Angehörigen psychisch Erkrankter in Österreich, HPE-Österreich, die in einem österreichischen Dachverband organisiert ist. Meine Ausführungen basieren daher auf meiner unmittelbaren Teilnahme am Geschehen und an der Entwicklung dieser Vereinigung.

Lassen Sie mich zunächst bemerken, daß sicherlich niemand von Ihnen die Ankündigung dieses Referates mit der Vorstellung verbunden hat, es hätte zu Beginn unserer Tätigkeit- und das war vor etwa 15 Jahren ein Gremium die Strategie der Angehörigen zur Verbesserung der Lebensqualität ihrer Familien ausgearbeitet oder festgelegt. Dem ist natürlich nicht so, denn wie bei den meisten Bewegungen dieser Art liegt der Beginn üblicherweise auf einer ganz anderen Ebene. Im konkreten Fall waren es einige Angehörige, die vor allem auch mit Hilfe des hier anwesenden Prof. Katschnig Kenntnis erlangt haben von den Zeitströmungen in Europa in bezug auf die psychiatrische Versorgung und das Selbstverständnis der Angehörigen.

Diese fanden sich zunächst mit Hilfe von Prof. Katschnig, der ihnen dazu einen kleinen Raum an der Klinik zur Verfügung stellte, zusammen und tauschten ihre Erfahrungen mit ihren kranken Angehörigen und mit der Umwelt, vor allem mit den professionellen Betreuern ihrer kranken Angehörigen aus. Man kann also davon ausgehen, daß es sich in Österreich wie in sehr vielen anderen Ländern fast ausschließlich zunächst um eine klassische Selbsthilfebewegung gehandelt hat; in dem Sinn nämlich, daß Betroffene einander Kraft und Stärke dadurch vermittelten, daß sie einander trafen, daß sie einander bekundeten, daß nicht jeder einzelne isoliert dasteht, und einen Erfahrungsaustausch in die Wege leiteten, der sich sehr bald verdichtete und konkrete Resultate hatte: Bei Krisen innerhalb seiner Familie konnte der früher isolierte Einzelne einen Freund aus der kleinen Gruppe anrufen, dessen Rat einholen und mitunter auch dessen konkrete Hilfe erhalten.

In dieser Phase, die dadurch gekennzeichnet war, daß der Bekanntheitsgrad der Angehörigenvereinigung auch in den in der Psychiatrie tätigen Professionen eher gering war, zeigte sich, daß den Angehörigen, die sich bereits zusammengeschlossen hatten, eine eher neutrale Haltung entgegengebracht wurde. Dies ging so weit, daß man uns als einzelne Individuen seitens der Ärzte zwar etwas mehr zu akzeptieren begann als vorher, uns aber als Vereinigung noch lange nicht zur Kenntnis nahm. Ganz besonders traf das zu, als wir unsere ersten Erfahrungen mit Institutionen an sich machten, also nicht nur mit einzelnen Personen. Da zeigte sich, daß die Grenzen sehr eng gesteckt waren. Man akzeptierte uns und klopfte uns mitunter sogar auf die Schulter, solange wir bereit waren, die Ebene der klassischen Selbsthilfe, also des allein auf die Familien beschränkten Kontakts untereinander, nicht zu überschreiten und etwa in den Bereich der Gesundheitspolitik und der Mitwirkung der Familie vorzustoßen. Sobald dies geschah, zeigte sich sehr bald, daß besonders in einem Bereich, wo sich die Verantwortlichen sehr viel auf ihr demokratisches Bewußtsein und auf ihre Erfolge in der Psychiatriereform zugute taten, die Heranziehung und die Mitwirkung der Angehörigen abgelehnt, ja bekämpft wurde, und das ist teilweise leider noch heute so.

Es wäre aber falsch zu meinen, daß dies eine allgemeine Erscheinung ist, es gibt Körperschaften, wo man uns schon seit Jahren positiv zur Kenntnis nimmt, wo man nicht mehr den Standpunkt vertritt, die Angehörigen sollen sich darauf beschränken, einander individuell zu helfen. So sind wir auf bestimmten Ebenen, wie zum Beispiel auf Bundesebene, seit Jahren in wesentliche Aktivitäten integriert. Das geht darauf zurück, daß wir uns relativ bald nach

Gründung unserer Vereinigung bemerkbar machten und den Anspruch anmeldeten, nicht aus allgemeinen, sondern aus spezifischen Gründen und der besonderen Kenntnisse und der besonderen
Betroffenheit unseren Beitrag einfließen zu lassen in die Diskussion
und in die Ausformulierung der Maßnahmen, die notwendig sind,
um die Psychiatrie in Österreich voranzutreiben.

Denn es war von Anfang an unser Standpunkt, daß wir als
Angehörige uns nicht darauf beschränken können, isoliert unser
Schicksal zu betrachten, sondern daß unser Los unmittelbar verbunden ist mit dem Los unserer kranken Angehörigen, und daß wir
daher die Verpflichtung haben, mitzuwirken mit allen jenen, die
darum bemüht sind, dieses Los Schritt für Schritt und kontinuierlich
zu verbessern. Eines muß man in diesem Zusammenhang auf jeden
Fall festhalten: wenn wir uns hier jetzt als Angehörige psychisch
Kranker in Österreich darstellen und wenn wir tatsächlich die
einzige Organisation dieser Art in ganz Österreich sind, so darf man
nicht darauf vergessen, daß es sich bei uns nicht um Angehörige
irgendwelcher Art handelt, sondern eben um Angehörige, die ganz
bewußt teilhaben am Schicksal ihrer kranken Familienmitglieder
und die ganz bewußt bemüht sind, dieses und damit ihr eigenes
Schicksal zu verändern. Gerade der Umstand, daß verhältnismäßig
bald nach unserer Gründung der Versuch unternommen wurde, uns
organisierten Angehörigen mitunter auf die Schulter zu klopfen und
mitunter ein paar Schillinge zukommen zu lassen, uns aber gleichsam als Erfüllungsgehilfen der Behörden oder politischer Gremien
zu betrachten, hat uns schon sehr frühzeitig dazu bewogen, die
Mitteln der modernen demokratischen Politik in Anspruch zu nehmen, um die eigenständige und unabhängige Rolle der Angehörigen, wie wir sie sehen, zur Geltung zu bringen.

Sehr wesentlich erwies sich in diesem Zusammenhang, daß wir
in der Lage und willen waren, ein eigenes Publikationsorgan her-
auszugeben. Dieses wandte sich von Anfang an nicht nur mit
Vereinsnachrichten an unsere Mitglieder, sondern das Konzept sah
und sieht vor, daß der „Kontakt", das ist der Titel dieses Organs, für
einen weit größeren Kreis als die unmittelbaren Angehörigen psychisch Kranker bestimmt ist. Wir haben heute eine Auflage, die sich

auf weit mehr Menschen bezieht als bei uns Mitglieder sind, und wir können sagen, daß diese Zeitschrift Beachtung findet bei allen Professionen, die in der Psychiatrie tätig sind, aber auch einen Einfluß auf einer anderen Ebene, nämlich auf der politischen Ebene, gewonnen hat und immer weiter gewinnt. Es war daher diese Zeitschrift sehr instrumental bei unseren Bestrebungen, mitzuwirken. Wenn ich das Wort „mitwirken" sage, dann muß ich erwähnen, daß wir beispielsweise seit Jahren im Psychohygienischen Beirat des Gesundheitsministeriums vertreten sind, daß wir in anderen Körperschaften, wie beim Nationalfond für die besondere Hilfe für Behinderte, in Behindertenbeiräten mehrerer Bundesländer vertreten sind und so weiter.

Natürlich betrachten wir diese Tätigkeit nicht als Selbstzweck, sondern als Mittel zu dem Zweck, den wir eben anstreben. Bezeichnend für die Lage mag es sein, daß, was früher undenkbar gewesen wäre, wir nun seit einigen Jahren von Ministerien herangezogen werden zur Begutachtung von Gesetzen, beispielsweise des Pflegevorsorgegesetzes; daß wir herangezogen wurden und werden bei der Beurteilung der Auswirkungen des Unterbringungsgesetzes, und auch auf Landesebene in zunehmendem Maße uns die Möglichkeit gegeben wird, unsere Gesichtspunkte und Erfahrungen einzubringen. Nicht, weil wir etwa meinen, wir hätten die Weisheit mit Löffeln gefressen, ist dies sehr wichtig, sondern weil es sich hier um eine gewisse andere „Weisheit" handelt, die wir zu vermitteln haben: nämlich die „Weisheit" vom Gesichtspunkt der Angehörigen, der nicht identisch sein muß mit denen der Professionen und der Organisationen und der Organe, die in unserem Bereich tätig sind.

Trotz jahrelanger Bemühungen bedarf es freilich noch großer Anstrengungen, um der Öffentlichkeit klar zu machen, in welcher Lage sich Familien mit psychisch kranken Angehörigen befinden. Es ist nämlich so, daß gar nicht so selten die Ansicht vorherrscht, es würde genügen, den Familien mit kranken Angehörigen finanzielle Hilfen zu stellen, um sie in die Lage zu versetzen, mit ihren psychisch kranken Familienangehörigen zu leben. Wie das in der Praxis aussieht, kann natürlich am besten derjenige sagen, der das konkret sieht und miterlebt. Sicher ist das Leben in der Familie für alle Teile das Beste, allerdings nur dann, wenn alle Teile dazu auch in der Lage sind. Aber es zu einer Maxime zu machen, daß Kranke jedenfalls am besten in der Familie aufgehoben sind, halten wir für falsch, weil wir darin auch den Versuch sehen, die Hauptlast auf die Familien zu legen und damit auf die Schultern von denjenigen, die in sehr vielen Fällen dazu nicht in der Lage sind, diese Last zu tragen.

Wir könnten Ihnen von sehr, sehr vielen Schicksalen berichten, in denen zwar theoretisch der psychisch Kranke in der Lage ist, außerhalb eines Spitals zu leben, aber innerhalb der Familie sich eine Tragödie abzeichnet, die existenzvernichtend für die Angehörigen dieses Menschen ist. Es geht also darum, die wahre Natur der Problematik aufzuzeigen, und vor allem den Schritt zum Konkreten zu tun. Wie notwendig das ist, mag daraus hervorgehen, daß es noch gar nicht so viele Jahre her ist, daß ich selbst in einem Gremium, in dem vor allem Abgeordnete vertreten waren, die Ansicht gehört habe, es gebe eine psychische Behinderung als solche überhaupt nicht. Eine inzwischen in den Ruhestand getretene Abgeordnete, die aber das für den Nationalfond maßgebliche Gesetz selbst mitbeschlossen hatte, argumentierte so, daß sie sagte, entweder jemand ist psychisch krank, dann muß er natürlich die Möglichkeit haben, in einem Spital versorgt zu werden; ist er aber nicht psychisch krank, ja was für Ansprüche stellt er denn dann an die Gesellschaft?

Es war nicht zuletzt auch unseren Bemühungen zu danken, daß die Anerkennung der psychischen Behinderung als Behinderung an sich neben den anderen Behinderungen Eingang in mehrere Gesetze gefunden hat und heute kaum mehr bestritten wird. Aber Sie sehen, daß auch diese Gesichtspunkte, so selbstverständlich sie Ihnen erscheinen mögen, immer wieder vertreten werden müssen, denn es gibt auch in der Psychiatrie – und vor allem in den Ansichten über die Psychiatrie – keine allgemeingültigen Regeln.

Aus all dem, was ich Ihnen bisher gesagt habe, werden Sie ersehen, daß wir uns in einer ersten Periode und nur für ganz kurze Zeit ausschließlich als eine klassische Selbsthilfegruppe verstanden haben, wie ich sie geschildert habe. Das bedeutet aber nicht, daß wir diese klassische Form der Selbsthilfe nicht weiter betreiben. Wir tun dies, wenn auch nur als einen Teil unserer Aktivitäten, da wir der Meinung sind, daß noch immer und für die Zukunft diese Form der Selbsthilfe für sehr viele betroffene Menschen von großer Bedeutung ist. Deshalb führen wir auch eine Beratungsstelle für Angehörige von psychisch erkrankten Menschen, die in einem immer stärkeren Ausmaß beansprucht wird. Ein Umstand, der zeigt, wie wenig Möglichkeiten es eigentlich in dem an sich dichten Netz des Sozialstaates für Angehörige psychisch Kranker gibt, spezifische Beratungen und Hilfe zu bekommen. Diese Beratung und diese Hilfe kann natürlich umso eher zur Verfügung gestellt werden als damit Menschen befaßt sind, die unmittelbar mit den Problemen zu tun haben. Die Mitarbeiter unserer Beratungsstelle sind zwar meist nicht selbst Angehörige von psychisch Kranken, aber qualitativ hochstehende Mitarbeiten unserer Organisation. Dadurch gewinnen sie einen viel größeren Einblick in die unmittelbaren Probleme dieser Familien als Außenstehende.

Wie Sie sehen, ist also der ursprüngliche Gedanke der Selbsthilfe keineswegs über Bord geworfen worden, sondern lebt weiter fort und ist sogar erheblich verstärkt und konkretisiert worden in der Form dieser Beratung, wozu noch Gruppengespräche und andere Formen von gemeinsamen Aktivitäten für unsere Angehörigen kommen. Die Selbsthilfe, von der wir ausgegangen sind, und unsere Tätigkeit auf der politischen Ebene in den verschiedenen Körperschaften sowie auf der publizistischen Ebene – das sind die wesentlichen Säulen unserer Tätigkeit. Sie können nur als Einheit verstanden werden. So versuchen wir selbstverständlich, einer breiten Öffentlichkeit die Problematik, der wir uns zugewendet haben, verständlich zu machen.

Das geschieht in einem steten Bemühen, die Vorurteile, die Verunglimpfungen, die Diskriminierungen psychisch Erkrankten und deren Familien so gut es geht und in allen Bereichen zu bekämpfen. Wir haben dies beispielsweise durch Interventionen im Presserat versucht. Daß sie wenig Erfolg haben, hängt sicherlich nicht in erster Linie mit uns zusammen, sondern wir betrachten darin ein Erbe einer unseligen Vergangenheit, das eben noch immer weiterwirkt. Aber wir würden uns einer Unterlassung schuldig machen, würden wir die Notwendigkeit nicht sehen, gerade auch in dieser Hinsicht als Angehörige psychisch Erkrankter unseren Standpunkt zu vertreten.

Wenn wir von den sozial- und gesundheitspolitischen Strategien der Angehörigen sprechen, müssen wir vor allem einen Umstand hervorstreichen, der nicht jedermann selbstverständlich erscheint. Wie ich Ihnen schon gesagt habe, war einer der Geburtshelfer oder vielmehr Geburtshelfer unserer Vereinigung Prof. Katschnig, also ein sehr engagierter Arzt, der auf dem Gebiet schon frühzeitig viel geleistet hat und sich immer zur Zusammenarbeit mit den Angehörigen bekannt hat. Das war sicherlich wesentlich dafür, daß wir uns nicht in eine Konfliktstellung gegenüber den Ärzten und gegenüber den anderen Professionen in der Psychiatrie begeben haben, sondern von Anfang an bemüht waren, Gemeinsamkeiten nicht nur zu finden, sondern auch zum Anlaß zu nehmen, gemeinsam vorzugehen. Wir haben uns an diesen Grundsatz gehalten, obwohl nicht bei allen unseren Mitgliedern die Meinung darüber einhellig war und ist. Mit anderen Worten; es gibt auch bei uns Angehörige, die der ärztlichen Profession in der Psychiatrie aufgrund schlechter eigener Erfahrungen mit großer Skepsis gegenüberstehen. Daß diese Ansicht sich nicht durchgesetzt hat, hängt zweifellos vorwiegend damit zusammen, daß sich schon sehr frühzeitig führende Vertreter der Psychiatrie in Österreich auch öffentlich zu uns bekannt und damit eine Grundlage dafür geschaffen haben, daß gemeinsame Ziele gemeinsam vertreten werden können.

Nur in dieser Gemeinsamkeit sehen wir die Möglichkeit, einen Stillstand in der notwendigen Entwicklung der Psychiatrie zu überwinden und Schritt für Schritt Erfolge zu erzielen.

Nach wie vor ist selbstverständlich eine der wesentlichen Voraussetzungen dafür die Anerkennung und die Akzeptanz der eigenständigen Rolle der Angehörigen im gemeinsamen Bemühen.

Anschrift des Verfassers: Dr. K. Kirszen, HPE-Österreich, Westbahnstraße 1b, A-1070 Wien, Österreich.

Psychiatriereform und die Lebensqualität von Angehörigen von Schizophreniekranken

M. D. Simon

Ludwig Boltzmann Institut für Sozialpsychiatrie, Wien,
Österreich

Zusammenfassung

Durch den Prozeß der Psychiatriereform haben verschiedene gesellschaftliche Gruppierungen – in erster Linie die Repräsentanten des öffentlichen Gesundheitswesens, die Patienten und die Angehörigen – teils höheren Nutzen erfahren, teils höhere Kosten in Kauf nehmen müssen. Vielfach ergibt sich der größere Nutzen für eine Gruppe daraus, daß andere größere Lasten zu tragen haben. Nutznießer sind bisher das öffentliche Gesundheitswesen, weil durch die Leerung der psychiatrischen Großanstalten Kosten eingespart wurden, die Patienten haben nur zum Teil gewonnen, weil die extramurale Infrastruktur unzureichend ist. Die großen Verlierer sind jedoch die betreuenden Angehörigen der chronisch Kranken.

Negative und positive Aspekte der gegenwärtigen Lage aus der Sicht der betreuenden Angehörigen werden beschrieben, z.T. auf Grund neuer Daten aus einer gesamtösterreichischen Angehörigenbefragung. Abschließend wird festgestellt, daß bei übergroßer Belastung der Betreuer der Nutzen für alle Beteiligten notwendigerweise wieder fällt, sodaß man im Interesse des allgemeinen Wohls zu einer faireren Aufteilung von Kosten und Nutzen kommen müsse als bisher.

Schlüsselwörter: Kosten und Nutzen extramuraler Behandlung, Belastung der Angehörigen.

Summary

Mental health reform and the quality of life of families of sufferers from schizophrenia. As a consequence of the restructuring of mental health services some sectors of society have benefited at the expense of others. The clear winner was the public health sector because savings were effected through the the large-scale discharge of patients from psychiatric institutions. Patients benefited only in part because the extramural mental health services have remained fragmentary. The big losers are the families that care for their chronic mentally ill family members. The resulting burdens, as well as some positive aspects, are reported from the carers perspective, based in part on new data from an Austrian questionnaire survey.

In conclusion it is noted that with excessive burdens for the carers a point of diminishing returns is reached when benefits decline for all concerned. A fairer division of labor between all parties to mental health care is called for in the interest of general welfare.

Keywords: Costs and benefits of extramural care, burden on the relatives.

Einleitung

Vom Prozeß der Psychiatriereform erwarten verschiedene gesellschaftliche Gruppierungen Nutzen, müssen dafür aber auch Kosten inkaufnehmen. Die drei primär betroffenen Gruppen sind die Repräsentanten des Gesundheitswesens, die Patienten und die Angehörigen. Sie bilden gleichsam die Variablen einer Gleichung. Für jede von diesen kann man eine Kosten-Nutzen-Rechnung aufstellen, die in Summe die Gesamtbilanz von Kosten und Nutzen ergibt. Die einzelnen Variablen sind aber nicht unabhängig voneinander: Ein hoher Nutzen für eine von ihnen bedingt jeweils hohe Kosten für die übrigen.

Die Politik der Enthospitalisierung, von Beschönigung und Wunschdenken entkleidet, bringt sicherlich der Gesellschaft Nutzen in dem Sinn, daß das öffentlichen Gesundheitswesen dadurch billiger wird; für die Patienten insgesamt überwiegt vermutlich ebenfalls der Nutzen, wenngleich dies angesichts der unzureichenden Qualität und Quantität der psychosozialen Angebote sicher nicht für alle zutrifft. Eindeutig die Verlierer sind hingegen die betreuenden Angehörigen: ungefragt, uninformiert, ungeschult

und unbezahlt sind sie die wahren Kostenträger der Psychiatriereform.

Während Schaden und Nutzen der Psychiatriereform für die
gesellschaftlichen Einrichtungen in Geld bewertbar sind, sind sie
für die Patienten und Angehörigen zum großen Teil immateriell und
lassen sich mit dem Begriff „Lebensqualität" umreissen. Wenngleich nicht finanziell meßbar, ist die Lebensqualität für die Betroffenen abschätzbar.

In diesem Beitrag sollen die Umstände untersucht werden, welche die Lebensqualität der betreuenden Angehörigen von chronisch
Schizophreniekranken beeinflussen. Welches sind die Kosten? Gibt
es überhaupt einen Nutzen? Was ist die Bilanz, und welche Konsequenzen ergeben sich?

Zur Lage der Angehörigen

Obwohl es in Österreich keine diesbezügliche Statistik gibt, dürfte
auch hier zutreffen, was in anderen Ländern gefunden wurde: Über
die Hälfte der Psychosekranken wird von ihren Familien betreut.
Bei den Patienten handelt es sich vorwiegend um alleinstehende
Personen. Die Betreuer sind in der Mehrzahl der Fälle die Mütter,
etwa zwei Drittel der betreuten Personen sind männlich. Die am
häufigsten gefundene Familienkonstellation ist die der zirka 60-
jährigen Mutter mit ihrem 30jährigen Sohn (u.a. Atkinson 1988,
Simon 1983, Tyler 1988, Winefield 1991, Katschnig et al. 1993,
Ikehara 1993)

Nicht alle leben im gemeinsamen Haushalt, aber ein großer Teil
jener Kranken, die eine eigene Wohnungen haben, werden von
ihren Angehörigen ganz oder teilweise mitbetreut. Die eigene Wohnung bedeutet nicht immer eine Erleichterung für die Betreuer,
mitunter kann es die Betreuung wesentlich komplizieren.

Durch die Erkrankung werden alle Beteiligten in der Familie in
Rollen gezwungen, die nicht ihrem Alter entsprechen. Nicht nur der
Patient erleidet eine Einbuße an Autonomie, sondern auch die
Angehörigen. Das trifft nicht nur zu, wo es sich um Eltern und deren
Kinder handelt, sondern auch im Falle der Partnerschaft entsteht

eine unnatürliche Eltern-Kind-Relation zwischen den Partnern. Die Erkrankung hat ebenfalls nachhaltige Wirkungen auf Geschwister und Kinder der Patienten und auf deren Entwicklung und soziales Leben, die im allgemeinen zuwenig beachtet werden.

Es ist ausdrücklich zu betonen, daß die Angehörigen den Prozeß der Enthospitalisierung grundsätzlich begrüßen und sie die letzten sind, die sich die früheren Zeiten der Großanstalten zurückwünschen würden. Die Kosten für die betreuenden Angehörigen in Form außerordentlicher Belastungen sind aber ebenfalls eine Tatsache, deren Konsequenzen in die Rechnung einzusetzen sind.

In den folgenden Abschnitten bringen wir Auflistungen von Kosten und Nutzen aus der Sicht der Angehörigen. Während die Belastungen schon oft untersucht worden sind, (u.a. von Hatfield 1978, 1989, Riedl-Bodenhofer et al. 1984, sowie von deutschen Angehörigengruppen, Anon. 1991), gab es unseres Wissens bisher keine Studie, welche die Frage stellt, ob die Sorge für ein krankes Familienmitglied möglicherweise auch positive Aspekte für die Betreuer bringt. Die österreichischen Erfahrungen darüber beruhen auf 16 Jahren Angehörigenarbeit und Beratungstätigkeit (Simon 1988a, b, c), einer Umfrage unter Angehörigen aus dem Jahr 1983 (Simon op.cit.) und ersten Ergebnissen einer neuen Umfrage durch das Ludwig-Boltzmann-Institut für Sozialpsychiatrie in Zusammenarbeit mit der österreichischen Angehörigenvereinigung HPE (Katschnig op.cit.). Die unten angeführten Punkte treffen nicht für jeden Einzelfall zu, es gibt aber keinen Fall, wo nicht viele Punkte zuträfen.

Im Anschluß daran werden die Ergebnisse in ihrer Bedeutung für die Lebensqualität der Angehörigen sowie für die Qualität der psychosozialen Versorgung des Landes insgesamt diskutiert.

Die Belastungen und ihre Folgekosten

Die Belastungen des Alltags der Angehörigen entstehen durch das enge Zusammenleben mit einem Menschen, mit dem man emotional stark verbunden ist, und der folgende charakteristische Verhaltensweisen zeigt:

- Er wird von panischen Ängsten und quälenden Vorstellungen gepeinigt.
- Er ist in seinem Lebensrhythmus gestört, macht die Nacht zum Tag und den Tag zur Nacht, so daß die Angehörigen nie zur Ruhe kommen.
- Er neigt unter Umständen zu Zornausbrüchen und greift die Angehörigen tätlich an.
- Viel öfter jedoch verweilt er in Untätigkeit, kann sich auf keine Tätigkeit konzentrieren und stumpft vor ihren Augen ab.
- Er ist nicht bereit oder nicht in der Lage, einen Behördenweg zu erledigen, ein Ansuchen zu stellen oder zu unterschreiben und kommt deshalb nicht in den Genuß von ihm zustehenden Sozial-leistungen (Krankengeld, Sozialhilfe, Pension, Arbeitslosen-geld). Die Angehörigen müssen die finanziellen Lasten über-nehmen.
- Er ist nicht zu bewegen, zum Arzt zu gehen, obwohl er es dringend nötig hätte. Falls ihm Medikamente verschrieben wur-den, scheut er den Weg in die Apotheke oder zum Chefarzt.
- Sofern die verschriebenen Medikamente zur Hand sind, weigert er sich sie zu nehmen. Als Bezugsperson fühlen Sie sich ver-pflichtet, die Einnahme zu überwachen, wissen aber, daß er Sie möglicherweise täuscht oder die Medikamente wegwirft.
- Falls er eine Arbeitsstelle hat, zittern sie jeden Morgen, ob er überhaupt aufsteht und zur Arbeit geht, ob er sie in einem Augenblick der Entmutigung hinwirft, ob er überhaupt nach Hause kommt.

Für die Angehörigen bedeutet dies:

- Sie leben in ständiger Angst vor einem schweren Rückfall in die akute Psychose. („Ich lebe wie auf einem Vulkan").
- Sie leben in ständiger Angst, daß er Hand an sich legen könnte.
- Sie können kaum aus dem Haus gehen, an Urlaub ist nicht zu denken (zu oft mußten sie schon in letzter Minute stornieren).
- Obwohl sie die volle Verantwortung tragen, werden sie nur unvollständig über die Erkrankung, die Behandlung und die

Prognose informiert. Ihr Arzt beruft sich auf seine Schweige-
pflicht.
– Sie quälen sich mit Schuldgefühlen, die nicht selten von professionellen Helfern noch geschürt werden.
– Ihr Bekanntenkreis zeigt wenig Verständnis, sie werden zunehmend isoliert und ziehen sich zurück.
– Sie werden vom ständigen Auf und Ab zwischen Hoffnung und
Enttäuschung zermürbt.
– Sie stehen allein: Im Alltag wie in der Krise mangelt es an
praktischen Hilfen (Krisendienste, Hausbesuche, Sozialhelfer).
– In der Krise bleibt oft nur der Ruf nach der Polizei. Sie sind
diejenigen, die eine unfreiwillige Unterbringung in einer psychiatrischen Fachabteilung veranlassen müssen – mit katastropha-
len Folgen für die Beziehung.
– Nur mit größten Schwierigkeiten erreichen sie eine freiwillige
oder gar unfreiwillige Aufnahme ihres dringend behandlungsbedürftigen Familienmitgliedes. Und selbst wenn es gelingt,
erfolgt die Entlassung meist bevor die Besserung stabilisiert und
die weitere Behandlung sichergestellt ist. Der Teufelskreis beginnt von neuem.
– Hinter allen Problemen steht ihre größte Sorge: Was wird sein,
wenn ich nicht mehr lebe? Einen großen Teil ihrer Kraft widmen
sie Bemühungen für die Zeit nach ihrem Leben vorzusorgen,
meist ohne eine Lösung zu finden.

Aus dieser keineswegs vollständigen Aufstellung von Belastungen
lassen sich die *Folgekosten* ermessen. Angehörige berichten u.a.
über

– Gesundheitliche Folgen von Dauerstress (psychosomatische
Störungen, Schlafstörungen, Depression)
– Verzichte in bezug auf Beruf und Freizeit
– gesellschaftliche Vereinsamung
– Finanzielle Probleme
– Aufgabe oder Einschränkung von Lebenszielen
– Einengung von Interessen und seelische Verarmung

- Zerbrechen der Familie („Flucht" des Partners und der nicht erkrankten Kinder)
- Beeinträchtigung der Entwicklung junger Kinder bzw. der jüngeren Geschwister des Patienten.

Gibt es Nutzen?

Es mag zynisch klingen, angesichts der Belastungen durch die psychische Erkrankung für die Familienmitglieder über einen „Nutzen" nachzudenken. Diesen Vorbehalt hatten wir auch, als wir in der erwähnten Umfrage bei Angehörigen (Katschnig op.cit.) die Frage stellten: „Gibt es auch positive Auswirkungen der Erkrankung auf Ihr Leben?"

Entgegen den Erwartungen gaben 44 Prozent der Befragten auch positive Auswirkungen zu Protokoll. Antworten lauteten beispielsweise:

- „Meine Werte haben sich verschoben. Vieles, was mir früher wichtig war, nehme ich nicht mehr so wichtig. Ich bin großzügiger geworden."
- „Ich habe gelernt, tolerant zu sein, Fachliteratur zu lesen, nicht zu tadeln, ‚menschlicher' zu sein."
- „Ich habe mich von Äußerlichkeiten entfernt und bin auf der Suche nach dem Sinn etwas weiter gekommen."
- „Ich habe viel mehr Selbstbehauptung als früher. Ich lasse mir nichts mehr gefallen und steige, wenn es sein muß, auf die Barrikaden."
- „Ich habe einen Lebensinhalt und eine Aufgabe gefunden."
- „Durch die Bekanntschaft mit Schicksalsgenossen habe ich neue Freunde gefunden."
- „Das Zusammenleben mit meinem kranken Kind ist mir nicht nur Last. Er ist ein lieber Mensch, dankbar und hilfsbereit. Ich schätze seine Gesellschaft."
- „Mein Mann und ich sind einander näher gekommen."
- „Ich bin religiöser geworden."
- „Ich habe viel gelernt."

Diskussion

Wir haben erfahren, daß das Sorgen für ein erkranktes Familienmitglied nicht nur negative Seiten für die Angehörigen hat. Die meisten von ihnen sind grundsätzlich bereit, die ihnen zugedachte Aufgabe als primäre Betreuer und Bezugspersonen auf sich zu nehmen. Schließlich handelt es sich um eine nahestehende und geliebte Person, die um ihrer selbst willen geschätzt wird. Allein das Bewußtsein, daß sie nicht ihr Leben in einer Anstalt verbringen muß, daß die Angehörigen mithelfen können, ihr ein einigermaßen normales Leben in Freiheit zu ermöglichen, kann Befriedigung geben. So sagte z.B. eine Mutter: „Mein Sohn hat uns, als er jung und noch nicht krank war, so viel Freude gemacht, daß es jetzt an uns liegt, ihm beizustehen." Im Alter eine Aufgabe zu haben, ist nicht nur Belastung, sondern sie kann auch dem Leben Sinn und Inhalt geben. Viele gaben an, daß sie durch die Erfahrungen neue Stärken und größeres Verständnis für andere Benachteiligte gewonnen haben. Wenn der negative Stress nicht zu hoch ist, schätzen viele Angehörige die Gegenwart des Patienten. Die Lebensqualität von Patienten und deren betreuenden Angehörigen stehen miteinander in Wechselwirkung: „Wenn es meinem Sohn gut geht, geht es mir gut" schreibt eine Mutter.

Den „Nutzen" als solchen erfährt allerdings unter den gegebenen Umständen nur eine Minderzahl, und das sind, so kann man vermuten, Personen, die von vornherein differenzierte und entwicklungsfähige Persönlichkeiten sind und die auch finanziell einigermaßen abgesichert sind. Tatsächlich sind aber die meisten Angehörigen nach einem langjährigen Wechselbad zwischen Hoffnung und Enttäuschung bloß zermürbt, ausgelaugt und überfordert. Für sie sind die Kosten zu hoch, sie erleben keinen Nutzen, die Lebensqualität ist zu schlecht. Und mit den zu hohen Kosten für die Angehörigen sinken ebenfalls der gesellschaftliche Nutzen wie auch der Nutzen für die Kranken. Sind die Familien nicht in der Lage die ihnen von der Gesellschaft auferlegte Pflicht zur Primärversorgung psychisch Kranker erfolgreich zu erfüllen, wird das Ziel der Psychiatriereform, die Rückführung in die Gemeinschaft durch die Enthospitalisierung, ad absurdum geführt.

Um die Chancen der Patienten – um die es letzen Endes geht – zu verbessern, müßte es zu einer Verbesserung der Lebensqualität der Angehörigen kommen, und die ist nur zu erreichen, wenn man zu einer zweckdienlicheren Kostenteilung als bisher zwischen Angehörigen und anderen gesellschaftlichen Einrichtungen kommt.

Literatur

1. Anon (1991) Angehörige fragen die Öffentlichkeit. Spektrum 4
2. Atkinson J (1988) Survey report. NSF-News, August 1988
3. Hatfield AB (1978) Psychological costs of schizophrenia in the family. Social Work 23: 355–359, 1979: 22–31
4. Hatfield AB (1989) The social context of helping families. In: Leffley HP, Johnson DL (eds) Families as allies in the treatment of the mentally ill. American Psychiatric Press, Washington DC, pp 77–90
5. Ikehara Y (1993) Quality of life among families of psychiatric patients. In: 1993 World Congress, World Federation for Mental Health, Japan (Proceedings)
6. Katschnig H, Kramer B, Simon MD (1993) „Sagen Sie uns Ihre Meinung". Eine Umfrage bei Angehörigen von psychisch Kranken. Ludwig Boltzmann-Institut für Sozialpsychiatrie, Wien
7. Riedel-Bodenhofer H, Katschnig H, Konieczna T, Eichberger G, Stobl R, Schöny W (1984) Die Belastung der Familie durch einen an Schizophrenie erkrankten Angehörigen. Psychiatrische Universitätsklinik, Wien (unveröffentlicht)
8. Simon MD (1983) die Nöte der Angehörigen – Ergebnisse einer Umfrage. KONTAKT 58
9. Simon MD (1989a) Psychosoziale Beratung von Angehörigen von Psychose-Kranken. Psychologie in Österreich 9 (1–2): 37–41
10. Simon MD (1989b) Die HPE-Beratungsstelle, ein Modellprojekt. Ergotherapie 3
11. Simon MD (1989c) Couselling families of psychiatric patients. Int J Advancement of Counselling 12: 298–298
12. Tyler M (1998) Questionnaire report. NSF-News, February 1988
13. Winefield H (1991) Who cares for the carers? LUMEN 20 (11)

Anschrift des Verfassers: Dr. M. D. Simon, Ludwig Boltzmann Institut für Sozialpsychiatrie, Spitalgasse 11, A-1090 Wien, Österreich.

Die Bedürfnisse von Angehörigen schizophreniekranker Patienten – Erste Ergebnisse einer Umfrage

H. Katschnig[1], M. D. Simon[2] und B. Kramer[2]

[1]Abteilung für Sozialpsychiatrie und Evaluationsforschung, Universitätsklinik für Psychiatrie, Wien und [2]Ludwig Boltzmann Institut für Sozialpsychiatrie, Wien, Österreich

Zusammenfassung

In einer Umfrage unter den Beziehern der Zeitschrift „KONTAKT" der Österreichischen Angehörigenvereinigung HPE wurden die Ansichten von 185 Angehörigen schizophreniekranker Patienten zu verschiedenen Themenbereichen erfaßt. Hier wird über die zu Hause im Vordergrund stehenden Verhaltensauffälligkeiten der Patienten und über Verbesserungsvorschlägen der Angehörigen berichtet. Fehlende Aktivität, sozialer Rückzug, Wahnideen und Angst werden als die wichtigsten Probleme genannt. Mehr Informationen für Angehörige und Patienten und abgestuft betreute Wohnmöglichkeiten führen die Liste der Verbesserungswünsche der Angehörigen an.

Schlüsselwörter: Verhaltensauffälligkeiten schizophrener Patienten, Verbesserungsvorschläge, Bedürfnisse der Angehörigen.

Summary

What are the needs of relatives of schizophrenic patients? Results of a survey. In a survey among the subscribers to the newsletter „KONTAKT" of the Austrian Self-Help Organisation of Relatives of the Mentally Ill (HPE) the responses of 185 relatives of schizophrenic patients were analysed. The results about the behavioural problems of the patient at home and of suggestions about improvements are presented. Lack of activity, withdrawal, delusional ideas and anxiety were the most frequent problems. More information for relatives and patients as well as more supervised residential facilities for patients were the most frequently mentioned needs of the relatives.

Keywords: Behavioural problems of schizophrenic patients, suggestions for improvements, needs of relatives.

Einleitung

„Sagen Sie uns Ihre Meinung" lautete die Aufforderung im Begleitbrief zu einem Fragebogen, der an 980 Leser der Zeitschrift „KONTAKT" (herausgegeben von der österreichischen Angehörigenvereinigung „Hilfe für psychisch Erkrankte-HPE") im April 1993 verschickt wurde. Es handelt sich dabei um eine gemeinsame Aktion des Dachverbandes der Angehörigenvereinigung *„HPE-Österreich"* und des *Ludwig Boltzmann Instituts für Sozialpsychiatrie* in Wien.

Das Ersuchen zur Beantwortung des Fragebogens richtete sich an die nächsten Angehörigen bzw. die wichtigste Bezugsperson des erkrankten Familienmitglieds.

Von den 980 ausgesendeten Fragebogen wurden 262 verwertbar ausgefüllt retourniert. Ein nicht unbeträchtlicher Teil der ausgesandten Fragebogen hat aber die Angehörigen nicht erreicht, da sich auch viele Fachleute (Ärzte, Sozialarbeiter usw.) und andere Interessierte unter den Beziehern von „KONTAKT" befinden. Da der Fragebogen etwa 500 Items umfaßt und 1-2 Stunden Zeit zum Ausfüllen erfordert, kann die Rücklaufquote als hoch angesehen werden; sie bezeugt die starke Motivation der Befragten.

Inhaltlich konzentrierte sich die Umfrage auf zwei Bereiche:

- die Belastungen für die Angehörigen im Alltag, in Zusammenhang mit der Erkrankung und ihrer Behandlung und
- Erfahrungen der Angehörigen mit der Psychiatrie, mit Angehörigenselbsthilfe und Verbesserungsvorschläge.

Bei den Patienten handelt es sich überwiegend um Psychose-Kranke, von denen die Mehrzahl, nämlich 70 Prozent, als schizophren diagnostiziert sind. Der hier folgende erste Bericht über einen Teil der Ergebnisse bezieht sich ausschließlich auf die Gruppe von Angehörigen der 185 *Schizophrenie-Kranken*. (Der Rest der Stichprobe verteilt sich auf andere Diagnosen, in erster Linie endogene Depression und MDK.)

Bei der hier referierten Auswertung haben wir uns aus der Fülle der Angaben auf zwei Problemkreise beschränkt, und zwar auf die Frage

A. *„Welche der folgenden Verhaltensweisen oder Auffälligkeiten zeigt X* (das Kürzel für den Patienten/die Patientin), *und welche davon machen Ihnen Sorgen?"*

und dazu als Gegenstück die Frage

B. *„Was erscheint Ihnen in Hinblick auf die Verbesserung der Lage psychisch Kranker und ihrer Familien besonders wichtig?"*

Zu beiden Fragen waren eine Liste von möglichen Antworten vorgegeben, die anzuzeichnen waren. Bei der Frage nach den *Verhaltensauffälligkeiten* (A) sollten die Befragten zusätzlich anführen, welche 3 Probleme ihnen die größten Sorgen bereiten; und bei den *Verbesserungswünschen* (B), welche 3 Verbesserungen ihnen als die vordringlichsten erscheinen.

Ergebnisse

Die befragten Angehörigen sind überwiegend Mütter (71%), gefolgt von Partnern (11%), Geschwistern (7%), Vätern (6%), Kindern(3%) und Sonstigen (1%). Fast 50% der Angehörigen sind über 60 Jahre alt, 19% älter als 70 Jahre und 2% über 80 Jahre.

Das mittlere Alter der Mütter beträgt 60 Jahre, das der Väter 64 Jahre.

Die Patienten sind zu 72% männlich und zu 28% weiblich. Das mittlere Alter der männlichen Patienten beträgt 34 Jahre, das der weiblichen 40 Jahre.

Verhaltensauffälligkeiten

Hier interessierte uns insbesondere die Frage, welche Verhaltensprobleme bei schizophren Erkrankten im häuslichen Alltag auftreten, und welche davon von den Angehörigen als besonders belastend erlebt werden.

Um diese zu ermitteln wurde eine Liste von 26 Items vorgegeben, und die Angehörigen ersucht anzuzeichnen, *welche der gelisteten Verhaltensauffälligkeiten vorhanden sind, und, in einer Zusatzfrage, welche davon ihnen die größten Sorgen bereiten.*

Abbildung 1 zeigt, welcher Prozentsatz von Angehörigen die genannten Verhaltensauffälligkeiten als „vorhanden" bezeichnete. Die 26 Items wurde in eine Rangordnung gebracht, je nachdem, wie häufig sie erwähnt wurden. So sieht man beispielsweise, daß zu den am häufigsten berichteten Störungen „fehlende Aktivität", „Rastlosigkeit", „Angst", „Sozialer Rückzug", „Wahnideen", „Schlafstörungen" und „Depression" (in 65 bis 73,5% aller Fälle) zählen.

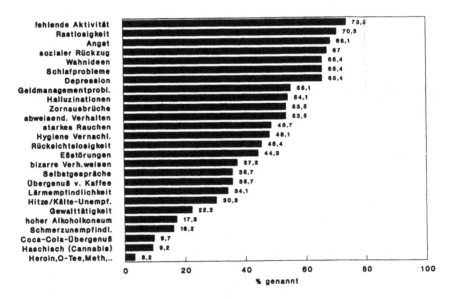

Abb. 1. Verhaltensauffälligkeiten: Welche sind vorhanden? (n = 185)

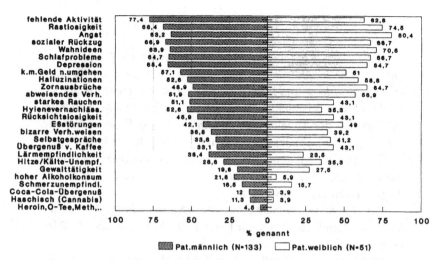

Abb. 2. Genannte Verhaltensauffälligkeiten, nach Geschlecht der Patienten (n = 185)

Zwischen „Wahnideen", „Halluzinationen" und „Stimmenhören" gibt es vermutlich viele Überschneidungen", sodaß die Gesamtzahl der produktiven Störungen noch höher sein dürfte als aus der Abbildung hervorgeht. Weiters fällt auf, daß das Problem „Kann nicht mit Geld umgehen" bereits an 8. Stelle mit 55% Nennungen steht. Zwar finden sich Genußmittel- und Suchtmittelabusus am unteren Ende der Skala, jedoch wird „starkes Rauchen" von 49% als Problemverhalten bezeichnet.

Aufschlußreich ist auch ein Vergleich der Geschlechtsunterschiede hinsichtlich der auftretenden Probleme. Die Verhaltensweisen von männlichen und weiblichen Patienten sind in Abb. 2 separat aufgeschlüsselt.

Eine Anzahl von größeren Unterschieden springen ins Auge. Bei *Frauen häufiger* berichtet wurden Angst, Zornausbrüche, verbale Aggression und überraschenderweise Gewalttätigkeit sowie Eßstörungen.

Bei *Männern häufiger* finden sich fehlende Aktivität, mangelnde Hygiene, Lärmempfindlichkeit, hoher Alkoholkonsum, Gebrauch von Genuß- und Suchtmitteln (ausgenommen Kaffee, welcher bei Frauen überwiegt).

Die Zusatzfrage lautete: „*Welche der genannten Probleme und Auffälligkeiten sind für Sie am belastendsten? Nennen Sie die 3 größten Probleme und führen Sie das größte Problem zuerst an*".

Abbildung 3 bezieht sich auf das „größte Problem" und zeigt, daß fast 23% der Angehörigen „*Wahnideen*" als „*Problem Nummer eins*" bezeichnen. Alles andere rangiert unter „ferner liefen".

Bei „*Problem Nummer zwei*" liegen an erster Stelle „*Fehlende Aktivität*" und „*Sozialer Rückzug*", welche zusammen von 20% der Angehörigen genannt werden.

Bei „*Problem Nummer drei*" führt „*Kann nicht mit Geld umgehen*" die Rangliste an. Es wird von 11% als belastendes Problem genannt.

Man sieht daraus, daß auch in der häuslichen Umgebung, also nicht nur in der akuten Psychose im Krankenhaus, sowohl produktive als auch negative Symptome vorhanden sind und den Angehö-

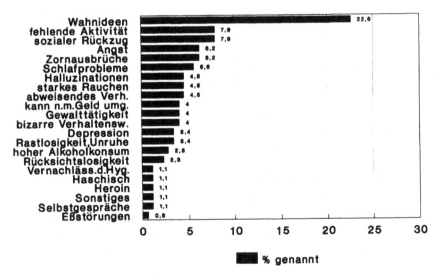

Abb. 3. „Was ist das größte Problem?" (n = 177)

rigen die größten Sorgen und Probleme bereiten. Dies stimmt mit den Erfahrungen der Angehörigenorganisationen überein.

Während die meisten Antworten nicht überraschen, sind doch einige von ihnen auffallend, wohl weil viele Fachleute diese Probleme des Alltags im Leben mit den Kranken nicht kennen.

Hierzu gehört die häufig erwähnte Sorge über die Unfähigkeit vieler Patienten mit Geld umzugehen, die häufigen Schlaf- und Eßstörungen (zu viel, zu wenig), die verbalen Aggressionen und Gewaltdrohungen. Auch die Ruhelosigkeit, die Halluzinationen (mit den Stimmen reden oder streiten), bizarre Verhaltensweisen (vielfach anschaulich beschrieben), der übermäßige Gebrauch von Genuß- und Suchtmitteln (als Versuch der Selbstmedikation zu verstehen) belasten die betreuenden Angehörigen.

Verbesserungsvorschläge

Es ist unbestritten, daß die Angehörigen mit der Vielzahl von Verhaltensproblemen, mit denen sie zurecht kommen sollen, gesellschaftlicher Hilfe bedürfen. Wir haben daher, gewissermaßen als Pendant zu den Sorgen der Angehörigen, ermittelt, was die Anliegen der Angehörigen bezüglich möglicher Verbesserungen in der psychiatrischen Versorgung sind.

Zu diesem Zweck wurden sie aufgefordert, 15 vorgegebene Verbesserungsvorschläge zur Lage psychisch Kranker auf einer 4 Punkte-Skala von „unwichtig" bis „sehr wichtig" einzustufen.

Die Abb. 4 zeigt in Rangordnung, wieviele Prozent der Angehörigen verschiedene mögliche Maßnahmen zur Verbesserung der psychosozialen Versorgung als „wichtig" oder „sehr wichtig" werten. Fast alle Punkte werden von der großen Mehrzahl der Beantworter für wichtig erachtet, selbst die Punkte am unteren Ende der Liste (mehr Freizeitangebote, mehr Laienhelfer) noch von mehr als der Hälfte.

Angeführt wird die Liste von dem fast einstimmigen Wunsch nach *mehr und besserer Information über Krankheit und Behandlung für Angehörige und Patienten bzw. häufigeren Kontakten zwischen Behandlern und den Familien*, aber kaum weniger wichtig

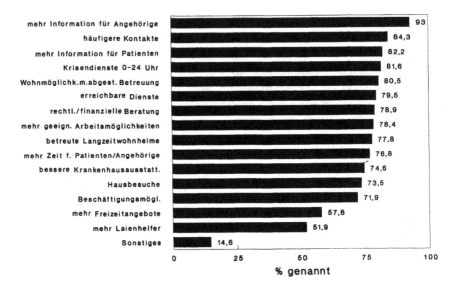

Abb. 4. Verbesserungswünsche: Was wäre wichtig? (n = 185)

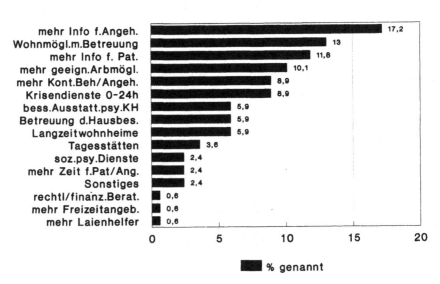

Abb. 5. Verbesserungswünsche: Was ist am vordringlichsten? (n = 169)

scheinen *Krisendienste rund um die Uhr, verschiedene Wohnmöglichkeiten mit abgestufter Betreuung* – auch für Langzeitkranke –, mehr *geeignete Arbeits- und Beschäftigungsmöglichkeiten, besser erreichbare psychosoziale Dienste, bessere Beratung in finanziellen und sozialrechtlichen Fragen.*

Zur weiteren Präzisierung der Wünsche erfolgte zusätzlich die Aufforderung „Bitte reihen Sie die 3 für Sie wichtigsten Anliegen aus der obenstehenden Liste in der Reihenfolge der Wichtigkeit".

Die wichtigsten Anliegen (ohne Unterscheidung, ob sie an erster, zweiter oder dritter Stelle genannt wurden) sind in Abb. 5 als Rangliste dargestellt. Die Schwerpunkte der Anliegen treten hier klarer hervor als in der in Abb. 4 dargestellte Reihung, doch ist sie im Prinzip ähnlich. Bemerkenswert ist, daß der *Wunsch nach mehr Information für die Angehörigen* wieder die Liste der Anliegen anführt.

Schlußbemerkung

Bei den Beantwortern handelt es sich nicht um eine Stichprobe, die repräsentativ für Angehörige von psychisch Kranken insgesamt wäre, sondern um eine selbst-selektierte Gruppe von Personen, die sich einer Selbsthilfegruppe angeschlossen haben, daher vermutlich überdurchschnittlich informiert und engagiert sind und wohl auch sozial und wirtschaftlich besser gestellt sind als es bei einer repräsentativen Gruppe der Fall wäre. Aber gerade weil es sich um einen Personenkreis handelt, der sich vermutlich besser selbst zu helfen weiß, als das Gros der von psychischer Krankheit betroffenen Familien, läßt sich bereits aus diesem kleinen Ausschnitt ermessen, wie hoch die Belastung der Angehörigen durch Angst, Leid und schiere Hilflosigkeit gegenüber von fast unlösbaren Aufgaben sein muß. Besonders bedenklich ist der ausgedrückte Bedarf der Angehörigen nach mehr Information über die Erkrankung und Behandlung seitens der Fachleute, und überhaupt der Wunsch nach engeren Kontakten zwischen Behandlern und Familien. Hier gilt nicht einmal der Einwand „es ist zu teuer", sondern das wohlfeile aber knappe Mittel ist die Menschlichkeit.

Auch ist zu bedenken, daß wir hier nur einen kleinen Ausschnitt der Probleme beschrieben haben, mit denen die Familien konfrontiert sind, nämlich die Verhaltensauffälligkeiten. Noch schwerer wiegende Probleme wurden in diesem Beitrag ausgespart: Etwa die Sorge „Was geschieht, wenn ich nicht mehr lebe?", oder die Probleme des Zusammenlebens mit nicht krankheitseinsichtigen Patienten, oder die Bewältigung einer akut-psychotischen Episode im häuslichen Milieu fern aller Hilfsquellen. Sie sind einer Analyse von weiteren Daten der Umfrage vorbehalten.

Anschrift des Verfassers: Univ.-Prof. Dr. H. Katschnig, Universitätsklinik für Psychiatrie, Währinger Gürtel 18–20, A-1090 Wien, Österreich.

Welche Faktoren führen zu stationären Wiederaufnahmen schizophrener Patienten?

H. Niederhofer und P. König

Abteilung Psychiatrie, Landeskrankenhaus Rankweil, Österreich

Zusammenfassung

Diese Studie ermittelt Faktoren, die zur stationären Wiederaufnahme schizophrener Patienten führen. Dazu wurden 13 Belastungsskalen aufgrund der Aufnahmeinterviews bei 166, d.s. allen im Jahr 1992 im LNKH Valduna aufgenommenen Patienten, erhoben und mittels Faktorenanalyse in 3 Gruppen zusammengefaßt. Im wesentlichen konnte das Ergebnis einer Studie von Krüger [12], welches ebenfalls drei Belastungsfaktoren, nämlich Positiv- und Negativsymptomatik sowie einen Angstfaktor postuliert, bestätigt werden allerdings mit dem Unterschied, daß der Angstfaktor bei der untersuchten Population dem Faktor „Denkstörungen" entspricht. Es wurde nur das Zutreffen bzw. Nichtzutreffen dieser 13 Faktoren erhoben, nicht deren Ausprägung. Die Faktoren trafen für die Patienten aller Altersklassen sowie bei Erst- und Wiederaufnahmen und auch – abgesehen von wenigen Ausnahmen – für nach §3 UbG untergebrachte Patienten bzw. freiwillig stationär aufgenommene Patienten in derselben Weise zu.

Schlüsselwörter: Schizophrene, Faktoren, die zur stationären Wiederaufnahme führen, Positivsymptomatik, Negativsymptomatik, Denkstörungen, Zwangsanhaltung.

Summary

Factors leading to hospital readmission of schizophrenic patients. This study investigates the factors leading to the hospital readmission of schizophrenic patients. For this purpose a scale of 13 stress factors based upon the admission interviews of all 166 schizophrenic patients admitted to the

LNKH Valduna during the year 1992 was obtained and collated by factor analysis into 3 groups. The result confirmed the findings of a study by Krüger, which demonstrated also 3 stress factors, namely positive symptoms, negative symptoms and an anxiety factor. The present study shows one difference in that the anxiety factor correlates with the „thought disorder" factor in the currently studied population. Only the existence or non-existence of the 13 factors was assessed, not their extent. The factors were applicable to patients regardless of their age.or status of their admission (first or re-admission) and with a few exceptions also for physician commited as well as voluntary patients.

Keywords: Schizophrenia, factors leading to readmission, positiv symptoms, negative symptoms, thought disorder, physician comittment.

Einleitung

Eine Verschlechterung der Lebensqualität schizophrener Patienten ist einer der Gründe stationärer Wiederaufnahmen (Rudas 1991). Diese Studie versucht zu erheben, welche Ursachen für stationäre Wiederaufnahmen auftreten und in welchem Bezug sie zu Geschlecht, Alter und Anzahl der Wiederaufnahmen stehen.

Patienten und Methoden

Die der Untersuchung zugrundeliegende Stichprobe umfaßt sämtliche inländische Patienten beiderlei Geschlechts mit der Entlassungsdiagnose „Schizophrenie" (ICD-9 295.0–295.9), die zwischen 1. Jänner 1992 und 31. Dezember 1992 im LNKH Valduna aufgenommen wurden. Diese Stichprobe ist für das LNKH Valduna repräsentativ. Als Erhebungsinstrument wurden die Eigen- und Fremdanamnesen aus narrativen Krankengeschichten von Erst- und Wiederaufnahmen herangezogen und die Hinweise auf Veränderungen der Lebensqualität der Patienten außerhalb des Krankenhauses mit einer selbst erstellten Liste registriert. Dabei wurde nach Geschlecht, Alter (jünger bzw. älter als 40 Jahre) und Anzahl der Wiederaufnahmen (bis 5 bzw. mehr als 5) differenziert. Die Trennung nach Lebensalter und nach Wiederaufnahmen wurde entsprechend der Verteilung der Gesamtstichprobe (Maximum bei 40 Jahren und 5 Wiederaufnahmen) durchgeführt.

Nach den Angaben der Krankengeschichten konnten 13 Bereiche identifiziert werden, die alle im Leben von Schizophrenen außerhalb des

Krankenhauses als Belastung zu werten sind bzw. belastende Symptome anzeigen. Sämtliche Bereiche wurden dichotom mit „zutreffend" und „nicht zutreffend" beurteilt. In Anlehnung an die Studie von Bender (1988) wurden aus den 13 Bereichen mittels Faktorenanalyse 3 Faktoren, welche die Ursachen einer stationären Wiederaufnahme beschreiben, extrahiert. Für alle Teilstichproben ergaben sich dieselben Faktoren.

Ergebnisse

Untersucht wurden alle im LNKH Valduna vom 1. 1. 1992–31. 12. 1992 aufgenommenen 166 schizophrenen Patienten. Dies entspricht 12,4% der Gesamtaufnahmen dieses Jahres (affektive Psychosen: 13,7% der Gesamtaufnahmen). Beide Geschlechter waren etwa gleich stark vetreten (49,6% Männer, 50,4% Frauen).

27,1% der untersuchten Patienten waren nach §3 UbG untergebracht und 72,9% waren freiwillig in stationärer Behandlung. Abbildung 1 und 2 zeigen die Altersverteilung bzw. die Verteilung der Wiederaufnahmen. Der Jüngste war 17, der Älteste 82 Jahre alt, das Durchschnittsalter lag bei 40,3 Jahren. 22 (13,2%) waren Erstaufnahmen, 144 (86,8%) waren Wiederaufnahmen. Eine Patientin erreichte das Maximum von 64 Aufnahmen, der Durchschnitt lag bei 9,5 Wiederaufnahmen.

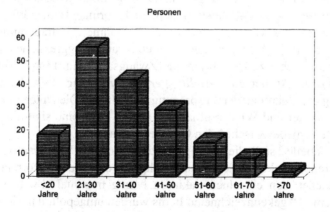

Abb. 1. Alter der untersuchten Patienten

Personen

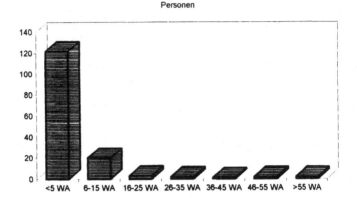

Abb. 2. Häufigkeit der Wiederaufnahmen der untersuchten Patienten (WA
Wiederaufnahmen)

Abbildung 3 stellt die Verteilung der Antworten pro Belastungs-
faktor dar, jeweils unterteilt nach den Kategorien untergebracht/
nicht untergebracht (zwangsangehalten/nicht zwangsangehalten),
Männer, Frauen, bis oder über 40 Jahre bzw. bis oder über 5
Wiederaufnahmen. Es zeigt sich, daß das Vorhandensein von „Antrieb verändert", „Schlafstörungen" und „formale Denkstörungen"
eher zur freiwilligen stationären Aufnahme, „extrapyramidale
Symptome", „Medikamente abgesetzt" und „Aggressionen vorhanden" eher zu Unterbringung (Zwangsanhaltung) führt (Tabelle 1). Die Art der *Fragestellung erlaubt allerdings keine* Beurteilung der Quantität der Ausprägung eines Items. Die Untersuchung
nach Alter und Wiederaufnahmen zeigte, daß keine signifikanten
Unterschiede zwischen den Gruppen bestanden.

Tabelle 2 stellt die Ladung der, zur stationären Wiederaufnahme
führenden Faktoren der Gesamtstichprobe dar. Die Interkorrelation
zwischen den einzelnen Faktoren betrug maximal .18. Die mit
einem „*" gekennzeichneten Items wurden umgepolt, d.h. sie sind
umso weniger zutreffend, je höher ihr Score ist.

Tabelle 1. Probleme im Leben von schizophrenen Patienten, die zur stationären Wiederaufnahme führen

Items führen eher zur freiwilligen stat. Aufnahme	neutrale Items	Items führen eher zur Unterbringung (Zwangsanh.)
Antrieb verändert	Suizidalität vorh.	extrapyr. Sympt.
Schlafstörungen	religiöser Wahn	Medikamente abges.
formale Denkst.	Alkoholprobleme	Aggressionen vorh.
	berufliche Probleme	
	Angst	
	Halluzinationen	
	Paranoia	

Tabelle 2. Extraktion von drei Faktoren, die den 14 Symptomen, die zur stationären Wiederaufnahme führen, zugrunde liegen (angegeben sind die Faktorenladungen)

	Negativsy.	Positivsy.	Denkst.
Alkoholprobleme vorhanden	.51088	.09034	.17540
Extrapyramidale Symptome vorhanden	.48789	−.09170	.19216
Halluzinationen vorhanden	.45524	−.00616	.28485
Schlafstörungen vorhanden*	.40783	.14495	−.08692
Aggressives Verhalten vorhanden*	.38193	−.17041	−.08015
Verminderter Antrieb vorhanden*	−.27953	.61837	.29139
Gesteigerter Antrieb vorhanden	.32984	.60763	−.36300
Medikamente wurden abgesetzt*	.23279	.51293	−.05455
Angst vorhanden	−.04645	.37912	.19594
Berufliche Schwierigkeiten vorhanden*	.27747	.32994	−.25586
Paranoide Ideen vorhanden	.06807	.22794	−.13517
Selbstmordgedanken bzw. -versuche vorhanden	.36884	−.03367	.53834
Denkstörungen vorhanden	−.32400	.28890	.52046
Religiöser Wahn vorhanden	.14618	.22936	.50188

* recodiertes Item

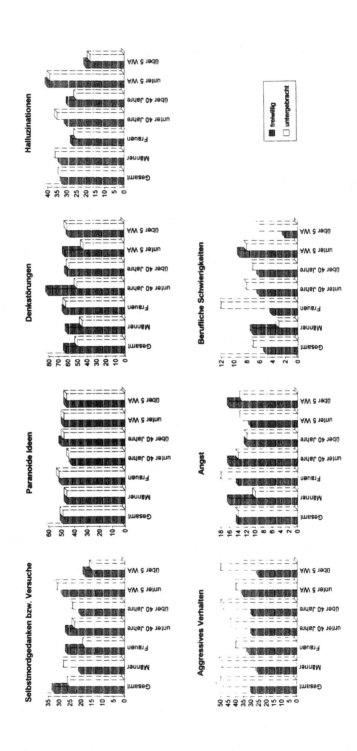

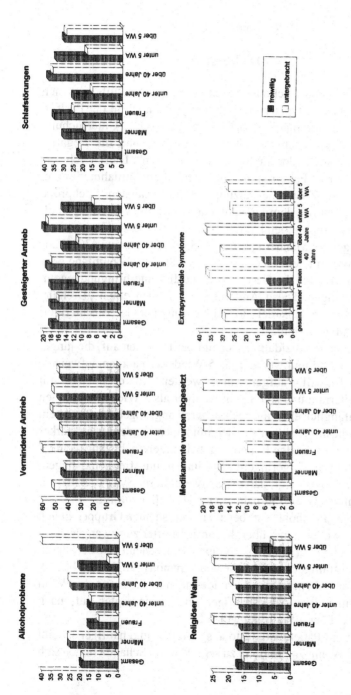

Abb. 3. Prozentuelle Häufigkeit (Ordinate), mit welcher die einzelnen Symptome (Suizidgedanken, paranoide Ideen/ Denkstörungen, Halluzinationen, Aggressionen, Angst, berufliche Probleme, Alkoholprobleme, verminderter bzw. gesteigerter Antrieb, Schlafstörungen, religiöse Wahnideen, Absetzen der neuroleptischen Medikation, extrapyramidale Symptome vorhanden) zur stationären Wiederaufnahme (freiwillig bzw. unfreiwillig – Abszisse) sowohl bei der Gesamt- wie bei den Teilstichproben (Männer, Frauen bis bzw. über 40 Jahre, bis bzw. über 5 Wiederaufnahmen – Abszisse) führen

Diskussion

Die Pathogenese der schizophrenen Erkrankung manifestiert sich möglicherweise in typischen Symptomen, nämlich in der Positiv- und Negativsymptomatik [5, 6, 9]. Auch bei unserer Untersuchung ergaben sich drei Schwerpunkte; die Positiv- und die Negativsymptomatik sowie der Faktor „Denkstörungen". Diesen Schwerpunkten lagen 14 Faktoren, die zur stationären Aufnahme führen, zugrunde. Die Zusammensetzung der untersuchten Stichprobe deckt sich nicht mit dem Untersuchungsergebnis von König et al. [10] , wo Schizophrenien häufiger als affektive Erkrankungen und auch häufiger bei Männern auftreten (53% Männer und 47% Frauen). Dies mag mit dem unterschiedlichen Stichprobenumfang oder mit den Änderungen der Gesetze, welche die Unterbringung regeln, zusammenhängen. Diese Änderungen scheinen einen „Drehtüreffekt" zu fördern [11], der die Veränderung der Geschlechterrelation mitbedingen könnte.

„Vorhandene Suizidalität" scheint bei Personen auf, die jünger als 40 Jahre sind und weniger als 5 Wiederaufnahmen aufweisen, die häufig freiwillig aufgenommen werden. Ältere Patienten mit diesem Kriterium und solche mit weniger als 5 Wiederaufnahmen mußten anfänglich eher untergebracht (zwangsangehalten) werden. Eine Ursache hierfür könnte in der, mit zunehmendem Alter stärker ausgeprägten suizidalen Einengung, bei kürzerem, bislang weniger intensiven Verlauf (geringere Hospitalisierungsfrequenz) liegen, obwohl sich sonst zeigt, daß die Schwere dieser Symptomatik mit der Anzahl der Wiederaufnahmen tendenziell abnimmt.

Das Item „Paranoia" tritt bei allen untersuchten Gruppen gleich häufig auf, wobei es bei über 40 Jährigen öfter zur zwangsweisen Unterbringung beiträgt. Diese Symptomatik scheint also bei älteren Personen auffälliger zu sein. Wie von Schanda (1987) und Musalek (1991) beschrieben, treten paranoide Ideen bzw. paranoider Wahn mit zunehmendem Alter häufiger und ausgeprägter auf, nach Schanda bei über 40 Jährigen gehäuft.

Je älter ein Patient ist, desto ausgeprägter und häufiger scheint auch seine Wahnsymptomatik zu sein. Wie bei Schanda finden sich auch hier beim Auftreten dieses Symptoms keine geschlechtsspezifischen Unterschiede.

„Vorhandene Denkstörungen" werden besonders bei Personen festgestellt, die jünger als 40 Jahre sind und wiederaufgenommen wurden. Möglicherweise werden die Patienten durch diese Funktionsstörung irritiert und behindert, aber nicht in solchem Ausmaß, daß sie die Hospitalisierung deshalb ablehnen. Nur bei Personen mit mehr als 5 Wiederaufnahmen treten formale Denkstörungen eher bei Unterbringungen (Zwangsanhaltungen) auf. Es scheint, als wären formale Denkstörungen demnach eher bei chronischen Verläufen mit starker Ausprägung eine Mitursache von Unterbringungen (Zwangsanhaltungen), abgesehen davon, daß aufenthaltsspezifische Erfahrungen bei hoher Wiederaufnahmefrequenz aversive Auswirkungen haben können, die ein Hinauszögern der Aufnahme, eine Verschlechterung der Krankheit und Unterbringungen mitverursachen.

Wenn „Halluzinationen" bei Männern und jüngeren Personen mit kurzer Krankenhauskarriere auftreten, resultiert dies ebenfalls eher in Unterbringungen. Bei Patienten mit schizophrenen Residualzuständen dürfte dieses Symptom möglicherweise wegen einer geringeren Ausprägung oder wegen der besseren Coping-Strategien dieser Patienten eine Unterbringung nicht notwendig machen, also bei freiwilligen Aufnahmen registriert werden.

Hingegen führt „Dysphorie" mit hoher Wahrscheinlichkeit zu einer Unterbringung (Zwangsanhaltung). Dies zeigt sich bei allen untersuchten Untergruppen. Die Ursache dafür wird symptomspezifisch sein und durch Persönlichkeitsvariablen wie z.B. niedrige Frustrationstoleranz bzw. hohes Aggressionspotential verstärkt werden.

„Angst" als Symptom scheint bei schizophrenen Frauen eine größere Rolle zu spielen als bei Männern. Des weiteren scheint diese Symptomatik bei solchen Patienten ausgeprägt zu sein, die erst relativ spät schwerer erkranken, d.h. bei schon fortgeschrittenem Alter eine noch kurze Krankenhauskarrierre aufweisen. Das Symptom „Angst" wird von Frauen möglicherweise leichter geäußert als von Männern, zu einer Unterbringung führende Kriterien können in Zusammenhang mit diesem Symptom stehen. Die Ursache der häufigeren Unterbringung älterer Personen mit geringer Krankenhauserfahrung könnte in einer besonderen Schwellenangst älterer Menschen, insbesondere Frauen, vor freiwilliger stationärer psychiatrischer Behandlung gelegen sein.

„Berufliche Probleme" wirken sich bei Frauen deutlich belastender als bei Männern aus, ebenso bei chronischen Patienten. Sind sie vorhanden, so kommt es mit größerer Wahrscheinlichkeit zu einer Unterbringung, der drohende Arbeitsplatzverlust dürfte für Frauen gravierender sein als für Männer. Ob diese beruflichen Schwierigkeiten ursächlich zu einer Verschlechterung des Zustandes der Patienten geführt haben oder eine Zunahme der Erkrankung zu beruflichen Problemen beitrug oder eine Invalidisierung den Berufsstand veränderte und sich dergestalt auswirkte, kann nicht festgestellt werden.

„Alkoholprobleme" führen vor allem bei älteren Patienten sowie Personen mit längerer Krankenhauskarriere möglicherweise durch hirnorganischen Abbau und Beeinträchtigung des Problembewußtseins zur Unterbringung, bei den übrigen untersuchten Gruppen kommt es in diesem Zusammenhang vornehmlich zu freiwilligen Aufnahmen.

„Verminderter Antrieb" ist häufig mit Unterbringung vergesellschaftet, während „gesteigerter Antrieb" und „Schlafstörungen" eher bei freiwilligen stationären Aufnahmen registriert wurden. Dies könnte damit zusammenhängen, daß Schizophrene mit „gesteigertem Antrieb" und „Schlafstörungen" mehr Leidensdruck und Motivation zur stationären Behandlung haben als solche mit vermindertem. (Einerseits mußten mehr Frauen mit vermindertem Antrieb untergebracht werden, andererseits wurden mehr Frauen mit gesteigertem Antrieb freiwillig aufgenommen. Im Gegensatz dazu wurden mehr Männer mit vermindertem Antrieb untergebracht. Eine Interpretation dieser Ergebnisse ist derzeit nicht möglich.)

„Religiöse Phantasien" wirken sich offenbar stark belastend aus oder sind Anteile schwerer Verläufe – sie führen zumeist zu Unterbringungen; dies deckt sich mit dem Item „Halluzinationen", auch hier dürften Coping-Strategien eine Rolle spielen. „Absetzen der neuroleptischen Medikation" trägt generell zu Unterbringungen bei. Allerdings konnten den Krankengeschichten generell keine Angaben entnommen werden, ob die vorherige neuroleptische Medikation ausreichend bzw. genügend lange verabreicht wurde.

„Extrapyramidale Symptome" schließlich beeinträchtigen den Patienten so sehr, daß sie letztlich zur Unterbringunge (Zwangsanhaltung) beitragen. In Einzelfällen werden auch starke Beeinträchtigungen durch die extrapyramidalen Symptome selbst zum Unterbringungskriterium der Selbstgefährdung. Ein nicht indiziertes Absetzen der Antiparkinsonmedikamente führt zur Verstärkung der extrapyramidalen Symptome, die zwar durch eigenmächtiges Reduzieren oder Absetzen der Neuroleptika vermindert werden, allerdings auf Kosten der Remission und Stabilität, was zum Verlust des Coping und zur Unterbringung beiträgt.

In Anlehnung an Krüger et al. [12] war zu erwarten, daß sich die erhobenen Items auf die Faktoren „Zutreffen einer Positivsymptomatik", „Zutreffen einer Negativsymptomatik" sowie „Zutreffen eines Angstfaktors" reduzieren lassen. Anstelle des „Angstfaktors" traten bei unserer untersuchten Population jedoch „Denkstörungen" als eigener Faktor auf. Kay und Opler [7] sowie Andreasen und Olsen [1] haben ebenfalls festgestellt, daß drei Symptomkomplexe zur stationären Wiederaufnahme schizophrener Patienten führen.

In unserer Kategorisierung, die sich auf die Untersuchung von Krüger et al. [12] bezieht, umfassen in der Faktorenanalyse die Items „kein Alkoholkonsum", „Extrapyramidale Symptomatik", „keine Schlafstörungen" sowie „keine Aggressionen", aber auch „Halluzinationen", abweichend von den Ergebnissen von Krüger et al. [12] und Crow [5, 6], wo die Negativsymptomatik folgendermaßen definiert wird: Irreversibilität, Sprachstörungen, Affektarmut, keine Biorhythmusstörungen, jedoch auch keine Halluzinationen.

„Weitere Einnahme der neuroleptischen Medikation", „keine beruflichen Schwierigkeiten", gesteigerter bzw. nicht-verminderter Antrieb", „Angst" und „Paranoia" sind eindeutig dem Faktor „Positivsymptomatik" zuzuordnen, da es sich bei den Symptomen um produktive psychische Vorgänge handelt. Crow [5, 6] beschreibt die Positivsymptomatik als Teil der aktuten Schizophrenie, die reversibel und von Halluzinationen und Denkstörungen begleitet ist. Trotzdem haben diese Patienten unserer untersuchten Stichprobe weniger Probleme am Arbeitsplatz. Ob dies mit einer im allgemeinen besseren Arbeitsleistung dieser Patienten zusammenhängt, kann nicht gesagt werden. Wie bei Barnes und Hirsch [3] beschrieben, verursacht ein Absetzen der neuroleptischen Medikation vermehrte psychotische, d.h. Positiv-Symptomatik.

Der dritte Faktor, in unserer Untersuchung mit „Denkstörungen" bezeichnet, entspricht dem Faktor „allgemeine Psychopathologie" von Kay und Opler [7]. Dieser Faktor enthält jene Symptome, die weder der Positiv- noch der Negativsymptomatik zugeordnet werden können. Es konnte die Annahme von Krüger et al. [12], nämlich, daß Inhalte der Plus- wie Minussymptomatik maßgeblich für eine Wiederaufnahme sind, bestätigt werden. Anstelle des von Krüger et al. [12] beschriebenen Angstfaktors führte bei der untersuchten Personengruppe aber der Faktor „Denkstörungen" zur stationären Wiederaufnahme. In dieser Studie werden die einzelnen zur stationären Wiederaufnahme führenden Faktoren nur quantitativ und nicht qualitativ erfaßt, d h. es erfolgt keine Gewichtung. Das könnte auch der Grund dafür sein, daß etwa gleich viele der erhobenen Faktoren zur freiwilligen stationären Aufnahme (3, 6) bzw. Unterbringung (3, 9) führen.

Auch Meltzer und Zureick [13] fanden die drei oben beschriebenen Faktoren. Aufgrund weiterführender faktorananalytischer Auswertung der Minussymptomatik konnten sie weiters drei Untergruppen dieses Teilbereichs identifizieren. Andreasen und Olsen [1] sind der Ansicht, daß Plus- und Minussymptome zwei weitere Extreme eines einzigen Kontinuums seien. Auch Crow [5, 6] stimmt dieser Auffassung zu. Carpenter et al. [4] sowie Kay [8] sprechen hingegen von korrelativen Zusammenhängen dieser Syndrome, was sich auch in der vorliegenden Arbeit abzeichnet. Tabelle 2 gibt die Ladung der einzelnen Items, d.h. ihre Bedeutung für den zugeordneten Faktor an. Crow [5, 6] ist der Ansicht, daß auch Plus- und Minussymptomatik Verlaufsbesonderheiten einer einzigen Krankheit darstellen konnen, d.h. die Minus-Symptomatik dann erst nach Abklingen der Plussymptomatik auftritt. Angst et al. [2] hingegen meinen, daß beide Symptomkomplexe gleichzeitig bzw. rasch aufeinender abfolgend auftreten können. Die von uns errechneten Faktoren deuten ebenfalls darauf hin, daß es sich hier nicht um Extreme eines Kontinuums handelt, sondern mehrere Symptome gleichzeitig auftreten können.

Literatur

1. Andreasen N, Olsen S (1982) Negative symptoms in schizophrenia: definition and validation. Arch Gen Psychiatry 39: 789–794
2. Angst J, Stassen H, Woggon B (1992) Effect of neuroleptics on positive and negative symptoms and the deficit state. Psychopharmacology 99: 41–46
3. Barnes TRE, Hirsch SR (1991) Neuroleptic relapse prevention. In: Kissling W (ed) Guidelines for neuroleptic relapse prevention in Schizophrenia. Springer, Berlin Heidelberg New York Tokyo
4. Carpenter W, Heinrichs D, Alphs L (1985) Treatment of negative symptoms. Schizophr Bull 11: 440–452
5. Crow TJ (1980) Molecular pathology of schizophrenia: more than one disease process? Br Med J 280: 66–68
6. Crow TJ (1985) The two-syndrome concept: origins and current status. Schizophr Bull 11: 471–486
7. Kay S, Opler L (1987) The positive-negative dimension in schizophrenia: its validity and significance. Psychiatr Dev 2: 79–103
8. Kay S (1990) Significance of positive-negative distinction in schizophrenia. Schizophr Bull 16: 635–652
9. Kascka WP (1988) Die Schizophrenien. Springer, Berlin Heidelberg New York Tokyo
10. König P, et al (1992) Wie verändert sich die stationäre Inanspruchnahme eines regionalen psychiatrischen Krankenhauses. Neuropsychiatrie 6/4: 122–131
11. König P, Niederhofer H (1994) Veränderungen der Population stationär aufgenommener Patienten durch das Unterbringungsgesetz (UbG) (in Vorbereitung)
12. Krüger G, Biehl H, Maurer K, Jung E, Bauer-Schubart C (1988) Longitudinale Symptomveränderungen bei schizophrenen Patienten fünf Jahre nach Symptombeginn. In: Bender W, Dencker SJ, Kuhlanek F (Hrsg) Schizophrene Erkrankungen. Vieweg, Braunschweig/Wiesbaden

13. Meltzer H, Zureick J (1989) Negative symptoms in schizophrenia: a target for new drug development. In: Dahl S, Gram L (eds) Clinical pharmacology in psychiatry. Springer, Berlin Heidelberg New York, Tokyo, pp 68–77

Anschrift der Verfasser: Prim. Univ.-Prof. Dr. Peter König, Landeskrankenhaus Rankweil, Valdunastraße 16, A-6830 Rankweil, Österreich.

Nimmt die Schizophrenie zu?

**K. Peter, L. Stuhlig, A. Kujath, H. Wolfram, A. Schlichter
und H. Sauer**

Klinik für Psychiatrie und Neurologie „Hans Berger", Medizinische
Fakultät „Friedrich-Schiller-Universität", Jena, Bundesrepublik
Deutschland

Zusammenfassung

Die Diskussion um die Zunahme der Inzidenz schizophrener Erkrankungen
wird fortlaufend geführt. In den letzten Jahren wurde aber aufgrund zunehmender Angleichung diagnostischer Prozeduren über relativ konstante
Inzidenzraten in unterschiedlichen Studien mit transkultureller Orientierung berichtet. Aus den Prämissen eines Vulnerabilitätskonzeptes schizophrener Erkrankungen erwarteten wir aufgrund der strukturellen, politischen und gesellschaftlichen Veränderungen in den fünf jungen Bundesländern in Deutschland eine Zunahme der stationären Inzidenz, wobei diese
auch mit einer Zunahme stationärer Behandlungsprävalenz verbunden sein
müßte. Als einen möglichen Zugang zur tatsächlichen Inzidenz und Prävalenz nutzten wir stationäre Erst- und Wiederaufnahmedaten.

In der vorliegenden Studie wurden nun die stationären Erst- und Wiederaufnahmeraten an Schizophrenien in einem definierten Einzugsgebiet
einer Universitätsnervenklinik erfaßt. In beiden Gruppen wurden bedeutsame medizinische, psychiatrische und soziale Parameter zur Bestimmung
der exakten Aufnahme- und Wiederaufnahmeverhältnisse erhoben. Die
Analysen umfaßten die Erstaufnahmen der Jahre 1975, 1985, 1986 und
1991 und die Wiederaufnahmen der Jahre 1985 und 1991. Zur Ergänzung
wurden bei den Erstaufnahmen auch einige vorläufige Ergebnisse des
Jahres 1990 dargestellt.

Insgesamt zeigten die Ergebnisse eine tendenzielle Zunahme der Inzidenzraten in den untersuchten Populationen, verbunden mit homologen

Verhalten der stationären Behandlungsprävalenz. Diese Ergebnisse können jedoch aufgrund methodischer Probleme nicht als eine gesicherte Erhöhung von Inzidenz und Prävalenz gewertet werden. Die Daten bedürfen der unbedingten Überprüfung mittels methodisch exakt geplanter Feldstudien. In den weiteren Vergleichen von Parametern der Aufnahme- und Wiederaufnahmegruppen mit Literaturangaben fanden sich Ergebnisse überraschender Konstanz, jedoch auch erheblicher Veränderungen.

Schlüsselwörter: Schizophrenie, Epidemiologie, Inzidenz und Prävalenz, Charakteristik der Aufnahme und Wiederaufnahmepopulationen, Feldstudien.

Summary

An increase in incidence of schizophrenia? The discussion about the increase in incidence of schizophrenia is still going on. During recent years relatively constant incidence rates were reported in different studies because of a growing standardization of diagnostic procedures.

We expected an increase in incidence on the basis of a vulnerability concept of schizophrenia because of the structural political and social changes in the new federal countries of Germany. We used in-patient incidence rates as a possible access to the real incidence rate of diseases and these should be linked with an increase in the rate of rehospitalisation in the case of verification of the hypothesis. In our study we included the rates of in-patients admitted for the first time and rehospitalizations in a defined commuter-belt of a university psychiatric department. In both groups further medical, psychiatric and social parameters were collected. The analyses included patients hospitalized for the first time in the years 1975, 1985, 1986, 1990, 1991 and patients hospitalized repeatedly in the years 1985 and 1991. Altogether the results showed a tendency of increase in the rates of incidence in the examined populations with a similar behaviour of the readmission rates. However, due to methodological problems, the results cannot be assessed as an actual increase in incidence and prevalence. The data must urgently be checked by means of methodically exactly planned field studies.

Keywords: Schizophrenia, epidemiology, incidence, rehospitalisationsrate, increase in schizophrenic diseases, field study.

Einleitung und Fragestellungen

Immer wieder wird in der Literatur über eine mögliche Zunahme schizophrener Psychosen kontrovers diskutiert. Sowohl Hinweisen über eine Häufung partieller Unterformen schizophrener Störungen (Leonhard und v. Trostorff [19]) als auch Vermutungen über eine Gesamtzunahme der Erkrankungen stehen Aussagen über gleichbleibende Erkrankungsraten in diesem Jahrhundert (Hinterhuber [12]) gegenüber. Lehmann [18] verwies auf eine Zunahme von Schizophrenierisiken aufgrund sich erhöhender Reproduktionsraten Betroffener, die allmählich das Niveau in der Allgemeinbevölkerung erreichen sollen.

Derzeit sind in den zwölf Ländern der Europäischen Gemeinschaft mehr als zwei Millionen Menschen an Schizophrenie erkrankt, und damit ist diese Erkrankung eine bedeutende gesundheitspolitische Herausforderung (zit. nach Hartlieb [11]).

Unabdingbar verbunden mit den Diskussionen um die psychiatrische Problematik und die ökonomischen Konsequenzen schizophrener Erkrankungen ist die Erfassung von Inzidenz- und Prävalenzraten.

Gerade in den achtziger Jahren fand eine umfangreiche Sichtung und methodenkritische Bewertung vorliegender Inzidenz- und Prävalenzstudien statt, da die bis dahin berichteten Ergebnisse doch recht weit auseinanderdrifteten. Zugangswege zu den Datenerhebungen, verwendete Untersuchungsinstrumentarien, zugrundeliegende nosologische Klassifikationen und Krankheitskonzepte sowie die Qualifikation der Untersucher und Beurteiler wurden hinterfragt. Immer dringender wurden Forderungen nach standardisierten methodischen Vorgehen erhoben, um zu einer artefaktfreieren Vergleichbarkeit der Ergebnisse zu gelangen.

Trotz der bestehenden methodischen Probleme mit der begrenzten Gültigkeit und Vergleichbarkeit der Aussagen sollen zur Orientierung einige neuere Arbeiten vorgestellt werden. So sind die Berichte über abnehmende Schizophrenieraten bei Frauen in Dänemark von 1970 bis 1984 zumindestens teilweise im Spiegel der geschilderten Situation zu sehen (Munk-Jörgensen und Jörgensen [22]). Von Babigian [1] wurden Untersuchungen aus den Vereinigten Staaten zusammengestellt. Er fand Inzidenzraten von 0,43 bis 0,69 pro 1000 Einwohner und in den Altersgruppen ab 15 Jahren zwischen 0,30 bis 1,20. Bei noch stärker schwankenden Prävalenzraten ergaben diese Befunde, daß zwischen 0,23% bis 0,47% der Gesamtbevölkerung psychiatrische Behandlung wegen einer schizophrenen Episode im Laufe eines beliebigen Jahres in Anspruch nehmen müßten und die lebenslange Prävalenz ungefähr 1% betragen könnte. Folnegovic et al. [5] verglichen mehrere Inzidenzstudien aus Norwegen, Mannheim, Island und Belgrad mit Raten von 0,24 (Astrup 1972), 0,59 (Häfner und an der Heiden 1986), 0,27 (Helgason 1977) und 0,22 (Kalicanin 1987). In der eigenen Studie beschrieben die Autoren auf Hospitalisationsraten beruhende Inzidenzdaten für Kroatien zwischen 1965 bis 1984 mit 0,26 bis 0,29 pro 1000 der Bevölkerung über 15 Jahre. Hinterhuber [12] fand eine Neuerkrankungsrate von 75,5 in der deutschsprachigen Bevölkerung eines Südtiroler Bezirkes und von 34,3 pro 100000 Einwohner in der italienischsprachigen Bevölkerung.

Häfner [8] charakterisierte die Inzidenzraten schizophrener Erkrankungen als Zwei-Cluster-Muster. In den skandinavischen Ländern, im Vereinigten Königreich, in Italien und Australien wurden niedrigere Werte gemessen, um 0,1 bis 0,2 pro 1000 im Vergleich zu 0,3 bis 0,7 pro 1000 in den USA, Irland und der Bundesrepublik Deutschland. Weitere Untersuchungen bei Anwendung standardisierter und trainierbarer Interviewverfahren (PSF) und übereinstimmender Krankheitsdefinitionen durch Diagnosealgorithmen (CATEGO S+) zeigten nur eine geringe Varianz der Jahresinzidenzzahlen um 0,10/1000 mit einem Minimum von 0,07/1000 in Aarhus/Dänemark und einem Maximum von 0,14/1000 in Nottingham (Häfner [9]).

Die vorgestellten Inzidenzraten wurden größtenteils aus Fallregistern oder Fallstudien gewonnen. Nach wie vor bleibt aber die Einordnung stationärer Inzidenzraten hinsichtlich der tatsächlichen Inzidenz umstritten. Flekkoy [4] hob einerseits die leichte Verfügbarkeit, den Einschluß ausgedehnter geographischer Räume und die Nutzung einer Reihe diagnostischer Kriterien bei der Analyse von Hospitalisationsdaten hervor, betonte andererseits aber erhebliche geographische Variationen. Hinterhuber [12] äußerte ebenfalls Zurückhaltung bei der Bewertung von Inanspruchnahmepopulationen, nannte jedoch auch Autoren wie Mechanic (1970), Odegard

(1971) oder Böker und Häfner (1973), die glaubten, daß bei schizophrenen Erkrankungen die Konsultations- und Hospitalisationsinzidenz bzw. Prävalenz als repräsentativer Index die wahre Inzidenz bzw. Prävalenz widerspiegeln würde. In der epidemiologischen Feldstudie des Autors fand sich nur in 52,6% der Ersterkrankungsfälle auch stationäre therapeutische Versorgung. Nach dem derzeitigen Wissensstand kann stationären Inanspruchnahmedaten zumindestens eine gewisse Repräsentation der tatsächlich vorliegenden Inzidenzverhältnisse nicht abgesprochen werden. Gerade die leichtere Zugänglichkeit administrativ gewonnener Daten und deren plausible Vergleichbarkeit mit ebenso erhaltenen Inzidenzraten lassen als Orientierungsstudien deren Validität einigermaßen gesichert erscheinen. Stationäre Prävalenzraten wurden mit wesentlich größerer Variationsbreite als Inzidenzraten angegeben (Babigian [1]). Dennoch wäre es interessant, den Verlauf von Prävalenzraten im Zusammenhang mit Inzidenzveränderungen zu verfolgen.

Eines der bekanntesten Postulate der klinischen Schizophrenieforschung war die Annahme der Unabhängigkeit ätiologischer Faktoren von Umweltvariablen, wie Kriegen, Krisen und dominierenden gesellschaftlichen Veränderungen. Auf einige ältere Arbeiten soll im Zusammenhang mit der vorliegenden Studie aufmerksam gemacht werden.

Von Hößlin [13] untersuchte Aufnahme- und Entlassungszahlen von Schizophrenen aus den Jahren 1910 bis 1914 und 1924 bis 1928. Er beklagte die absolute Zugangsminderung nach dem Kriege und eine relative Bestandsvermehrung. Dubs [3] analysierte die stationären Aufnahmen von Schizophrenen in der Schweiz von 1938 bis 1946. Während der gesamten Kriegszeit blieben die Aufnahmen unverändert, erst ab 1945 ließ sich ein Nachholeffekt zeigen. Mit den Aufnahmezahlen für die Jahre 1946 bis 1954 in Heidelberg beschäftigten sich Meyer und Böttinger [20]. Bis 1949 kam es zu einem Anstieg der stationären Aufnahmezahlen, danach zu einem Abfallen der Aufnahmekurven der Männer und der dadurch beeinflußten Gesamtkurve bei etwa konstanten Aufnahmezahlen der Frauen bis 1954. Von Keyserlingk [15] konnte die Zugangsraten an Schizophrenien beiderlei Geschlechts nach Eröff-

nung der Jenaer Klinik von 1879 bis 1951 darstellen. In diesem
Zeitraum verlief die Zugangskurve schizophrener Erkrankungen
recht konstant ohne die Schwankungen der Kurve der Gesamtzu-
gänge, so daß der Autor zu der Auffassung gelangte, daß Kriegs-
und Notzeiten das Erkrankungsrisiko nicht wesentlich beeinflußt
hätten. Auch Schneider [28] vertrat diese Ansicht, während Perelman [26] von einer Zunahme schizophrener Erkrankungen berichtete. In psychiatrischen Arbeiten der sechziger und siebziger Jahre
fand sich allmählich eine Anerkennung von Umweltfaktoren in der
Ätiologie schizophrener Erkrankungen. Häfner [6] hatte verschiedene Einflüsse von Umweltfaktoren diskutiert, auf die Unterscheidung von Disposition oder Vulnerabilität und Auslösefaktoren
aufmerksam gemacht. Im Grunde genommen war die Ätiologiedis-
kussion in den letzten Jahrzehnten seitens der Anerkennung sozialer
Faktoren vorwiegend mikrosozial determiniert (Zusammenfassung
bei Olbrich [24]).

Der derzeitige Stand der Vulnerabilitätsforschung mit der Suche
nach potentiellen Vulnerabilitätsmarkern (Olbrich [24], Zubin [31],
Nuechterlein [23]) schien uns hinsichtlich der psychosozialen Relevanz noch nicht ausreichend geklärt. Leff [17] forderte unbedingt
weitere langfristige Studien, um Ergebnisse zur Rolle der sozialen
Faktoren bei der Verursachung von Schizophrenie erhalten zu
können. Die derzeit wohl plausibelste Darstellung der Abhängigkeit schizophrener Krankheitsausbrüche von psychosozialen Belastungen lieferte Häfner [11]. Er fand keine signifikante Häufung
belastender Lebensereignisse unmittelbar vor Krankheitsausbruch
in seinem Datenmaterial und folgte damit wie Dohrenwend et al.
(1987) eher einer „sozial drift" oder „non starting"-Hypothese.

In der vorliegenden Studie orientierten wir uns an der quasi-
experimentellen epidemiologischen Situation in den fünf neuen
Bundesländern der Bundesrepublik Deutschland, um zu prüfen, ob
es zu einem Wandel von stationärer Inzidenz und Behandlungs-
prävalenz in einem definierten Einzugsgebiet einer psychiatrischen
Universitätsklinik in Ostdeutschland gekommen war. Ziel unserer
Arbeit war eine deskriptive Analyse der erhebbaren Daten mit zum
Teil medizinisch-psychiatrischer und psychosozialer Akzentuie-

rung, ohne sie jedoch letztlich kausal in ihrem Zusammenhangsge-
füge bearbeiten zu wollen. Schließlich sollen auch die Resultate bei
der strukturellen Kliniksorganisation hilfreich sein. Als einen Zu-
gangsweg zu stationärer Inzidenz und stationärer Behandlungsprävalenz nutzten wir in dieser retrospektiven Studie Erst- und
Wiederaufnahmeraten unterschiedlicher Jahrgänge vor und nach
dem gesellschaftlichen Wandel in der ehemaligen DDR von 1989/
1990. Schwerpunktmäßig widmeten wir uns folgenden Fragestellungen:

- Sind im Vergleich von Erst- und Wiederaufnahmeraten Schizophrener vor und nach der „Wende" tendenzielle Veränderungen
  von Inzidenz und Prävalenz nachweisbar?
- Gibt es Hinweise für Trendveränderungen bei den zur Datener-
  gänzung untersuchten zusätzlichen Diagnosegruppen?
- Lassen sich beim Vergleich der Jahrgänge deutliche oder tendenzielle Unterschiede der prä- und postmorbiden Komponenten oder ergänzenden Sozialdaten finden?
- Ergeben sich aus diesen Daten Notwendigkeiten der Modifizie-
  rung der stationären Versorgungsstrukturen?

Material, Methoden und Ergebnisse

Aufgrund der Konzeption der Studie als retrospektive Untersuchung wurden alle Krankengeschichten der Jahrgänge 1985 und 1991 der Klinik für
Psychiatrie und Neurologie „Hans Berger" der FriedrichSchiller-Universi-
tät in Jena in die Auswertungen einbezogen. Die Erst- und Wiederaufnahmen von schizophrenen Psychosen in diesen Jahrgängen konnten berücksichtigt werden, aus Gründen weiterführender Analysen bei den Erstaufnahmen auch der Jahrgänge 1975, 1986 und 1991, teilweise auch 1990. Die
Diagnosen wurden nach dem IKK-System [14] erstellt und nach DSM-III-
R [2] überprüft. Um die Vergleichbarkeit der diagnostischen Prozeduren zu
gewährleisten, mußten jedoch in den Analysen die ursprünglichen diagnostischen Kategorien beibehalten werden.

Während die einzelnen Diagnosen aus den zugänglichen Krankengeschichten der Jahrgänge zusammengestellt wurden, erfaßten wir die Gesamtaufnahmen nach den Daten des fortlaufend geführten Krankenregi-
sters. Die Angaben zur Wohnbevölkerung aus den Kreisen wurden aus
verfügbarem statistischem Material zusammengestellt.

Tabelle 1. Stationäre Erstaufnahmen 1975/1985/1986/1991

ICD-9	1975				1985				1986				1991			
	♀		♂		♀		♂		♀		♂		♀		♂	
	abs.[1]	ges.[2]	abs.[1]	ges.[2]	abs.[1]	ges.[2]	abs.[1]	ges.[2]	abs.[1]	ges.[2]	abs.[1]	ges.[2]	abs.[1]	ges.[2]	abs.[1]	ges.[2]
290	0	0,0	3	1,4	2	0,8	3	1,2	1	0,4	3	1,2	4	1,8	6	6,2
293	1	9,5	3	1,4	3	1,2	2	0,8	3	1,2	5	1,9	0	0,0	1	0,4
294	2	0,9	0	0,0	1	0,4	1	0,4	0	0,0	2	0,8	0	0,0	3	1,4
295	11	5,2	9	4,2	7	2,8	11	4,3	11	4,2	13	5,0	17	7,8	17	7,8
296	21	9,9	9	4,2	17	6,7	6	2,4	16	6,1	6	2,3	23	10,5	14	6,4
297	9	4,2	4	1,9	2	0,8	2	0,8	2	0,8	2	0,8	3	1,4	2	0,9
298	16	7,6	13	6,1	2	0,8	3	1,2	7	2,7	1	0,4	1	0,4	2	0,9
300	54	25,5	37	17,4	85	33,6	59	23,3	92	35,2	45	17,2	51	23,3	29	13,2
301	1	0,5	5	2,4	5	2,0	4	1,6	9	3,4	9	3,4	1	0,4	2	0,9
306	1	0,5	0	0,0	0	0,0	2	0,8	4	1,5	0	0,0	3	1,4	3	1,4
308	1	0,5	0	0,0	7	2,8	4	1,6	4	1,5	4	1,5	12	5,5	8	3,6
309	9	4,2	3	1,4	18	7,1	7	2,8	15	5,8	7	2,7	8	3,6	9	4,1
ges.	126	59,4	86	40,6	149	58,9	104	41,1	164	62,8	97	37,2	123	56,2	96	43,8
ges.	212 (100%)				253 (100%)				261 (100%)				219 (100%)			

[1] absolut; [2] % von gesamt

Tabelle 2. Diagnostische Klassifikation erstaufgenommener Schizophrenien 1975/1985/1986/1991 (medikamentös behandelt)

ICD-9	1975			1985			1986			1991		
	♀	♂	%¹	♀	♂	%¹	♀	♂	%¹	♀	♂	%¹
295.01	1	–	5,3	–	–	–	–	–	–	1	–	2,9
295,1	1	1	10,5	–	1	5,6	3	5	33,3	–	1	2,4
295,2	1	1	10,5	1	–	5,6	–	1	4,2	–	–	–
295,3	3	4	36,8	1	7	44,4	3	2	20,8	6	7	38,2
295,4	–	–	–	–	–	–	–	2	8,3	2	1	8,8
295,5	–	–	–	–	–	–	–	1	4,2	–	–	–
295,6	3	–	15,8	–	1	5,6	–	–	–	–	1	2,9
295,7	–	2	10,5	4	–	22,2	2	1	12,5	7	5	35,3
295,8	1	–	5,3	–	–	–	3	1	16,7	1	2	8,8
295,9	1	–	5,3	1	2	16,7	–	–	–	–	–	–
Ges.	11	8	19 100,0									

¹Bezogen auf alle

Tabelle 3. Stationäre Aufnahmen 1985–1991

	Neuaunahmen Gesamt / Schizophrene / prozentualer Anteil	Wiederaufnahmen Gesamt / Schizophrene / prozentualer Anteil
1985	349 / 18 / 5,50%	448 / 64 / 14,28%
1991	382 / 34 / 8,90%	608 / 132 / 21,71%

Tabelle 3a. Stationäre Inzidenz schizophrener Erkrankungen Versorgungsbereich der Jenaer Nervenklinik

	Wohnbevölkerung Eisenberg / Jena-Land / Jena-Stadt	Erstaufnahme- rate-Gesamt	Inzidenzrate: je 1000
1975	34486 / 36688 / 100180	171354	20	0,11
1985	34067 / 34736 / 107401	176194	18	0,10
1986	33967 / 35584 / 107610	177161	24	0,13
1991	32700[1]/32600[1]/100967	166267	34	0,20

[1] Stand 03. 10. 1990

Tabelle 4. Überblick über schizophrene Ersterkrankungen in den Jahrgängen 1975/1985/1986/1990/1991

	1975	1985	1986	1990	1991
Zahl Ersterkrankter	20	18	24	30	34
männlich	9	11	13	13	17
weiblich	11	7	11	17	17
Ø Ersterkrankungsalter	32±11,5	33±12,5	32±6,6	37±16,7	38±16,0
männlich	37	32	31	31	33
weiblich	28	33	33	43	42
Jährliche Hospitalisa- tionsdauer in Wochen	12	12	14	10	7,5
Jährliche Rehospitalisation	bei 20%	bei 11%	bei 21%	bei 20%	bei 9%

(Fortsetzung siehe S. 275)

Tabelle 4. Fortsetzung

	1975	1985	1986	1990	1991
Psychiatrische Vorerkrankungen	bei 40%	bei 44%	bei 62%	bei 63%	bei 50%
Nervenkrankheiten in der Familie	bei 35%	bei 61%	bei 46%	bei 37%	bei 50%
Familienstand					
ledig	60%	55%	50%	47%	38%
verheiratet	25%	34%	42%	47%	38%
geschieden	15%	11%	8%	3%	17%
verwitwet	0	0	0	3%	7%
Patientenwohnung					
mit Partner	30%	44%	54%	50%	44%
bei Eltern	35%	24%	25%	20%	23%
Wohnheim	10%	11%	0	6%	3%
allein	25%	24%	21%	24%	29%
Letzte berufliche Tätigkeit (vor Aufnahme)					
Arbeiter	30%	38%	25%	30%	15%
Angestellter	20%	11%	17%	33%	32%
Akademiker	5%	11%	25%	10%	12%
in Ausbildung	25%	24%	4%	13%	17%
Rentner	20%	11%	29%	10%	20%
ohne Tätigkeit	0	5%	0	3%	3%
Soz. Integration (vor Erkr.)					
sozial integriert	20%	16%	13%	40%	32%
teilweise	15%	38%	62%	30%	23%
isoliert	65%	44%	25%	30%	15%
Lebensunterhalt (vor Erkrankung)					
eigene Tätigkeit	50%	55%	58%	60%	54%
Familie	30%	27%	13%	27%	20%
Rente	20%	11%	29%	10%	23%
Hausfrau	0	5%	0	3%	3%
Soziale Reintegration					
gut	25%	16%	17%	30%	29%
fraglich	15%	61%	29%	33%	44%
schlecht	60%	24%	54%	37%	27%

Die in der Studie berichteten Angaben zu medizinischen und sozialen Sachverhalten entnahmen wir aus den Krankengeschichten, beim prämorbidem Status orientierten wir uns an den Vorgehensweisen von Müller et al. [21]. Die Bestimmung der Reintegration wurde nach dem von Pieschl [27] favorisiertem Vorgehen erarbeitet. Die Bearbeitung der Erstaufnahmen erfolgte vorwiegend zur Feststellung der epidemiologischen Situation, bei den Wiederaufnahmen sollten zusätzlich wesentliche Kenntnise zum Betreuungsregime, zur sozialen und gesellschaftlichen Situation, zu vermuteten Wiederaufnahmegründen und zum medikamentösen Vorgehen gewonnen werden.

Eine Übersicht über die stationären Erstaufnahmen in den Jahren 1975, 1985, 1986 und 1991 zeigt Tabelle 1, wobei die Verhältnisse in den Jahrgängen für 12 Diagnosegruppen dargestellt werden. Mit Tabelle 2 geben wir einen Überblick über die medikamentös behandelten schizophrenen Patienten, die Geschlechtsverteilung und prozentuale Häufigkeiten der Subgruppendiagnosen. Mit Tabelle 3 und 3a stellen wir den Anteil der neuaufgenommenen und wiederaufgenommenen Schizophrenen an den Gesamtneuaufnahmen und -wiederaufnahmen dar und bestimmen die stationäre Inzidenzrate anhand der Angaben zur Wohnbevölkerung des Einzugsgebietes.

Mit Tabelle 4 wird ein Überblick über ausgewählte Angaben zur Charakterisierung des Aufnahmeklientels, zum stationären Aufenthalt, zum Familienstand und Berufsstand, zur Wohnsituation sowie zur prämorbiden und postmorbiden Integration gegeben. Mit den Tabellen 5 bis 12 stellen wir die Verhältnisse bei den Wiederaufnahmen dar. In diesem Abschnitt der Arbeit konzentrierten wir uns auf die Jahrgänge 1985 und 1991, insbesondere wurden wieder die sozialen und Umfelddaten der Patienten betont. In den Analysen des Jahrganges 1991 wurden 14 Patienten beurteilt, die bereits 1985 stationär behandelt wurden. Alle anderen wiederaufgenommenen Patienten des Jahres 1991 flossen damit erstmals in die Datenanalyse ein.

Es bleibt festzustellen, daß der Einzugsbereich der Klinik in den achtziger Jahren konstant zwei Landkreise und einen Stadtkreis umfaßte. Die Daten zur Wohnbevölkerung stellen wir in Tabelle 3a vor. Der Anteil von Patienten aus dem Nichteinzugsgebiet der Klinik war äußerst gering und sollte nicht gesondert ausgewiesen werden, da die errechneten stationären Inzidenz- und Prävalenzraten praktisch unverändert blieben. Weiterhin fand sich in den Beobachtungsjahren ab 1985 eine nahezu konstante ärztliche Besetzung der Aufnahmestationen, so daß hier Artefaktquellen minimiert erscheinen.

Tabelle 5. Überblick über die Wiederaufnahmen Schizophrener
1985–1991

	1985		1991	
Anzahl der Wiederaufnahmen	64		132	
Anteil an den Gesamtwiederaufnahmen %	14,3		21,7	
Alter bei Wiederaufnahme % / Erstaufnahme %	< 20	7,8 / 34,4	– / 24,2	
	20–29	21,9 / 35,9	31,8 / 54,5	
	30–39	29,7 / 15,6	34,1 / 13,6	
	40–49	28,1 / 10,9	22,0 / 7,6	
	50–59	4,7 / 4,7	8,3 / –	
	> 60	7,8 / –	3,8 / –	
Familienstand bei Wiederaufnahme				
ledig	40,6		44,7	
verheiratet	26,6		27,3	
verwitwet	3,1		1,5	
geschieden	29,7		26,5	
Wohnsituation bei Wiederaufnahme				
Elternhaus	31,2		30,3	
mit Partner	46,9		38,6	
allein	18,8		28,0	
im Heim	3,1		3,0	

Tabelle 6. Bildungsweg, Status, berufliche Entwicklung wiederaufgenommener Schizophrener 1985–1991

	1985	1991
Bildungsweg %		
Sonderschule	10,9	12,1
Abschluß 8. Klasse	29,7	22,7
Abschluß 10. Klasse	31,2	34,8
Abitur	14,1	26,5
noch in Ausbildung	3,1	
unbekannt	3,1	
Berufsabschluß %		
Teilfacharbeiter	6,2	14,4
Facharbeiter	45,3	34,8
Fachschulabschluß	9,4	14,4
Hochschulabschluß	28,1	15,9
unbekannt	3,1	0,8
Status der Patienten %		
Rentner (einschl. invalidisiert)	46,9	51,5
Berufsleben	46,9	31,8
Hausfrau	3,1	1,5
in Ausbildung	3,1	12,9
arbeitslos		
Letzte berufliche Tätigkeit vor Wiederaufnahme %		
ungelernte Arbeiten	62,5	51,5
Facharbeiter	21,9	22,7
Fach- und Hochschullberuf	6,2	17,4
Hausfrau	3,1	3,8
nie in Ausbildung	–	3,8
Ausbildung	6,2	0,75
Berufliche Entwicklung vor Beginn der Erkrankung %		
ständig absteigend	35,9	46,2
gleichbleibend	54,7	42,4
erst auf- dann absteigend	1,6	6,8
ständig aufsteigend	6,2	0,7
offen	6,2	3,8

Tabelle 7. Diagnosen bei Erst- und Wiederaufnahme (1985–1991)

Diagnosen der Erstaufnahmen %	295.x	62,5	65,1
Diagnosen der Wiederaufnahmen %	295.0	9,4	3,0
	295.1	18,8	9,1
	295.2	7,8	4,5
	295.3	20,3	35,6
	295.4	1,6	0,8
	295.5	0	0
	295.6	14,1	11,4
	295.7	26,6	31,1
	295.8	1,6	3,8
	295.9	0	0,8

Tabelle 8. Zahl, Zeit und Dauer der Wiederaufnahmen 1985–1991

	1985	1991
Zahl der Aufnahmen einschl. jetziger	%	%
2	4,7	15,9
3	20,3	12,1
4	14, 1	9,8
5	15,6	9,8
6	6,2	9, 1
7	6,2	3,8
8	6,2	3,8
9	3,1	2,3
10	3,1	4,5
.	.	.
22	1,6	0,8
Ø Zahl der Aufnahmen	6,9	7,7
Aufnahmen in den letzten beiden Jahren (1983, 1984, 1989, 1990)	%	%
0	17,2	25,5
1	26,6	28,8

(Fortsetzung siehe S. 280)

Tabelle 8. Fortsetzung

	1985	1991
Aufnahmen in den letzten beiden Jahren (1983, 1984, 1989, 1990)	%	%
2	21,9	18,9
3	14,1	12,9
4	10,9	6,1
5	6,2	5,3
.	.	.
Ø Zahl der Aufnahmen	2,1	1,7
Dauer der Aufnahmen in den letzten beiden Jahren (Wochen)	%	%
0	17,2	25,8
0,5	4,7	2,3
0	6,8	
2	0	1,5
3	1,6	6,1
.	.	.
10	1,6	0,8
.	.	.
20	3, 1	0,8
65	1,6	0,8
.	.	.
89		0,8
Ø Dauer der Aufnahme (Wochen)	19,4	10,8
Zeit seit letzter stationärer Aufnahme (Wochen)	30–39,5 : 20,3%	0–9,5 : 17,4%
Ø Zeit seit letzter Aufnahme (Wochen)	86,5	88,5
Dauer der Wiederaufnahme (Wochen)	%	%
0,5	15,6	4,5
1	7,8	11,4
2	9,4	8,3
3	10,9	6,1
.	.	.
Ø Dauer (Wochen)	8,0	8,6

Tabelle 9. Medizinisches Regime bei Wiederaufnahmen 1985–1991

	1985	1991
Betreuung (Doppelangaben)	%	%
Nervenarzt	69,2	57,4
Hausarzt	14,3	31,5
Poliklinik	16,5	10,6
kein Arzt	0	0,5
kontinuierlich	78,1	73,5
sporadisch	12,5	8,3
nicht oder selten	9,4	4,5
unbekannt	0	13,6
Einweisender	%	%
Nervenarzt	43,8	40,2
selbst	26,6	28,0
SMH	17,2	14,4
Fachärzte	9,4	8,3
Hausärzte		4,5
Gericht	3,1	3,8
unbekannt		0

Tabelle 10. Medikamentöse Behandlung vor und nach Wiederaufnahme
1985–1991

	1985	1991
Medikation und Therapieform	%	%
vor Wiederaufnahme		
regelmäßig	73,4	67,4
teilweise	6,2	4,5
selten	17,2	15,9
Depotpräparate	45,3	49,3
Dosis		
erhöht	28,1	11,4
gleichbleibend	45,3	60,6
gesenkt	23,4	15,2
Monotherapie	14,1	13,6
Kombinationstherapie	76,6	81,1
Pharmakotherapie bei Wiederaufnahme		
Tag 1	81,2	80,3
Tag 2	3,1	14,1
Tag 3	0	1,5
Therapieübernahme	34,4	45,4
Applikation zu Beginn		
oral	65,6	83,3
parenteral	12,5	13,6
gemischt	7,8	2,3
Wechsel der Applikationsart	18,8	21,2
Depotpräparate während Wiederaufnahme	57,8	55,3
Monotherapie Kombinationstherapie	18,8	15,9
Kombinationstherapie	67,1	83,3
Wechsel der Therapieform	10,9	4,5
Ambulante Weiterführung der Therapie	71,8	90,2

Tabelle 11. Aufnahmeart, Entlassungsregime und Remissionsgrade bei
Aufnahme und Wiederaufnahme

	1985	1991
Aufnahmen bei letztem stationären Aufenthalt / jetzigem %		
Station 1	14,1 / 6,2	62,1 / 61,4
Station 2	65,6 / 75,0	15,2 / 10,6
Station 3	9,4 / –	0,8 / –
Station 4	– / –	– / –
Station 5	4,7 / 12,5	13,6 / 24,2
Station 6	6,2 / 6,2	8,3 / 3,8
Remissionsgrad % Aufnahme / Wiederaufnahme		
remittiert	76,6 / 73,4	63,6 / 56,1
teilweise remittiert	21,8 / 25,0	33,3 / 40,9
nicht remittiert	1,6 / 1,6	/ 0,8
		/ 1,5 (verst.)
Übernahme in Stationsambulanz %	53,1	59,8

Tabelle 12. Zusammenfassung der vermuteten Ursachen für die Wiederaufnahme 1985–1991

	n		%	
Familiäre Ursachen (gesamt)	22	54	30,1	35,1
Streit mitAngehörigen	11	26	15,1	16,9
Tod von Angehörigen	2	5	2,7	3,3
Überanstrengung zu Hause	2	1	2,7	0,6
Abwesenheit von Bezugsperson	2	6	2,7	3,9
Reisen	1		1,4	
Geburt, Schwangerschaft, Abort, Interruptio		5	–	3,2
andere familiäre Ursachen	4		5,5	
Unregelmäßige Medikamenteneinnahme	9	19	12,3	12,3
Nebenwirkungen		1	–	0,6
Nichteinhalten der vom Arzt empfohlenen Verhaltensregeln (z. B. Alkoholgenuß)	8	13	10,9	8,4
Suizidversuche, Suizidalität	5	5	6,8	3,2
Berufliche Ursachen (z.B. Streit mit Arbeitskollegen, Arbeitslosigkeit, Angst um Arbeitsplatz)	5	32	6,8	20,8
Krisenintervention bei sozialen Problemen	3	7	4,1	4,5
Aufnahme zur EKB	2		2,7	
Übernahme aus Klinik für Innere Medizin Jena/Rehabilitationsklinik	1	1	1,4	0,6
Übernahme aus Krankenhaus Stadtroda	1		1,4	
Spezielle Therapie		4		2,6
Unbekannt	17	18	23,3	11,7
Total	73	154	100	100

Diskussion

Zunächst einmal sollen stationäre Inzidenz-, Prävalenz- und Wiederaufnahmeraten in den untersuchten Jahrgängen diskutiert werden. Im Vergleich der Jahrgänge 1975, 1985, 1986 und 1991 war es in der Tendenz zu einer Zunahme stationärer Erstaufnahmen gekommen, was etwa eine Verdoppelung der stationären Inzidenz bedeutete. Die stationären Behandlungsprävalenzraten in den Jahren 1985 und 1991 betrugen 0,46 bzw. 0,99. Der Anteil der ersterkrankten Schizophrenen an den Gesamtneuaufnahmen stieg von 5,5% auf 8,9%, der Anteil wiederaufgenommener Schizophrener an den Gesamtwiederaufnahmen von 14,28% auf 21,71%. Alle diese Daten einer Inanspruchnahmepopulation weisen auf eine Zunahme von Aufnahme- bzw. Behandlungsnotwendigkeit hin. 1985 betrug der Anteil erstaufgenommener Patienten an den Gesamtaufnahmen Schizophrener 21,95%, 1991 ging der Anteil ging der Anteil nur unwesentlich auf 20,48% zurück. Reimer et al. [28] berichteten für Weinsberg in den achtziger Jahren von Raten zwischen 31% und 24%. König et al. [16] fanden in ihrem Krankengut der Jahre 1984 bis 1988 am LNKH Valduna 20% erstaufgenommener Schizophrene.

Mit Tabelle 1 können wir weiterhin zeigen, daß es auch bei manisch-depressiven Erkrankungen zu einer tendenziellen Zunahme der Erstaufnahmen gekommen war, während die Aufnahmezahlen für neurotische Patienten zurückgingen.

Besonders in den Jahren 1985 und 1991 erfolgten keine Veränderungen des Einzugsbereiches der Jenaer Klinik. Auf die personelle Situation auf den Aufnahmestationen hatten wir schon hingewiesen, im Beobachtungszeitraum erfolgten nur geringe Modifizierungen der praktischen Arbeitsorganisation auf diesen Stationen.

Die von uns beschriebenen Raten können im Rahmen eines Vulnerabilitätskonzeptes schizophrener Psychosen aufgrund der erheblichen politischen, ökonomischen und soziokulturellen Veränderungen nach der „Wende" diskutiert werden. Zu berücksichtigen bliebe aber eine bereits 1991 im Vergleich zu 1985 wesentlich umfassendere etablierte ambulante nervenärztliche Versorgung dank niedergelassener Nervenärzte. Das Angebot an ambulanter nervenärztlicher Versorgung hatte sich im gegebenen Zeitraum etwa vervierfacht. Weiterhin muß die geringe Veränderung der Rohdaten gesehen werden, die sich in den Inzidenzraten niederschlägt. Insgesamt kann eine tendenzielle Zunahme stationärer Inzidenz- und Behandlungsprävalenz nicht ausgeschlossen werden. Die quasi-experimentelle epidemiologische Situation sollte aber zu Feldstudien herausfordern.

Mit den vorgestellten Resultaten und Diskussionen können die vorgegebenen Fragestellungen zumindest partiell beantwortet werden. Ergänzend im Sinne des Anliegens der Untersuchung soll noch auf die Jahrgänge der Erstaufnahmen und deren determinierende Komponentenstruktur eingegangen werden.

In dieser deskriptiven Analyse ließ sich eine Tendenz zur Erhöhung des Ersterkrankungsalters nachweisen. Weiterhin zeigten sich deutliche Hinweise für eine Abnahme der stationären Aufenthaltsdauer und einer eher uneinheitliche Situation bei Familienstand, Wohnverhältnissen und beruflicher Tätigkeit. Möglicherweise zeichnen sich Nachwendejahrgänge durch eine bessere soziale Integration vor und eine verbesserte soziale Reintegration nach der Ersterkrankung aus.

Wie schon diskutiert, nahm der Anteil Schizophrener an den Gesamtwiederaufnahmen um über 7% zu und war daher ein möglicher Hinweis für strukturelle Veränderungen des Wiederaufnahmeklientel der Klinik. Schüttler [30] zeigte eine Wiederaufnahmerate bei Schizophrenien von 12% im ersten Jahr, 42% nach 2,5 Jahren und 58% nach fünf Jahren. Diese Zahlen schwankten in unserer Studie im ersten Jahr zwischen 21% und 19%. Durch die Methodik der Studie bedingt, der Analyse von Jahrgangsraten, können wir zur Rezidivhäufigkeit keine sicheren Aussagen machen. In einer weiteren Studie hatten wir nach 18 Monaten in 33,3% bzw. 42,8% stationär behandlungsbedürftige Rezidive gefunden, in der Katamnese dieser Patienten nach etwa 45 Monaten in 40% der Fälle (Peter et al. [25]). Die häufigsten Wiederaufnahmen fanden sich in den Jahrgängen 1985 und 1991 bei den 30- bis 39jährigen, während Erstaufnahmen am häufigsten der Altersgruppe der 20- bis 29jährigen angehörten. In beiden Jahrgängen waren deutlich weniger als ein Drittel der Patienten verheiratet. Die Zahl der ledigen Patienten betrug konstant über 40%, aber nur 18,8% bzw. 28,0% lebten wirklich völlig allein. Zum Zeitpunkt der Erfassung der Daten lebten 1985 und 1991 etwa 3% der Patienten in Heimen. Dieses Merkmal hatten auch Reimer et al. (1991) in ihrer Kohortenanalyse zunehmend gefunden. Zum Nachdenken über die Validität psychiatrischer Diagnosen fordert die Feststellung heraus, daß bei den wiederaufgenommenen Patienten in nur jeweils 62,5% bzw. 65,1% der Patienten bereits zur Erstaufnahme die Schizophreniediagnose gestellt wurde.

Vergleicht man Bildungsweg, Berufsabschluß und letzte berufliche Tätigkeit vor Aufnahme, findet sich in allen drei untersuchten Merkmalsbereichen beim Vergleich der Wiederaufnahmen eine Zunahme höher qualifizierter Patienten (Tabelle 6).

Im Rahmen der „non-starter" bzw. „social-drift" Hypothesen können Befunde zur beruflichen Entwicklung vor Krankheitsausbruch gesehen werden, wie in 35,2% bzw. 46,2% der Fälle sich findende verschlechternde berufliche Entwicklungen schon vor Krankheitsbeginn. Die durchschnittliche Zahl der Wiederaufnahmen von 6,9 bzw. 7,7 sowie auch 2,1 bzw. 1,7 Aufnahmen in den beiden Jahren vor der jetzigen Wiederaufnahme verdeutlichte das erhebliche Chronifizierungspotential des Krankengutes. Darauf wiesen auch die Zahlen von nur 17,2% und 25,5% der Patienten hin, die in den beiden Jahren vor den Untersuchungsjahren keine Wiederaufnahme hatten. Diese Untersuchungsergebnisse unterstrichen die nahezu unveränderte Eingebundenheit der klinischen Versorgung in die psychiatrische Betreuung und könnten auf das Fehlen entsprechender komplementärer Behandlungsangebote aufmerksam machen. Relativ große Konstanz erbrachten die Analysen zum Betreuungsregime vor den Wiederaufnahmen und die geringe Zahl administrativ veranlaßter Wiederaufnahmen. Der durch Nervenärzte geleistete Anteil an der Versorgung der Patienten vor Wiederaufnahme war wesentlich größer als von Schüttler [30] berichtet.

Nur im Überblick soll das medikamentöse Regime im Rahmen der Wiederaufnahmen dargestellt werden. Festzustellen blieb ein

Anteil von knapp der Hälfte der Patienten, die vor Wiederaufnahme depotneuroleptisch versorgt wurden, bei etwa regelmäßiger neuroleptischer Behandlung von 2/3 der Patienten vor Wiederaufnahme. Die Depotbehandlung wurde dann auch in mehr als der Hälfte der Fälle nach der stationären Aufnahme fortgesetzt. Der Remissionsgrad der Patienten wurde zur ersten Aufnahme und jetzigen Wiederaufnahme annähernd gleichmäßig beurteilt.

Die retrospektive Analyse vermuteter Ursachen der Wiederaufnahme mußte natürlich aufgrund methodischer Probleme und möglicher, nicht ausschließbarer Artefaktquellen zurückhaltend bewertet werden. Orientierend fand sich eine deutliche Zunahme der Angaben über berufliche Konfliktfelder und weniger von familiären Konfliktpotentialen.

In dieser Arbeit wurden einige Probleme stationärer Periodeninzidenz und Prävalenz schizophrener Erkrankungen behandelt. Im Zusammenhang damit wurde besonders bei den Wiederaufnahmen das Klientel detailliert beschrieben. Es bleibt festzustellen, daß die vermutete Veränderung von stationärer Inzidenz und Behandlungsprävalenz in den Diskussionen um die Optimierung der klinischen Versorgungsstrukturen berücksichtigt werden muß. Obwohl die vorliegenden Ergebnisse teilweise im Vergleich mit ähnlichen Untersuchungen aus der Literatur diskutiert werden konnten, muß abschließend ihre lokale Beschränktheit betont werden.

Literatur

1. Babigian M (1984) Schizophrenie: Epidemiologie. In: Freedman AM, Kaplan HI, Sadock BJ, Peters UH (Hrsg) Psychiatrie in Praxis und Klinik, Bd 1. Schizophrenie, affektive Erkrankungen, Verlust und Trauer. Thieme, Stuttgart New York, S 33–44
2. Diagnostisches und Statistisches Manual Psychischer Störungen. DSM-III-R, 2. korr Aufl, deutsche Bearbeitung (1989) Beltz, Weinheim Basel
3. Dubs P (1952) Der Einfluß des zweiten Weltkrieges auf die seelischen Erkrankungen in der Schweiz. Arch Psychiatrie und Z Neurologie 189: 421–434
4. Flekkøy K (1987) Ätiologie. 1. Epidemiologie und Genetik. In: Kisker

KP, Laube H, Meyer JE, Müller C, Strömgren E (Hrsg) Psychiatrie der Gegenwart, 4. Springer, Berlin Heidelberg New York Tokyo, S 119–154

5. Folnegović Z (1990) The incidence of schizophrenia in croatia. Br J Psychiatry 156: 3673–365

6. Häfner H (1971) Der Einfluß von Umweltfaktoren auf das Erkrankungsrisiko für Schizophrenie. Nervenarzt 42: 557–568

7. Häfner H (1987) Epidemiology of schizophrenia. In: Häfner H, Gattaz WF, Janzarik W (eds) Search for the causes of schizophrenia. Springer, Berlin Heidelberg New York Tokyo, pp 47–74

8. Häfner H (1988) Epidemiologie der Schizophrenie. Fundam Psychiatr 4: 264–282

9. Häfner H (1989) Ist Schizophrenie eine Krankheit? Nervenarzt 60: 191–199

10. Häfner H (1992) Epidemiologie der Schizophrenie. In: Variabilität psychiatrischer Krankheitsverläufe. Beiträge der V. Rostocker Psychiatrietage, 1. 11.–3. 11. 91, Rostock. Universität Rostock, Abt Wissenschaftspublizistik, S 5–34

11. Hartlieb J (1993) Nachholebedarf vor allem bei Schizophreniebehandlung. Kurzbericht. Deutsches Ärzteblatt 90, 23, B-1226

12. Hinterhuber H (1990) Transkulturelle und epidemiologische Aspekte schizophrener Erkrankungen. In: Schönbeck G, Platz Th (Hrsg) Schizophrene erkennen, verstehen und behandeln. Springer, Wien New York, S 1–17

13. Hößling Cv (1930) Krankenbewegung vor und nach dem Kriege in der mittelfränkischen Heil- und Pflegeanstalt Ansbach. Z Psychiatrie: 393–411

14. Internationale Statistische Klassifikation der Krankheiten, Verletzungen und Todesursachen (IKK) der Weltgesundheitsorganisation (WHO), 9. Revision (1975) Berlin 1978

15. von Keyserlingk H (1952/1953) Die Jenaer Nervenklinik im Wandel der Zeit. Wiss Z Friedrich-Schiller-Universität 2, 4: 17–24

16. König P, Bacher R, Waanders R (1993) Schizophrene Patienten im Landeskrankenhaus (Stationäre Inanspruchnahme einer regionalen Psychiatrie) – Untersuchung der administrativen Inzidenz 1984–1988. In: Platz T (Hrsg) Brennpunkte der Schizophrenie. Springer, Wien New York, S 251–275

17. Leff J (1987) A model of schizophrenia vulnerability to environmental factors. In: Häfner H, Gattaz WF, Janzarik W (Hrsg) Search for the causes of schizophrenia. Springer, Berlin Heidelberg New York Tokyo, pp 317–330

18. Lehmann HE (1984) Schizophrenie. Geschichte. In: Freedman AM, Kaplan HI, Sadock BJ, Peters UH (Hrsg) Psychiatrie in Praxis und

Klinik, Bd 1. Schizophrenie, affektive Erkrankungen, Verlust und Trauer. G Thieme, Stuttgart New York, S 20–33

19. Leonhard K, von Trostorff S (1986) Hat die kataphasische Form der Schizophrenie in der modernen Zeit zugenommen? Psychiat Neurol Med Psychol 38: 443–449

20. Meyer HM, Böttinger R (1957) Klinisch-statistischer Bericht über das Krankengut der Psychiatrischen und Neurologischen Klinik der Universität Heidelberg 1946–1954. Arch Psychiatr und Z Neurologie 1: 4–26

21. Müller P, Günther U, Lohmeyer J (1986) Behandlung und Verlauf schizophrener Psychosen über ein Jahrzehnt. Nervenarzt 57: 332–334

22. Munck-Jörgensen P, Hörgensen P (1986) Decreasing rates of first-admission diagnoses of schizophrenia among females in Denmark 1970–84. Acta Psychiatr Scand 74: 379-393

23. Nuechterlein KH (1987) Vulnerability models for schizophrenia: state of the art. In: Häfner H, Gattaz WF, Janzarik W (Hrsg) Search for the causes of schizophrenia. Springer, Berlin Heidelberg New York Tokyo, S 297–316

24. Olbrich R (1990) Expressend Emotion-Konzept und Vulnerabilitäts-modell in ihrer Bedeutung für das Verständnis schizophrenen Krank-heitsgeschehens. In: Olbrich R (Hrsg) Therapie der Schizophrenie. Kohlhammer, Stuttgart Berlin Köln, S 11–24

25. Peter K, Wolfram H, Schlichter A (1993) Zu einigen Aspekten der Therapie postakut Schizophrener-Interaktion von „Forschungsbe-handlung" und klinischer Routinebetreuung. In: Rehabilitation und nachgeordnete Betreuung in der Psychiatrie. Ost-West-Konferenz, Stadtroda, 18. November 1991. Werkstattschriften, Psychiatrisches Landeskrankenhaus Weinberg, Heft 36, S 31–50

26. Perelman A (1950) Eigentümlichkeiten der Kriegsschizophrenien. Psych Neurol Med Psychol 2: 64

27. Pischel D (1986) Schizophrene Verläufe unter Rehabilitationsmaßnah-men – Effektivität, Prognose und prädiktive Faktoren. Schattauer, Stuttgart

28. Reimer F, Lorenzen D, Geiselhart H (1992) Verläufe schizophrener Erkrankungen unter unterschiedlichen therapeutischen Bedingungen. In: Variabilität psychiatrischer Krankheitsverläufe. Beiträge der V. Rostocker Psychiatrietage 1. 11.–3. 11. 91, Rostock. Universität Ro-stock, Abt Wissenschaftspublizistik, S 80–88

29. Schneider K (1950) Selbstmord und Dienstbeschädigung – Schizo-phrenie und Dienstbeschädigung. Drei Gutachten. Nervenarzt 21: 480–483

30. Schüttler R (1992) Was wird aus psychiatrischen Patienten nach der stationären Erstbehandlung? Eine prospektive Verlaufsuntersuchung.

In: Varibilität psychiatrischer Krankheitsverläufe. Beiträge der V. Rostocker Psychiatrietage, 1. 11.–3. 11. 91, Rostock. Universität Rostock, Abt Wissenschaftspublizistik, S 48–64

31. Zubin J (1990) Ursprünge der Vulnerabilitätstheorie. In: Olbrich R (Hrsg) Therapie der Schizophrenie. Kohlhammer, Stuttgart Berlin Köln, S 42–52

Anschrift der Verfasser: Dr. K. Peter, Klinik für Psychiatrie und Neurologie „Hans Berger", Medizinische Fakultät, Friedrich-Schiller-Universität Jena, Philosophenweg 3, D-07743 Jena, Bundesrepublik Deutschland.

Die Analyse der Wirklichkeitserkenntnis wahnhafter Täter: Demonstriert an zwei Fallbeispielen

E. Griebnitz und B. Mitterauer

Institut für Forensische Psychiatrie, Salzburg, Österreich

Zusammenfassung

Anhand von zwei Fallbeispielen „wahnhafter Täter" wird aufgezeigt, daß zur Beurteilung der Diskretions- und Dispositionsfähigkeit die gängigen Diagnose-Schemata nicht ausreichen. Die Operationsfähigkeit der Analyse der Wirklichkeitserkenntnis eines Täters im allgemeinen sowie auf die Tatzeit bezogen wird demonstriert.

Schlüsselwörter: Wahn, Wirklichkeitserkenntnis, Zurechnungsfähigkeit, Fallbeispiele.

Summary

Two case studies of „delusional criminals". Based on two case studies of „delusional criminals" it is shown, that the usual diagnostic systems do not suffice for the assessment of the capability to realize and act. The applicability of the analysis of reality perception of a criminal in general and with respect to the time of crime is demonstrated.

Keywords: Reality perception, criminal responsibility, delusion.

Einleitung

Für den forensisch tätigen Nervenarzt sollte die psychiatrische Diagnostik nicht im Vordergrund der Begutachtung stehen, da diese über die Diskretions- und Dispositionsfähigkeit eines Täters zur

Tatzeit oft nur wenig aussagt [11]. Wir verweisen auf unsere Arbeiten über die Erweiterung der Schizophreniediagnostik um die Handlungskriterien [5, 12]. Der Begriff der Paranoia war in den vergangenen hundert Jahren häufig Anlaß zu kontroversiellen diagnostischen Standpunkten einzelner Forscher [1, 3, 4, 7–10, 12–14]. Diskutiert wurde dabei vor allem die Beziehung der Wahnerkrankung zu den großen Formenkreisen endogener bzw. idiopathischer Psychosen. Forensische Gesichtspunkte wurden dabei kaum berücksichtigt. Als Vertreter der Entwicklungs-Paranoia sollen Kraepelin [8], Gaupp [4] und Kretschmer [9] erwähnt werden. Specht [13] und Ewald [3] konzentrierten sich auf affektpsychotische Störungen. Wahnidee und wahnhafte Reaktionen wiederum haben Jaspers [7] und Kurt Schneider [12] in ihren Betrachtungen hervorgehoben. Tölle [14] hingegen sah körperliche Behinderungen als wesentlichen ätiologischen Faktor an. Allen Wissenschaftlern gemeinsam ist es, daß sie sich vor allem mit Fragen der Ätiologie und Diagnostik auseinandersetzten und die forensisch bedeutenden Fragen der Diskretions- bzw. Dispositionsfähigkeit zu einem bestimmten Zeitpunkt unbeantwortet ließen. Anhand von zwei Fallbeispielen soll aufgezeigt werden, daß zur Beurteilung der Zurechnungsfähgkeit nicht die Wahnätiologie, die Wahninhalte oder die Wahnkriterien, sondern die Wirklichkeitserkenntnis des Täters zur Tatzeit entscheidend ist.

Fallbeispiele

Fall 1

Wegen zahlreicher Vergehen nach § 189 ÖStGB (Störung einer Religionsausübung) wurde eine 46 Jahre alte Probandin zur Frage der Zurechnungsfähigkeit zu den Tatzeiten zur Begutachtung zugewiesen.

a) Lebensgeschichte: Die Probandin wurde 1947 geboren, sie stammt aus einem ländlichen Milieu. Sie hat drei Geschwister. Nachdem sie zweijährig nach einer Keuchhustenerkrankung eine Hörschädigung erlitt, mußte sie eine achtjährige Sonderschule für

Gehörlose besuchen. Im Anschluß daran erlernte sie den Beruf einer Schneiderin und schloß die Berufsausbildung mit der Lehrabschlußprüfung ab. Anschließend daran war sie in einer Schuhfabrik als Hilfsarbeiterin tätig. 1984 wechselte die Probandin als Aufräumerin in ein Internat, wo sie zum Untersuchungszeitpunkt noch beschäftigt war. In der Zeit von 1969 bis 1987 war sie verheiratet. Die Ehe wurde im gegenseitigen Einvernehmen geschieden. Aus der Beziehung stammen zwei Kinder, welche nach der Scheidung dem Gatten zugesprochen wurden. Die Probandin lebt seither alleine und eher zurückgezogen.

b) Krankheitsanamnese: Die Probandin erlitt mit zwei Jahren eine Pertussis-Infektion, worauf es zu einer Hörverminderung kam. Im weiteren traten keine besonderen Erkrankungen auf, bis sie 1985 erstmals mit der Diagnose Legierungspsychose an einer Landesnervenklinik stationär aufgenommen werden mußte. In der Zeit von 1987 bis 1992 waren weitere stationäre Aufnahmen unter den Diagnosen abnorme Erlebnisreaktion, familiäre Konfliktsituation, abnorme Entwicklung, schizoaffektive Psychose, paranoide Schizophrenie, paranoide Psychose und Liebeswahn erforderlich.

c) Familienanamnese: Es konnten weder in der Familie mütterlicher- noch väterlicherseits Nervenkrankheiten oder Selbstmorde exploriert werden.

d) Auszug aus dem Gerichtsakt: Daraus geht hervor, daß die Probandin verdächtig ist, zahlreiche Vergehen nach § 189 StGB begangen zu haben. Sie habe zwischen September und Dezember 1992 in der Stadtpfarrkirche R. wiederholt Gottesdienste durch Zwischenrufe und andere ungebührliche Verhaltensweisen gestört und damit bei den Kirchenbesuchern berechtigtes Ärgernis erregt. Ihr Auftreten sei immer das gleiche, ohne Erlaubnis ergreift sie das Wort und will von ihr verfaßte Briefe (zusammenhanglose Zitate aus der Bibel oder aus dem Gotteslob) vorlesen oder auf andere Art und Weise zu den Leuten sprechen. Nachdem ihr dies jeweils untersagt und sie aufgefordert wurde, ruhig zu sein, beginnt sie zu schreien und zu schimpfen. Sie bekommt Tobsuchtsanfälle und kann nur mit Körperkraftanwendung aus dem Altarbereich bzw. aus der Kirche entfernt werden.

e) Neuropsychiatrische Befunde: Der neurologische Befund war
bis auf eine hochgradige Hörverminderung, welche wenigstens
teilweise durch einen Hörapparat ausgeglichen wurde, regelrecht.
In psychiatrischer Hinsicht war die Probandin wach, örtlich, zeitlich
und zur Situation ausreichend, zur Person nur teilweise orientiert.
Die Stimmung war indifferent, der Affekt gering verflacht, der
Gedankengang kohärent. Beeinflussungs- und Beziehungsideen,
Liebeswahn sowie religiöse Wahninhalte. Hochgradiger Verdacht
auf akustische Halluzinationen, keine akute Suizidalität.

Die intellektuelle Ausstattung wurde mit Hilfe des Hamburg-
Wechsler-Intelligenz-Verfahrens, verkürzte Form WIP, erhoben,
wobei sich ein Gesamt-IQ von 100 ergab.

Der durchgeführte Baum-Test nach Koch spiegelte eine selbst-
bezogene, unsichere, gehemmte, einfache Persönlichkeit wider. Es
ergaben sich auch deutliche Zeichen einer Störung der Realitäts-
kontrolle.

f) Analyse der Wirklichkeitserkenntnis: Spontan berichtete die
Probandin, daß sie mehrmals an der Landesnervenklinik Salzburg,
aber auch im Wagner-Jauregg-Krankenhaus unschuldig in stationärer Behandlung gestanden habe. Die Ärzte würden glauben, sie sei
krank, was jedoch nicht stimmen würde. Sie würde dem Priester der
Stadtpfarrkirche R. helfen und ihn bedienen, da dieser um Hilfe
gerufen habe. Dieser habe in der Kirche gesagt: „Maria, hilf uns in
diesem Jammertal." Sie sei Maria. Der Priester habe zwar mit
diesen Worten zu allen Menschen gesprochen, habe aber in Wirklichkeit sie gemeint. Sie habe mit dem Priester ein Geheimnis. So
weiß der Priester, daß sie heilig sei. Sie würde die Mutter von Jesus
sein, der Priester sei Jesus. Der liebe Gott habe gewollt, daß die
Menschen nicht alleine sind, deshalb habe er auch Adam und Eva
erschaffen. Er hat gesagt: „liebet und vermehret euch, das gilt auch
für die Priester und für sie". Aus ihrer Beziehung stamme Jesus. Sie
sei überzeugt, daß, wer für die Kirche Verständnis hat, auch vom
Priester als Freundin genommen werden darf. Sie könne den Priester frei machen, so daß er sie heiraten könne. Dazu müsse sie
jedoch in der Kirche etwas verlesen. Sie habe mit dem Priester von
R. einige Geheimnisse, über die sie nicht reden dürfe.

Frage: Wovon leben Sie?

Antwort: „Ich arbeite seit ungefähr zwölf Jahren im Mädcheninternat in R. als Aufräumerin. Damit kann ich mir mein Leben gut leisten."

Frage: Wie verbringen Sie einen Arbeitstag?

Antwort: „Ich putze im Internat, danach gehe ich nach Hause. Ab und zu gehe ich auch mit Arbeitskolleginnen in ein Kaffeehaus. Ich verstehe mich mit ihnen sehr gut. Sie sind alle sehr nett zu mir. In der Kirche sind die Leute nur mehr halb-halb. Es würde in der Kirche auch Böse geben. Allerdings ist, wer böse ist, auch dumm."

Frage: Wann waren Sie zuletzt im Krankenhaus?

Antwort: „Ende Dezember, 18 Tage. Ich bin sehr traurig gewesen, da ich unschuldig im Krankenhaus war. Ich war jedoch geduldig und habe alles über mich ergehen lassen. Vor allem hat es mich gekränkt, daß die Ärzte den Priester nicht angerufen haben und diesen nicht über seine Beziehung zu mir befragten. Denn dann wäre offensichtlich geworden, daß ich nicht lüge und daß alles stimmt, was ich sage und ich nicht krank bin."

g) Begutachtung: Aufgrund der Befunderhebung mußte psychiatrischerseits die Diagnose „anhaltende wahnhafte Störung gem. ICD-10 F22.0" gestellt werden. Weiters wurde eine Hypakusis festgehalten. Forensisch von Bedeutung ist, daß der bei der Probandin vorliegende Wahn juxtaponiert ist. Nach Berner [1] verstehen wir darunter, daß Wahnwelt und reale Welt, ohne sich gegenseitig wesentlich zu beeinflussen, nebeneinander bestehen. Der berufliche Alltag der Probandin wird durch ihre Wahnerkrankung nicht beeinflußt. Aus nervenärztlicher Sicht war die Probandin nur im Relevanzbereich 'religiöse Thematik', insbesondere den Stadtpfarrer von R. betreffend, zurechnungsunfähig, hingegen war sie in den übrigen Alltagsrealitäten, welche nicht wahnhaft interpretiert wurden, zurechnungsfähig. Es war somit trotz einer Geisteskrankheit eine partielle Zurechnungsfähigkeit gegeben.

Fall 2

Wegen des Vergehens nach § 75 StGB wurde der 35jährige Proband P. zur Frage der Zurechnungsfähigkeit zur Begutachtung zugewie-

sen. Es lag ein nervenfachärztliches Vorgutachten vor, worin eine
vollständige Aufhebung der Diskretions- und Dispositionsfähigkei-
ten verneint wurde. Diese Fähigkeiten wurden jedoch aufgrund
einer heftigen Gemütsbewegung als wesentlich eingeschränkt beschrieben. Im Rahmen der Hauptverhandlung korrigierte sich aufgrund von Zeugenaussagen der Sachverständige und sprach von
einer Wahnerkrankung mit Psychosewertigkeit. Wobei er die vollständige Aufhebung der Diskretions- und Dispositionsfähigkeit
punktuell auf den Tatzeitpunkt bezog.

a) Lebensgeschichte: Der Proband wurde 1957 in einer Markt-
gemeinde in Oberösterreich als Sohn eines Bordellbesitzers und
einer Hausfrau geboren. Er hat zwei Geschwister. Die Geburt und
frühkindliche Entwicklung verliefen unauffällig. Die Ehe der Eltern
wurde früh geschieden. Er kam gemeinsam mit seiner jüngeren
Schwester in ein Kinderheim, wo er bis zum 14. Lebensjahr auf-
wuchs. Er besuchte fünf Klassen Volks- und drei Klassen Haupt-
schule. Wegen eines Asthmaleidens wurde er vom Österreichischen
Militärdienst befreit. In der Zeit von 1973 bis 1981 arbeitete er als
Staplerfahrer, wurde dann auf Bürokaufmann umgeschult. 1985
suchte er um Gewährung der Invaliditätspension an. Dies wurde
abgelehnt und es ging ihm finanziell sehr schlecht. Er bewarb sich
bei ca. zwanzig verschiedenen Arbeitsstellen, wurde überall abge-
wiesen. 1987 eröffnete er ein Privatbordell. Dies war ihm deshalb
möglich, da ihm der Vater, den er erst mit 18 Jahren kennenlernte,
entsprechende Kontakte vermittelte. Herr P. ehelichte 1979, wobei
der Beziehung ein 1983 geborener Sohn entstammt. Mit der Gattin
verstand sich der Proband ausgezeichnet. Im Rahmen seiner Bor-
dell-Besitzertätigkeit lernte Herr P. Herrn W. kennen, dieser bot
ihm an, ihn bei Problemen zu unterstützen und wünschte bei einer
Geschäftserweiterung eine Beteiligung. Nachdem Herr P. 1992 ein
Angebot zur Eröffnung eines zweiten „Privat-Clubs" bekam, wollte
dies der Prohand ohne einen „Partner" durchführen.

b) Krankheitsanamnese: Der Proband litt von Kindheit an an
schwerem Asthma bronchiale, mußte deshalb mehrmals spitalsärzt-
lich behandelt werden. Wegen dieses Leidens wurde ihm eine
80%ige Invalidität zugebilligt. Weiters wurde eine Allergie gegen

Hausstaub, gegen Milben und Katzenhaare sowie gegen verschiedene Gräserpollen festgestellt.

c) *Suchtmittelanamnese:* Der Proband konsumierte erstmals mit 18 Jahren Haschisch. In der Zeit vor der Tatbegehung rauchte er ca. alle 14 Tage einen Joint. Auf Haschisch wird er fröhlich, negativ reagierte er nie. Alkohol konsumiert er gelegentlich, Hinweise für eine Abhängigkeit ergaben sich nicht.

d) *Familienanamnese:* Diese ist nur eingeschränkt verwertbar, da der Proband die Familie väterlicherseits nicht kennt. Die ältere Schwester verstarb 24jährig an einem Asthmaanfall.

e) *Auszug aus dem Gerichtsakt:* Der Proband weist insgesamt vier Vorstrafen wegen Vergehens nach § 83 ÖStGB auf. In der Anklageschrift wird festgehalten, daß der Proband im September 1992 dadurch, daß er aus einem Revolver aus etwa 10 cm Entfernung beidhändig, streng in der Mittellinie auf den Bauch-Brust-Bereich zielend, gegen Z. einen Schuß abgab, den Genannten vorsätzlich tötete.

f) *Neuropsychiatrischer Befund und Zusatzbefunde:* Der neurologische Bereich einschließlich des EEG-Befundes war zum Untersuchungszeitpunkt unauffällig. In psychiatrischer Hinsicht zeigte sich ein reaktiv-depressives Syndrom. Die intellektuelle Ausstattung lag mit einem Gesamt-IQ von 97 im durchschnittlichen Bereich, es ergaben sich keine Hinweise für einen hirnorganischen Abbau.

g) *Analyse der Wirklichkeitserkenntnis zur Tatzeit:* Spontan berichtet der Proband, daß Herr W. eine Beteiligung am neu zu eröffnenden Club verlangte. Er habe dem nicht zustimmen wollen, da er mit dessen Geschäftsführung (brutal etc.) nicht einverstanden gewesen sei. Er habe überlegt, wie er ihn loskriegen könne. Er habe dann die Idee gehabt, die Gendarmerie zu informieren, daß W. mit Rauschgift und Waffen handelt. Der Postenkommandant habe ihm den Auftrag gegeben: „Dran bleiben und nichts anmerken lassen". Daraufhin habe er W. gebeten, ihm Haschisch zu besorgen, damit er für die Gendarmerie etwas in der Hand habe. Am 21. d.M. habe er W. besucht, er sei sich dabei innerlich blöd vorgekommen, da er ihn ja verraten habe. W. habe wieder seinen Führungsstil im Club kritisiert,

weiters habe er ihm Waffen zum Kauf angeboten. Er habe sich eine
Pistole gekauft, um, wenn er das Haschisch nicht rechtzeitig bekommt, am 23. d. M. der Gendarmerie etwas vorlegen zu können. Bei
diesem Treffen sei ihm W. verändert vorgekommen und er habe befürchtet, daß W. über Gendarmeriebeamte von seinem Verrat informiert worden sein könnte. Aus Angst vor der Rache wollte er den
Postenkommandanten anrufen und ihn bitten, die ganze Sache einzustellen. Dieser sei jedoch nicht erreichbar gewesen. Den 22. d. M.
habe er mit seiner Gattin und seinem Sohn verbracht. Am Abend sei
er in den Club gefahren. Von dort habe er seine Gattin angerufen und
sie ersucht, nicht zu Hause zu bleiben. Er sei müde und fertig gewesen, habe auch beträchtliche Angst gehabt. Zu diesem Zeitpunkt habe
er weder Alkohol noch Haschisch konsumiert.

Gegen Mitternacht habe er schlafen gehen wollen, als man ihm
mitteilte, daß ein Bekannter von W. (Z) mit einer neuen Animierda-
me gekommen sei. Er habe mit diesen nicht mehr reden wollen. Es
sei ihm auch die Idee gekommen, daß dieser von W. „geschickt"
worden sein könnte. Er habe kurz gegrüßt und sei hinter die Bar
gegangen. Zu diesem Zeitpunkt habe er angenommen, daß Z. zur
Bar komme und sie beide über die Sache (der Proband glaubte, daß
sich Z. deswegen aufrege, weil er den Mädchen am Vortag erlaubte,
schon um drei Uhr anstatt um fünf Uhr Schluß zu machen) reden
würden. Er habe zwar immer ein ungutes Gefühl gehabt, jedoch
noch keine erhöhte Angst. Z. habe plötzlich geschrien: „Sag es mir
jetzt sofort, ich will wissen was da rennt". Z. sei schnellen Schrittes
hinter die Bar gegangen und habe beide Fäuste geballt. Er habe zu
Z. gesagt: „Was war denn, bitte sag mir's". Als ihn Z. schon fast
erreicht habe, sei er plötzlich zur Überzeugung gekommen, daß Z.
ein Killer von W. sei und ihn nun erschlagen würde. Da habe er, um
sich zu wehren, die Waffe gezogen und abgedrückt. Er sei überzeugt gewesen, daß ihn Z. anderenfalls erschlagen hätte. Als er
gesehen habe, was passiert sei, habe er sofort die Polizei und die
Rettung angerufen. Er habe auch zu den anderen geschrien, sie
sollten helfen und auch den Nachbarn verständigen.

Frage: Wann ist Ihnen der Einfall gekommen, auf Herrn Z. zu
schießen?

Antwort: „Wie er voll auf mich zugekommen ist. Ich habe eh noch gesagt, bitte, bitte, bleib stehen."

Frage: Wann haben Sie sich zum Schuß entschlossen? Antwort: „Wie er ganz knapp bei mir herbei war."

Frage: Haben Sie in diesem Zustand noch gewußt, daß Sie selbst, P. es sind, der schießt?

Antwort: „Ja."

Frage: War Ihnen bewußt, daß Sie, wenn Sie schießen, Unrecht tun?

Antwort: „Ich habe nur gedacht, entweder er oder ich. Der bringt mich jetzt um."

Frage: Haben Sie die anderen Menschen im Club noch wahrgenommen bzw. war Ihnen bewußt, daß Sie ja nicht alleine im Lokal sind?

Antwort: „Ich habe schon gewußt, daß andere da sind, daran habe ich jedoch nicht gedacht. Es ist alles so schnell gegangen."

h) Gutachten: Grundsätzlich konnte festgestellt werden, daß Herr P. an keiner höhergradigen geistigen oder seelischen Abnormität leidet und er im allgemeinen diskretions- und auch dispositionsfähig ist. Der zur Tat führende psychische Zustand wurde als abnorme Angstreaktion auf eine akute psychosoziale Belastung beschrieben. Zur Tatzeit befand sich Herr P. in einem Zustand höhergradiger affektiver Einengung im Sinne einer ängstlichen Gemütswallung. Seine subjektive Überzeugung, daß es sich bei Herrn Z. um einen „Rächer" handelt, resultiert aus der affektiven Einengung und ist keiner Wahnidee gleichzusetzen. Insbesondere bestand bei Herrn P. zur Tatzeit ein ungestörtes Ich-Bewußtsein. Er war auch in der Lage, sich selbst von seiner Umgebung zu unterscheiden und konnte die einzelnen Wirklichkeitsbereiche in ihrer Eigenständigkeit erkennen. Herr P. wurde somit als diskretions- und dispositionsfähig beurteilt, wobei die Zurechnungsfähigkeit durch die Determinanten höhergradige affektive Einengung im Sinne einer abnormen Angstreaktion bei einer akuten psychosozialen Belastungssituation beeinträchtigt war.

Im Rahmen der Hauptverhandlung blieben die beiden Sachverständigen jeweils bei ihrem Ergebnis, so daß über Gerichtsbeschluß

ein Fakultätsgutachten angefordert wurde. Darin wurde bei Herrn
P. zur Tatzeit eine akute Wahnsymptomatik diagnostiziert, wobei
sich die Diagnose auf eine hochgradig affektive Einengung stützte.
Laut Berner [1] ist jedoch das entscheidende Kriterium für die
Wahnidee „die Ausschließung des Zufälligen bei fehlender Affekt-
einengung".

Diskussion

Gemäß den Diagnosekriterien des ICD-10 [6] und DSM-III-R [2]
muß im Fall 1 eine anhaltende wahnhafte Störung (Paranoia) diagnostiziert werden. Diese Erkrankung ist einer Geisteskrankheit
gleichzusetzen. Allerdings besteht aus forensischer Sicht, wie
durch die Analyse der Wirklichkeitserkenntnis gezeigt wurde, bei
der Probandin im allgemeinen sowie auf die Tatzeit bezogen eine
partielle Zurechnungsfähigkeit. Ihre Wahnerkrankung steht in einer
Juxtaposition zur realen Welt. D.h. die Wirklichkeitsbereiche Stadtpfarrer von R. bzw. Religion werden verallgemeinert und zu einem
einzigen Wirklichkeitsbereich verschmolzen. Die Äußerungen des
Pfarrers in einer allgemein zugänglichen Meßfeier („Maria hilf uns
in diesem Jammertal") kann nicht mehr vom eigenen Ich und den
objektiven Wirklichkeitsbereichen unterschieden werden. Es gilt
somit die rein subjektive Wirklichkeitsinterpretation. Die Störung
liegt wesentlich im Verkennen der Eigenständigkeit des Pfarrers
aufgrund der selbstbezogenen Verallgemeinerung. Die Probandin
nimmt zwar den Priester wohl als Person wahr, interpretiert diesen
aber als Geliebten bzw. zukünftigen Gatten. Demgegenüber ist der
berufliche Alltag durch die Wahnerkrankung nicht beeinflußt. Die
einzelnen Wirklichkeitsbereiche werden als eigenständig erkannt
(Abb. 1). Derart aufbereitet kann die Störung dem Gericht plausibel
und nachvollziehbar dargelegt werden und erklärt die partielle
Zurechnungsfähigkeit.

Im zweiten Fallbeispiel konnte ebenfalls mit Hilfe einer halb-
strukturierten Exploration unserer Meinung nach eindeutig nachgewiesen werden, daß zum Tatzeitpunkt sowohl Diskretions- als
auch Dispositionsfähigkeit bestand. Es zeigte sich eindeutig, daß

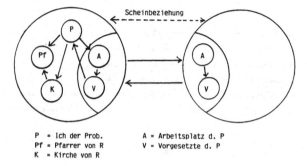

P = Ich der Prob.   A = Arbeitsplatz d. P
Pf = Pfarrer von R   V = Vorgesetzte d. P
K = Kirche von R

Abb. 1. Juxtaposition von wahnhafter und ungestörter Wirklichkeitserkenntnis der Probandin (P) (Fall 1)

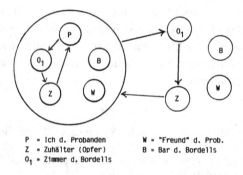

P = Ich d. Probanden   W = "Freund" d. Prob.
Z = Zuhälter (Opfer)   B = Bar d. Bordells
O_1 = Zimmer d. Bordells

Abb. 2. Erkenntnis der Wirklichkeiten des Probanden (P) in ihrer Eigenständigkeit

der Täter Ich-bewußt handelte, er sich selbst von seiner Umwelt unterscheiden konnte und die einzelnen Wirklichkeitsbereiche in deren Eigenständigkeit erkennen und unterscheiden konnte (Abb. 2). So wollte er mit dem späteren Opfer Z. noch über die „Sache" reden. Dabei wußte er, wer er war, erkannte den Zuhälter zunächst in seiner Individualität, ohne ihn als Verfolger zu sehen. Erst durch die aktuelle Bedrohung sah er in ihm einen möglichen Rächer. Und reagierte in dieser Situation mit einem tödlichen Schuß. Schließlich war das Verhalten unmittelbar nach der Tat

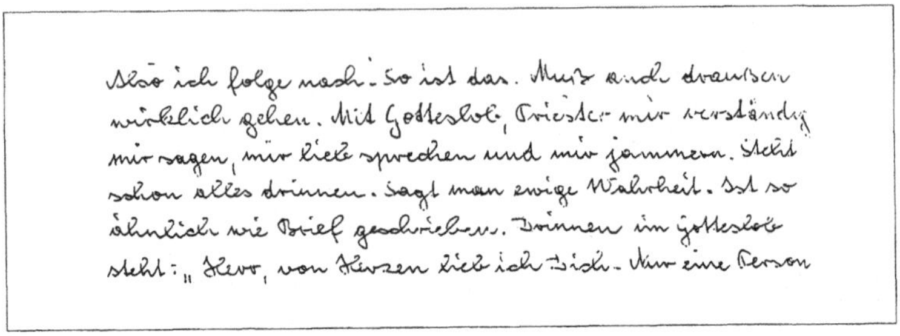

Abb. 3

Ausdruck einer intakten Einschätzung der realen Situation (sofortige Verständigung von Rettung und Polizei etc.).

Zur Beurteilung möglicher Störungen menschlicher Wirklichkeitserkenntnis (Wahn, Geisteskrankheit) stellt u.e. somit die genaue Analyse der Wirklichkeitserkenntnis im allgemeinen sowie auf die Tatzeit bezogen eine mögliche methodische Verbesserung der Begutachtung dar.

Literatur

1. Berner P (1982) Psychiatrische Systematik. Huber, Bern Stuttgart Wien
2. Diagnostisches und statistisches Manual psychischer Störungen – DSM-III-R (1989). Beltz, Weinheim
3. Ewald G (1919) Paranoia und manisch-depressives Irresein. Z Neurol Psychiatr 49: 270–354
4. Gaupp R (1947) Zur Lehre von der Paranoia. Nervenarzt 18: 167–169
5. Griebnitz E, Mitterauer B, Kofler B (1992) Erfahrungen zur Gefährlichkeitsprognose schizophrener Delinquenten
6. ICD-10 (1991) Internationale Klassifikation psychischer Störungen. In: Dilling H, Mombour W, Schmidth MH (Hrsg) Huber, Bern Göttingen Toronto
7. Jaspers K (1973) Allgemeine Psychopathologie. Springer, Berlin Heidelberg New York
8. Kraepelin E (1913) Psychiatrie, 8. Aufl, Bd III, 2. Teil. Barth, Leipzig
9. Kretschmer E (1950) Der sensitive Beziehungswahn, 3. Aufl. Springer, Berlin Göttingen Heidelberg
10. Mitterauer B (1991) Aktuelle Fragen der Begutachtung der Zurechnungsfähigkeit. OJZ 19: 662–669

11. Mitterauer B, Griebnitz E (1992) Erweiterung der Schizophrenie-diagnostik für die Beurteilung der Zurechnungsfähigkeit. In: König P (Hrsg) Rückfallprophylaxe schizophrener Erkrankungen. Springer, Wien New York
12. Schneider K (1987) Klinische Psychopathologie, 13. Aufl (mit einem Kommentar von G Huber und G Gross). Thieme, Stuttgart
13. Specht G (1908) Über die klinische Kardinalfrage der Paranoia. Centralbl Nervenheilkd 31: 817–867
14. Tölle R (1987) Wahnentwicklung bei körperlich Behinderten. Nervenarzt 58 (12): 759–763

Anschrift der Verfasser: Univ. Ass. Dr. med. E. Griebnitz, Institut für Forensische Psychiatrie, Universität Salzburg, Ignaz-Harrer-Straße 79, A-5020 Salzburg, Österreich.

Wirklichkeitserkenntnis und Schuldfähigkeit wahnhafter Täter

B. Mitterauer

Institut für Forensische Psychiatrie, Salzburg, Österreich

Zusammenfassung

Zunächst wird eine onto-logische Theorie der Wirklichkeitserkenntnis dargestellt. Dabei zeigt sich, daß das Wesen ungestörter Erkenntnis darauf beruht, daß wir die Wirklichkeitsbereiche in der Umwelt in ihrer ontischen Eigenständigkeit erkennen. Diese ontische Eigenständigkeit ist im Gehirn morphologisch (Glia) repräsentiert. Wahn tritt immer dann auf, wenn das Gehirn unfähig ist, die Wirklichkeiten der Umwelt in ihrer Eigenständigkeit zu erkennen. Auf diese Weise ist die Wirklichkeitserkenntnis des Wahnkranken eigenbezüglich, so daß es zur wahnhaften Fehlinterpretation der Wirklichkeiten kommt. Von dieser Modellvorstellung lassen sich sowohl Ausprägungsgrade als auch Phänomene wahnhafter Störung der Wirklichkeitserkenntnis ableiten. Schließlich werden aus dieser Theorie methodische Konsequenzen für die Begutachtung der Schuldfähigkeit gezogen.

Schlüsselwörter: Ontologische Theorie, Wirklichkeitserkenntnis, Wahn, Schuldfähigkeit.

Summary

Perception of reality and culpability of deluded offenders. We will begin with an ontological theory of the perception of reality. This will demonstrate that the essence of undisturbed perception is based upon the fact that we perceive the spheres of reality in our environment in their ontical independence. In the brain this ontical independence is represented morphologically (glia). A delusion occurs when the brain is incapable of perceiving the independence of realities in its invironment. Thus, a deluded patient's perceptin of reality is self-related, resulting in a deluded misinterpretation of reality. The degree of prominence as well as the phenomena of such deluded disorder in the perception of reality can be inferred from this prototype concept. Finally, methodical consequences tor the appraisal of culpability are drawn from this theory.

Keywords: Ontological theory, perception of reality, delusion, culpability.

Einleitung

Oswald Spengler [17] stellt in seinem Jahrhundertwerk „Der Untergang des Abendlandes" unter anderem die Frage: „Was ist Wahrheit und was ist Wirklichkeit?" Genau darum geht es, wenn man die Erkenntnisfähigkeit (Kognition) des Menschen formal beschreiben will. Ehe wir die Wirklichkeitserkenntnis wahnhafter Täter darzustellen versuchen, ist es unumgänglich, die onto-logischen Grundlagen menschlicher Erkenntnis aufzuzeigen. Mit onto-logisch ist ausgedrückt, daß Erkenntnis auf einer Wirklichkeitsstruktur (griechisch on = sein) stattfindet, auf welcher logisch (griechisch logos = Wort) im Sinne von Wahrheitswerten operiert wird.

Onto-logische Grundlagen der menschlichen Wirklichkeitserkenntnis

Kurz zusammengefaßt sind folgende formale Zusammenhänge unserer Wirklichkeitserkenntnis grundlegend: Die klassische (zweiwertige) Aristotelische Logik geht davon aus, daß unsere Wirklichkeit streng aus Subjektivität oder Objektivität besteht. Eine dritte Möglichkeit ist ausgeschlossen (tertium non datur). Dasselbe gilt für die logische Bewertung unserer Aussagen über die Wirklichkeit. Eine Aussage ist entweder wahr oder falsch. Wahrscheinlichkeitswerte errechnen lediglich eine Annäherung an wahr oder falsch, verlassen jedoch nicht den klassischen Seinsbereich von Objektivität bzw. Subjektivität.

Nun ist es daher aus der täglichen Erfahrung evident, daß kein Mensch (Patient, Täter) dem anderen gleicht. Jeder Mensch stellt also in seiner Individualität einen eigenständigen Wirklichkeitsbereich dar, welcher in seiner Körperlichkeit in Erscheinung tritt. Will man diese vielen eigenständigen Wirklichkeiten menschlicher Existenz formal beschreiben, so muß der klassische Begriff der Subjektivität schlechthin erweitert werden. In anderen Worten: Wir benötigen eine Theorie der Vielörtlichkeit (Polyontologie) zur formalen Darstellung menschlicher Individualität. Vielörtlichkeit wiederum bedeutet nichts anderes, als daß es nicht eine Wirklichkeit (Sein bzw. Subjektivität schlechthin), sondern viele Wirklichkeiten gibt.

In diesem Zusammenhang sei darauf hingewiesen, daß man sich mittlerweile auch in der Physik bewußt ist, daß die klassische Logik einer Erweiterung bedarf, indem man auch in den Naturwissenschaften von „vielen Wirklichkeiten" spricht [18]. Die hier abzuhandelnde Theorie menschlicher Wirklichkeitserkenntnis fußt auf Gotthard Günthers Werk der transklassischen Logik [4, 5, 6] und wurde von uns [8, 10, 11, 12] weiter entwickelt.

Diese beliebig vielen Orte subjektiver Wirklichkeiten können zu einem bestimmten Zeitpunkt in einem Zusammenhang stehen oder (und) es bestehen Brüche zwischen bestimmten Orten (Wirklichkeiten) in der vielörtlichen Struktur. Tritt nun ein Ereignis auf, so ist exakt festgelegt, auf welchen subjektiven und objektiven Orten es entstanden ist. Anders ausgedrückt: Es ist formal eindeutig, welche Wirklichkeiten von allem Ereignis betroffen sind. Auf einer derartigen Wirklichkeitsstruktur macht die klassische zweiwertige Logik wieder Sinn. Liegt nämlich eine Struktur von vielörtlichen Wirklichkeiten vor, so hat auf eine bestimmte Wirklichkeit bezogen ein Ereignis stattgefunden oder nicht stattgefunden (tertium non datur). Eine diesbezügliche Aussage ist entweder wahr oder falsch.

Hingegen kann in einer vielörtlichen Seinstruktur subjektiver Wirklichkeiten eine Aussage weder wahr noch falsch sein, sondern irrelevant, weil das beschriebene Ereignis für bestimmte Wirklichkeitsbereiche gar keine Bedeutung hat [3, 14].

Der vielörtliche (polyontische) Bau des Gehirns

Die eben skizzierte onto-logische Darstellung der vielen Wirklichkeiten menschlicher Subjektivitäten hat enorme hirntheoretische

Konsequenzen. Unsere Hypothese lautet: Der Bau des Gehirns muß
jene vielen Wirklichkeitsbereiche repräsentieren, welche in seiner
Umwelt potentiell vorhanden sind. Wir [12] haben ein Hirnmodell
entwickelt, welches auf dem formalen Prinzip der Vielörtlichkeit
im Sinne der vielen Wirklichkeiten operiert. Die Darstellung dieses
Hirnmodells würde den Rahmen dieser Studie bei weitem überschreiten. Es sei lediglich darauf hingewiesen, daß in diesem Modell die Glia die Vielörtlichkeit (Realitäten) einer vielörtlichen
Umwelt repräsentiert, die neuronalen Systeme hingegen auf den
glialen Wirklichkeitsstrukturen die logischen Berechnungen im
Sinne einer möglichen Verifikation, Falsifikation, Akzeptanz oder
Verwerfung von Informationen durchführen.

Die formalen Kriterien einer Wirklichkeitserkenntnis sind folgende:

- Wir erkennen auf einer Seinsstruktur, welche sich aus vielen
  Wirklichkeiten zusammensetzt. Wir verfügen über ein Ich-Bewußtsein, so daß wir streng zwischen dem eigenen Ich, einem
  oder mehreren Dus sowie der objektiven (lebosen) Umwelt
  unterscheiden können.
- Je nach seiner Intention (Interesse, Streben, Wunsch etc.) kon-
  struiert sich ein Ich einen bestimmten Wirklichkeitsbereich,
  indem es bestimmte Wirklichkeiten (Mitmenschen, Dinge etc.)
  zu einer Wirklichkeitsstruktur zusammenfügt. In diesem Bereich betreiben wir denkend oder handelnd Kommunikation.
  Dabei weiß unser Gehirn bewußt oder nicht-bewußt exakt, in
  welchen Wirklichkeitsbereichen eine Interaktion stattfindet
  bzw. Information verarbeitet wird.
- Gleichzeitig mit der Erzeugung einer bestimmten vielörtlichen
  Wirklichkeitsstruktur werden jene Wirklichkeiten verworfen,
  welche nicht angestrebt werden. Wir sehen, was wir suchen.
  Weit über 90% der auf uns einströmenden Information müssen
  wir verwerfen, um ein sinnvolles Bild erkennen zu können.
- Erkennen der Wirklichkeit heißt, daß wir aus vielen örtlich
  getrennten Realitäten eine bestimmte Wirklichkeitsstruktur erzeugen. Dadurch ist festgelegt, in bezug auf welche Wirklich-

keit etwas wahr oder falsch ist bzw. als irrelevant nicht zutrifft.

Spenglers lapidare Frage ist daher so zu beantworten: Es gibt viele Wirklichkeiten, welche festlegen, was wahr ist.

Worin könnte nun die Störung liegen, so daß es zu einer wahnhaften Wirklichkeitserkenntnis kommt?

Die wahnhafte Fehlinterpretation der Wirklichkeiten

Eine wahnhafte Fehlinterpretation der Wirklichkeit tritt immer dann auf, wenn das Gehirn die Fähigkeit verliert, die vielörtlichen Wirklichkeiten in ihrer Eigenständigkeit zu erkennen. Für den Wahnkranken gibt es nur mehr eine Wirklichkeit schlechthin, nämlich die innere Welt des eigenen Gehirns. Er ist überzeugt, daß alles, was in seinem Hirn geschieht, *wirklich* und *wahr* ist. Der Wahnkranke kann weder die Umwelt als eigenständige Realität geschweige denn in ihren vielen Wirklichkeiten erkennen.

Nun wissen wir aber, daß die Phänomenologie wahnhafter Wirklichkeitserkenntis vielgestaltig ist. Die Störungen können fernerhin einen unterschiedlichen Ausprägungsgrad haben, von passagerer wahnhafter Fehlinterpretation einer bestimmten Situation bis hin zum völligen Autismus. Diese unterschiedlichen Störungsgrade und das damit einhergehende klinische Erscheinungsbild lassen sich in wesentlichen Zugen von unserer onto-logischen Theorie der Wirklichkeitserkenntnis ableiten.

In Abb. 1 ist eine einfache vielörtliche Struktur der ungestörten menschlichen Wirklichkeitserkenntnis dargestellt. In unserem Gehirn – als eigenständige Realität – sind alle jene Orte repräsentiert, welche auch in der Umwelt als eigenständige Wirklichkeitsbereiche vorhanden sind. Der Einfachheit halber zeigt diese Abb. der Umwelt lediglich zwei objekthafte Wirklichkeitsbereiche im Sinne lebloser Dinge (O_1, O_2) Ferner nehmen wir an, daß in der Umwelt zwei Subjekte (Du_1, Du_2) vorhanden sind. Man beachte, daß auch das Ich im eigenen Gehirn als Ort repräsentiert sein muß. Auf dieser örtlich streng definierten Grundlage können nun Beziehungen (Re-

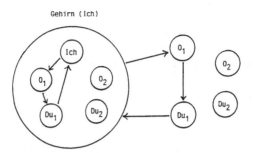

Abb. 1. Erkenntnis der Wirklichkeiten in ihrer Eigenständigkeit

lationen) im Sinne von Kommunikation hergestellt werden. Abbildung 1 gibt dabei folgendes Beispiel:

Das Ich intendiert eine Kommunikation (Gespräch etc.) mit einem Du (Du_1) über ein Objekt (O_1). Dieses kommunikative Vorhaben läuft zuerst als Denkvorgang im eigenen Gehirn ab. Sodann wird dieses Streben aktiv in der Umwelt realisiert, indem tatsächlich die angestrebten Relationen ($\rightarrow$) hergestellt werden. Das Ergebnis der logischen Operationen, welche im Dialog ablaufen, wird laufend dem Gehirn rückgemeldet, so daß es aufgrund dieser Erfahrung auch lernen kann und ähnliches. Dabei hat das Gehirn Wahlmöglichkeiten, mit welchen Wirklichkeitsbereichen in der Umwelt es in Beziehung treten will. Bestimmte Wirklichkeitsbereiche haben zu einem bestimmten Zeitpunkt der Kommunikation keine Bedeutung, sind irrelevant, was schon am Beispiel des Wahrnehmungsvorganges angedeutet wurde.

Was sind nun die möglichen Störungen menschlicher Wirklichkeitserkenntnis, welche mit Wahn bzw. Geisteskrankheit einhergehen?

1. Beginnen wir damit, daß das Gehirn die eigenständigen Wirklichkeitsbereiche in der Umwelt dadurch verallgemeinert, daß es daraus einen einzigen Wirklichkeitsbereich erzeugt. Worin liegt nun die Störung des Erkenntnisvorganges? Übertragen wir das Beispiel aus Abb. 1 auf Abb. 2. Das Du, mit welchem das Ich über

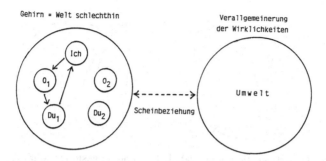

Abb. 2. Totaler Eigenbezug wahnhafter Wirklichkeiterkenntnis

die Objektivität 1 dialogisiert hat, kann nicht mehr vom eigenen Ich und den objektiven Wirklichkeitsbereichen unterschieden werden. In anderen Worten: für alles, was das Ich an logischen Operationen durchführt, gilt die rein subjektive Wirklichkeitsinterpretation, da Informationen aus den objektiven Wirklichkeitsbereichen sowie Aussagen oder Verhalten eines bestimmten Du ausschließlich auf die eigene Wirklichkeit des Ichs bezogen werden. Aufgrund der Unfähigkeit, diese an sich eigenständigen Wirklichkeiten der Umwelt erkennen zu können, herrscht ein totaler Eigenbezug der Wirklichkeitserkenntnis.

Eine derartige Störung führt zur Fehlinterpretation der Wirklichkeitsbereiche der Umwelt, wobei die rein logischen Schlußoperationen völlig intakt sind. Die Störung liegt allein im Verkennen der Eigenständigkeit der Wirklichkeiten aufgrund von selbstbezogener Verallgemeinerung. Die Kommunikation mit der Umwelt ist eine Scheinbeziehung, indem die subjektive Wirklichkeitserkenntnis, welche im Gehirn abläuft, auf eine Umwelt schlechthin projiziert wird. Diese wahnhafte Fehlinterpretation der Wirklichkeiten kann man auch so charakterisieren: „Wahn ist kommunikative Wunscherfüllung in Form von Scheinbegegnung" [9].

Psychopathologisch zeigt sich diese Störung in einem Wahnerleben. Es kann aber auch vorkommen, daß Wahnwelt und gewisse ungestörte Wirklichkeitsbereiche nebeneinander bestehen, also juxtaponiert sind (Abb. 3).

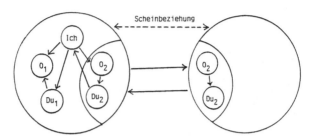

Abb. 3. Juxtaposition von wahnhafter und ungestörter Wirklichkeitserkenntnis

2. Verallgemeinert hingegen eine Person in ihrem Gehirn die eigenständigen Realitäten der Umwelt total, so ist eine differenzierte
Wirklichkeitserkenntnis nicht mehr möglich. Was im Gehirn des
Betroffenen abläuft, wird zur Wirklichkeit schlechthin, alle Er-
kenntnisvorgänge sind ausschließlich auf das Ich bzw. die Realität
der eigenen Körperlichkeit bezogen. Da aber im Gehirn die Reprä-
sentationen der vielörtlichen Umweltstrukturen weiterhin ungestört
vorhanden sind, können im Gehirn alle kommunikativen Möglichkeiten und Informationsverarbeitungsvorgänge ablaufen, welche
normalerweise bei einer ungestörten Wirklichkeitserkenntnis zwischen Gehirn und Umwelt am Werke sind. Das Wesen der Störung,
die wir phänomenologisch Wahn nennen, liegt darin, daß die Umweltrealitäten nicht in deren Eigenständigkeit erkannt werden können. Die Kommunikation des Wahnkranken mit seiner Umwelt ist
daher eine Scheinkommunikation bzw. Scheinbegegnung, wie von
Baeyer [1] es ausdrückt.

Da die Wirklichkeitsbereiche der Umwelt im Hirn nach wie vor
repräsentiert sind, kann es zum Erleben einer „multiplen Persönlichkeit" kommen. Der Wahnkranke ist gleichzeitig Napoleon, der
Hausmeister und der Papst. Aber auch wahnhafte Halluzinationen
sind nichts anderes, als daß sich ausschließlich im Gehirn jene
Kommunikation abspielt, welche normalerweise im zwischenmenschlichen Kontakt abläuft. Der Patient unterhält sich beispielsweise mit dem verstorbenen Vater. Oder es unterhalten sich zwei

oder mehrere Personen über ihn in seinem Kopf. Als Beweis dafür, daß die Wirklichkeitserkenntnis der Umweltrealitäten gestört ist, kann auch die Personenverkennung angeführt werden. Der Wahnkranke nimmt zwar eine Person wahr, interpretiert diese aber ausschließlich in Gestalt einer bestimmten Person, welche gerade in seinen eigenen Denkabläufen Bedeutung hat. So hält er beispielsweise eine Person, die er noch nie gesehen hat, für seinen Bruder.

3. Ein weiterer Störungsmechanismus, welcher einen Wahn erst zum schizophrenen macht, ist der folgende (Abb. 4): Wir sind davon ausgegangen, daß die innere Welt (das Gehirn) des Wahnkranken zur Wirklichkeit schlechthin, ohne tatsächliche Realitätserkenntnis der Umwelt, geworden ist. In dieser an sich vielörtlichen Repräsentationsstruktur des Gehirns kann ein durchgehender Bruch auftreten. Die innere Welt spaltet sich dialektisch in zwei Welten, nämlich Welt und Gegenwelt. Diese Spaltung ist vergleichbar dem Sein und dem Nichts der klassischen Ontologie. Die Person bzw. das Ich erlebt sich nun gespalten. Sie ist ständig zwischen Gegensätzen hin- und hergerissen. Dabei ist die Thematisierung dieser Zerrissenheit lebensgeschichtlich und situativ bestimmt. Der religiös erzogene Patient erleidet den inneren Kampf zwischen Gut und Böse, hält sich für Christus, interpretiert seinen Nachbarn plötzlich als Teufel usw. Er sieht Gott auf einer weißen Wolke, gleichzeitig befiehlt ihm die Stimme des Teufels, Feuer zu legen.

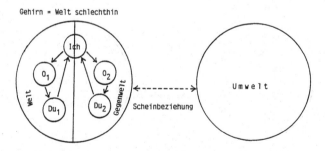

Abb. 4. Wahnhafte Spaltung der Wirklichkeitserkenntnis in Welt und Gegenwelt

4. Ich möchte nun der Vollständigkeit halber weitere mögliche
Störungen der Wirklichkeitserkenntnis anführen, wenngleich damit
nicht immer ein Wahnerleben einhergeht. Wie wir wissen, kann es
beispielsweise bei Geisteskrankheiten mit einem chronischen Verlauf zu einem fortschreitenden Abbau der Hirnleistung, des Wesens
der Persönlichkeit sowie sozialer Depravation kommen.

Aus unserer Modellvorstellung lassen sich formal folgende zwei
Mechanismen ableiten:

a) Das Gehirn des Kranken wird der Fähigkeit verlustig, zwischen den Orten, welche an sich Realitäten (Themenbereiche)
repräsentieren, Beziehungen herzustellen, auf welchen es logisch
operieren kann. Es kommt daher zunehmend zu einer Denkstörung.
Der Patient versteht zunächst das angesprochene Thema einer
Frage, ist aber unfähig, dieses Thema mit einem weiteren zu verknüpfen. Der Gedankengang reißt ab, ist gesperrt. Oder der Patient
springt wahllos zwischen den in seinem Gehirn isolierten Themenbereichen (Orten) hin und her, sein Gedankengang ist inkohärent, er
faselt (Abb. 5).

b) Ist die Störung hirnorganisch noch weiter fortgeschritten, so
beginnen die bereits isolierten Wirklichkeitsrepräsentanten (Orts-
bereiche) zu fusionieren. Dieser Prozeß kann so weit fortschreiten,
daß ein weitgehend denkunfähiger Patient nur mehr im Bewußtsein
seiner allgemeinen körperlichen Existenz (körperliches Ich) lebt
und dabei völlig kommunikationsunfähig wird (Abb. 6). Die Wirk-

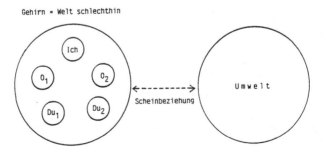

Abb. 5. Unfähigkeit zwischen den Wirklichkeitsrepräsentanten im Gehirn
Beziehungen (Relationen) herzustellen

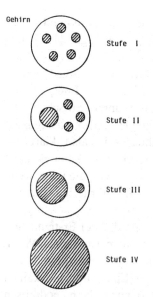

Gehirn

Stufe I

Stufe II

Stufe III

Stufe IV

Abb. 6. Stufenweiser Zerfall der Wirklichkeitsrepräsentanten durch Fusionierung

lichkeitserkenntnis hat sich auf den eigenen Körper reduziert. Diese schweren Zustände einer „ausgebrannten" Schizophrenie waren vor der Entwicklung der Psychopharmaka relativ häufig und sind Gott sei Dank selten geworden.

Die Begutachtung der Schuldfähigkeit

Es kann kein Zweifel sein, daß die Aufgabe des Sachverständigen darin besteht, dem Gericht eine allgemein verständliche Entscheidungsgrundlage darüber zu liefern, ob der Geisteszustand des Angeklagten zur Tatzeit gestört war. Wenn ja, so ist der Ausprägungsgrad der Störung im Gutachten zu beschreiben und in der Hauptverhandlung allenfalls zu erörtern.

   Der forensisch tätige psychiatrische Sachverständige steht insbesondere im Strafprozeß immer wieder vor dem Problem, daß die klassische psychiatrische Diagnostik für forensische Fragestellungen nicht ausreichend anwendbar ist. Dies vor allem deshalb, weil die Kriterien einer klassischen Diagnose oft phänomenologisch gefaßt sind und wenig über die eigentliche Erkenntnis- und Handlungsfähigkeit in deren möglichen Störungen aussagen [13, 15].

Ein typisches Beispiel ist der Wahn, um den es uns hier geht. Berner [2] hat zur Diagnostik des Wahns operationsfähige Kriterien erarbeitet: „Das entscheidende Kriterium, das eine Interpretation oder ein Wissen um Gegebenheiten erst zur Wahnidee macht, ist die Ausschließung des Zufälligen bei fehlender Affekteinengung." Legt nun der Sachverständige diese Wahnkriterien als Erklärungsmodell seiner Diagnose dem Gericht zugrunde, so kann es meist recht wenig damit anfangen. Noch schwieriger wird die Lage, wenn die Sachverständigen selbst mit diesen Wahnkriterien wie mit Handelswaren umgehen.

Erst unlängst haben wir erfahren müssen, daß der Erstgutachter aufgrund vorhandener Wahnkriterien bei einem Täter einen Wahn diagnostiziert hat, der Zweitgutachter hat hingegen festgestellt, daß es sich aufgrund hochgradiger affektiver Einengung um keinen Wahn handeln kann. Im dritten Gutachten wurde dann apodiktisch entschieden, daß die Diagnose Wahn durch den Erstgutachter richtig sei, obwohl die Tat im Zustand hochgradiger affektiver Einengung verübt wurde. Denn eine affektive Einengung sei typisch für den akuten Wahn.

Um derartigen fachinternen Unsicherheiten zu entgehen, versuchen wir aus dem hier dargestellten Erklärungsmodell der Wirklichkeitserkenntnis mögliche Störungen abzuleiten. Wir stellen uns dabei nicht in erster Linie die Frage, ob es sich um eine wahnhafte Fehlinterpretation handelt, sondern ob die Wirklichkeitserkenntnis auf eine Weise gestört ist, so daß es zu einer Fehlinterpretation derselben kommen muß. Auf dieser Grundlage kann dem Gericht auch erklärt werden, warum ein wahnkranker Täter, obwohl er geisteskrank ist, durchaus fähig ist, logisch zu denken. Dies ist deshalb der Fall, weil er die vielen eigenständigen Wirklichkeiten in seiner Umwelt teilweise oder total auf seine innere Welt bezieht, so daß er diese in deren eigenständigen Realitäten nicht erkennen kann. Es ist zwar logisch, was er denkt, seine Schlüsse sind jedoch nicht wirklichkeitsbezogen, stimmen mit dieser nicht überein.

Wir sollten daher bei der Begutachtung der Schuldfähigkeit eine

Analyse der Wirklichkeitserkenntnis des Täters im allgemeinen sowie auf die Tatzeit bezogen vornehmen. Dies ist methodisch nicht immer einfach oder im Falle einer Amnesie unmöglich. Ist aber ein ausreichendes Erinnerungsvermögen für die Tatzeit vorhanden, dann kann man allein durch Befragung die Fähigkeit der Wirklichkeitserkenntnis auf folgende Weise explorieren:

- Wurde die Tat Ich-bewußt vollzogen?
  Frage: Wußten Sie, daß Sie selbst es waren, der gehandelt hat? Damit wird prinzipiell festgelegt, daß die Erkenntnis der eigenen Ich-Realität intakt gewesen ist.
- War der Täter fähig, sich selbst von seiner Umwelt zu unterscheiden?
- Konnte er die einzelnen Wirklichkeitsbereiche (Dinge, Menschen etc.) in deren Eigenständigkeit erkennen bzw. unterscheiden?

Diese Fragen dürfen nicht allgemein gehalten sein, sondern sind auf die szenische Zusammensetzung der Tatsituation abzustellen. Zunächst versucht man, sich die örtliche und räumliche Situation mit den vorhandenen Gegenständen vom Probanden beschreiben zu lassen. Sodann wird eine Beschreibung der anwesenden bzw. betroffenen Personen angeregt. Hier sollte vor allem herausgearbeitet werden, inwieweit der Proband Identität und existentielle Eigenständigkeit des anderen erkennen kann. Diesbezüglich hat der Wahnkranke große Schwierigkeiten, sagt wenig oder gar nichts. Bittet man ihn, einfach über die Situation und die betroffenen Personen zu sprechen, so kommt es früher oder später zu hochsubjektiven Interpretationen. Eine reine Beschreibung der Tatsituation ist ihm unmöglich. Methodisch bietet sich für die Analyse der Wirklichkeitserkenntnis zur Tatzeit ein semistrukturiertes Interview an, wobei Fragen und Antworten protokollarisch festzuhalten sind. Auf diese Weise kann auch das Gericht die Störung der Wirklichkeitserkenntnis nachvollziehen.

Ist die Wirklichkeitserkenntnis gestört, so kann man dem Gericht erklären, in welchen Bereiehen der Wahnkranke unfähig war, die Wirklichkeit zu erkennen. Auf dieser Grundlage ist es dann meist möglich zu zeigen, daß Wahn ein „Irrtum in der zwischenmenschlichen Begegnung" [7] ist, wobei der Irrtum wissenschaftlich begründet werden kann. Erst wenn der Sachverständige für das Gericht dieses Erklärungsmodell erarbeitet hat, sollte er sich auf eine Diagnose der gängigen Diagnoseschemata festlegen, gleichsam als Referenzsystem [16, 19], d.h. es wird auf ein klassisches psychiatrisches Diagnosesystem Bezug genommen.

Schlußbemerkung

Man hat innerhalb der Psychiatrie nach wie vor nicht ausreichend reflektiert, daß sich in ihrem wissenschaftlichen Gebäude für die forensische Psychiatrie nur teilweise passende Räume finden. Die forensische Psychiatrie bedarf eigenständiger Grundlagen, welche vor allem auch vom interdisziplinären Dialog mit den Juristen bestimmt werden.

Wenngleich wir methodisch noch am Anfang stehen, haben wir versucht, zunächst die Grundlagen der Wirklichkeitserkenntnis formal darzustellen und praktische Konsequenzen für die Begutachtung der Schuldfähigkeit wahnhafter Täter zu ziehen.

Literatur

1. Baeyer W von (1953) Zur Psychopathologie der endogenen Psychosen. Nervenarzt 24: 316–325
2. Berner P (1977) Psychiatrische Systematik. Huber, Bern
3. Campbell JW (1963) A place for the subconscious. Analog Science fact-science fiction 8: 91–94
4. Günther G (1976) Beiträge zur Grundlegung einer operationsfähigen Dialektik, Bd 1. Meiner, Hamburg
5. Günther G (1979) Beiträge zur Grundlegung einer operationsfähigen Dialektik, Bd 2. Meiner, Hamburg
6. Günther G (1980) Beiträge zur Grundlegung einer operationsfähigen Dialektik, Bd 3. Meiner, Hamburg
7. Matussek P (1963) Wahrnehmung, Halluzination und Wahn. In: Gruhle, Jung, Mayer-Gross, Müller (Hrsg) Psychiatrie der Gegenwart. Springer, Berlin Heidelberg, S 23–76

8. Mitterauer B (1980) Die Logik des Wahns. Confinia Psychiatrica 23: 173–186
9. Mitterauer B (1981) Beziehung des Wahns zum Selbstmordversuch und zum Selbstmord. Psychiatr Clin 14: 1–22
10. Mitterauer B (1983) Biokybernetik und Psychopathologie. Das holophrene Syndrom als Modell. Springer, Wien New York
11. Mitterauer B (1988) Computer system for simulating reticular formation operation. US-Patent 4, 783, 741
12. Mitterauer B (1990) Relationsrechner. BDR-Patent 39 10 036
13. Mitterauer B (1991) Aktuelle Fragen der Begutachtung der Zurechnungsfähigkeit. ÖJZ 46: 662–669
14. Mitterauer B (1992) Die Logik der Relevanz prognostischer Aussagen – aufgezeigt am Beispiel der Gefährlichkeitsprognose. Springer, Berlin Heidelberg New York, S 17–28 (Forensia-Jahrbuch, Bd 3)
15. Mitterauer B (1994) Neue Entwicklungen der Begutachtung der Steuerungsfähigkeit. In: Prunnlechner-Neumann R, Hinterhuber H (Hrsg) Stand der Forensischen Psychiatrie in Mitteleuropa. V.I.P.-Verlag Integrative Psychiatrie, Innsbruck Wien (in Druck)
16. Saß H (1985) Ein psychopathologisches Referenzsystem für die Beurteilung der Schuldfähigkeit. Springer, Berlin Heidelberg New York, S 33–43 (Forensia-Jahrbuch, Bd 6)
17. Spengler O (1976) Der Untergang des Abendlandes. Umrisse einer Morphologie der Weltgeschichte, Bd 2. dtv, München
18. Witt de B, Graham N (1982) The many worlds interpretation of quantum mechanics. Princeton University Press, Princeton
19. Witter H (1990) Unterschiedliche Perspektiven in der allgemeinen und in der forensischen Psychiatrie. Springer, Berlin Heidelberg New York Tokyo

Anschrift des Verfassers: Univ. Prof. Dr. med. B. Mitterauer, Institut für Forensische Psychiatrie, Universität Salzburg, Ignaz-Harrer-Straße 79, A-5020 Salzburg, Österreich.

Straftaten Schizophrener unter Alkoholeinfluß – Probleme bei der Schuldfähigkeitsbeurteilung

C. Frank[1], G. Harrer[1] und H. Schanda[2]

[1] Institut für forensische Psychiatrie, Universität Salzburg und
[2] Justizanstalt, Göllersdorf, Österreich

Zusammenfassung

Rechtsverstöße, die im Rahmen einer schizophrenen Grunderkrankung und unter gleichzeitigem Alkoholeinfluß begangen wurden, fanden bisher in der Literatur kaum besonderes Augenmerk. Bereits die Frage der Häufigkeit eines symptomatischen Alkoholabusus bei schizophrenen Patienten ist noch unzureichend geklärt.

Die Prüfung der Alkoholisierung eines schizophrenen Täters auch unter dem Gesichtspunkt eventuellen Vorliegens einer Volltrunkenheit ist nur dann gegenstandslos, wenn Art und Intensität der schizophrenen Psychose bereits die Voraussetzungen strafrechtlicher Verantwortungsfähigkeit aufheben. Dann kann sich der Betroffene nicht erst durch Alkohol in einen Zustand der Unzurechnungsfähigkeit versetzen. In allen anderen Fällen ist jedoch die Kombinationswirkung von endogen psychotischer Erkrankung und Alkoholintoxikation insbesondere hinsichtlich der noch wenig erforschten Fragestellung quantitativ schwellenändernder oder qualitativ modulierender Effekte zu untersuchen und dabei gegebenenfalls auch auf eine Interaktion mit Psychopharmaka Bedacht zu nehmen. Die sich ergebenden Begutachtungsprobleme und Orientierungsmöglichkeiten werden auf dem Hintergrund eines Fallbeispiels erörtert.

Schlüsselwörter: Symptomatischer Alkoholmißbrauch Schizophrener, Alkoholwirkung bei schizophrenen Patienten, Rauschdelikte schizophren Erkrankter, Schuldfähigkeitsbeurteilung.

Summary

Delinquency of schizophrenics under alcohol. Problems concerning the assessment of legal responsibility. Penal offences coincidentally committed in the course of a schizophrenic attack and under the influence of alcohol have not attracted up to now much attention on the part of scientific writing. We are almost quite in the dark about the prevalence of symptomatic abuse of alcohol in schizophrenic patients. The question whether a schizophrenic offender's degree of alcoholization is up to a state of total intoxication does not arise whenever the nature and intensity of the schizophrenic disease abolishs by itself the essential prerequisites for legal responsibility. In that case one can't additionally induce a state of irresponsibility by alcohol. Save as aforesaid there is to examine the combinative effect of endogenous psychotic affection and ethanol intoxication with regard to quantitatively altering and qualitatively modifying properties. If indicated there should be considered additionally an interaction with psychopharmacological drugs. The arising problems and some orienting lines for the assessment of responsibility will be discussed in the following contribution.

Keywords: Symptomatic abuse of alcohol in attacks, effects of alcohol on schizophrenics, penal offences committed by intoxicated schizophrenics concerning legal responsibility.

Einleitung

Bei der forensisch-psychiatrischen Beurteilung der strafrechtlichen Verantwortungsfähigkeit delinquent gewordener Schizophrener gilt es zunächst zu klären, ob eine Straftat unmittelbar auf das psychotische Geschehen rückführbar ist und z.B. wahnhaft determiniert war oder/und als Handeln unter dem Einfluß imperativer Stimmen anzusehen ist oder ob sich ein Zusammenhang mit schizophrenen Basisstörungen oder auch defektuösen Persönlichkeitsänderungen nachweisen läßt.

Im Falle der Rauschdelikte ist es uns zum Beispiel selbstverständlich, die mögliche Kombinationswirkung von Alkohol und anderen pharmakologischen Substanzen sorgfältig auf additive, potenzierende, gleichgerichtete oder antagonistische Effekte zu überprüfen.

Erstaunlicherweise findet man zur Frage der kombinatorischen, quantitativ schwellenverändernden oder qualitativ modifizierenden

Wirkung einer schizophrenen Grunderkrankung und einer gleichzeitigen Alkoholintoxikation bisher keine Aussagen. Wie die
Durchsicht der Literatur zeigt [8, 12, 14, 16, 19, 22, 28], ist bereits
die Frage der Häufigkeit gleichzeitigen Bestehens von schizophrenen Psychosen und Alkoholabusus noch dem Bereich eines weitge-
henden Dunkelfeldes zuzuordnen.

Symptomatischer Alkoholmißbrauch schizophrener Patienten

Im umfangreichsten und katamnestisch eingehendst untersuchten
Krankengut der Bonner Nachkriegs-Langzeitstudie von Huber et al.
[14] war Alkoholmißbrauch in 8,3% der Fälle nachweisbar. Er
wurde symptomatisch von 10,2% des männlichen gegenüber 2,4%
des weiblichen Teilkollektivs während psychotischer Manifestatio-
nen betrieben. Bei den Männern war er in 3,9% auch in symptomar-
men bzw. symptomfreien Zeiten beobachtbar.

Standardisierte Erhebungsverfahren erbrachten in den letzten
Jahren bei kleineren angloamerikanischen Stichproben deutlich
höhere sowie verfahrensabhängig unterschiedliche Prozentsätze.
Die Einstufung nach den DSM-III-Kriterien für Alkoholabusus
oder -abhängigkeit ergab bei stationär aufgenommenen Patienten
34% [8] gegenüber 56% nach der MAC-Skalierung [22]. Extrem
hohe Häufigkeitsraten von 73% [8] bzw. 80% [22] ergaben sich mit
dem MAST-Screeningverfahren.

Parallel zu dem in allen Industrieländern nach dem zweiten
Weltkrieg zunehmend angestiegenen jährlichen Pro-Kopf-Ver-
brauch von Alkohol erhöhte sich auch nach russischen Erhebungen
im Zeitraum von 1948 bis 1981 zur Frage manifesten Alkoholmiß-
brauchs im Vorfeld oder bei Ausbruch einer schizophrenen Erkrankung die Inzidenzrate pro 10 000 Einwohner von 0.026 auf 0.51,
somit fast auf das Zwanzigfache [16].

Alkoholabusus besonders in kritischen Phasen als Selbsthei-
lungsversuch und Neuroleptika-Alternative unter gleichzeitigem
Absetzen verordneter Medikation führte nach Vogel und Blom [28]
zur Symptomintensivierung in Form von paranoid-halluzinatori-

schen Phänomenen, Rückzugshaltung bzw. Selbstdestruktion sowie Aggressivität und begünstigte deliktisches Verhalten.

Exemplarische Befragungen unsererseits über die individuelle Alkoholwirkung bei schizophrenen Patienten und Delinquenten erbrachten sehr unterschiedliche Aussagen. Entweder waren retrospektiv über die mit Alkoholabusus verbundene Zeit psychotischer Verwirrung gar keine konkret verwertbaren Angaben mehr möglich oder glichen sie den Berichten nichtpsychotischer Alkoholiker und Alkoholkonsumenten. Unter anderem wurde über einen stimmungsbessernden und entspannenden Effekt berichtet, der mitunter auch mit der Wirkung von Psychopharmaka verglichen wurde.

Beispielhaft dargestellt seien Selbstbeobachtungen einer bereits während ihres Medizinstudiums an Schizophrenie erkrankten Ärztin: In depressiven Verstimmungszuständen erlebe sie sich wie einen vertrocknenden Keim in der Wüste. Alkohol beseitige bei ihr dann das Gefühl des Verdorrens. Auch ohne weiteren Alkoholkonsum könne diese Wirkung quasi im Sinne einer Umstimmung mehrere Tage anhalten. Einen durch zu hohe Dosen hingegen hervorgerufenen Kippeffekt beschrieb sie so: „Ich muß unheimlich höllisch aufpassen beim Antidepressivum Alkohol. Sobald ich zuviel trinke, d.h. mehr als vier Halbe Bier oder einen halben Liter Wein, wird alles schlimmer. Dann habe ich noch stärkere Depressionen und fühle mich sterbenselend."

Die Ethanolwirkung auf ihre akustischen Halluzinationen scheint eine kumpelhaft fröhliche Szenerie hervorzurufen: „Die sagen ‚Prost'. Ich habe den Eindruck, die Stimmen trinken auch. Ich höre öfter ‚Bier' oder ‚Mein Gott, bin ich fett!'. So etwas würde ich nie sagen, das ist nicht meine Ausdrucksweise."

Keinen Einfluß hat der Alkohol auf ängstigende paranoide Ideen, die eine Verfolgung Dritter durch Polizei und Geheimdienste beinhalten und bei subjektiver Wahngewißheit zu vermeintlich lebensrettenden Notaktionen ihrerseits führen. Der Alkoholkonsum wird in diesen Zeiten überwiegend gemieden.

Gemeinsamkeiten und Wirkungsunterschiede gegenüber Haldol wurden unter Einbeziehung der Erfahrungen während des Medizinstudiums so beschrieben: „Haldol schafft ein neues Leben, kann man sagen. Der Kopf wird leer. Ich konnte mit diesem Neuroleptikum im Studium zwar gut lernen. Aber es sind die feineren intellektuellen Denkvorgänge betroffen. Man wird eher zum Roboter. Alkohol ist ein bißchen mit Haldol vergleichbar. Wenn man viel Alkohol getrunken hat, zerspragen irgendwie die Gedanken, der Kopf wird leer. Aber es ist alles weg, was so belastet."

Über die Interaktion von Psychopharmaka, insbesondere von Neuroleptika, mit Alkohol finden sich in den Beipackzetteln zwar entsprechende Warnhinweise auf die Gefahr potenzierender Wirkung. Aus verständlichen Gründen fehlen indes ausreichende Ergebnisse systematischer empirischer Untersuchungen und damit Erkenntnisse über die möglichen, in Einzelfällen beobachtbaren, jedoch individuell nicht vorhersagbaren Kombinationseffekte.

Tatrelevante Interaktion von Alkohol und endogener Psychose

Die sich beim Zusammenwirken akuten Alkoholeinflusses und psychotischen Geschehens ergebenden forensischen Beurteilungsprobleme seien auf dem Hintergrund eines kurz skizzierten Falles erörtert:

Fallbeispiel

Der zur Tatzeit 22jährige X wurde Anfang 1984, ein halbes Jahr nachdem er die Haushälterin seines Vaters, eines geschiedenen Akademikers, getötet hatte, wegen massiver psychischer Auffälligkeiten im Gefängnis mit der Verdachtsdiagnose einer schizophrenen Psychose in die Psychiatrische Pflege- und Rehabilitationsabteilung der Landesnervenklinik Salzburg aufgenommen. Dort wurde er – wie schon während der Untersuchungshaft – von uns mitbetreut und untersucht. Klinisch bestand über einige Wochen ein depressiv gefärbtes Zustandsbild mit autistischen Rückzugstendenzen, Manierismen, Nahrungsverweigerung sowie auch katatonen Symptomen. Bereits in der Haft hatte er Bewegungsstereotypien sowie Nasenreiben an den Gitterstäben bis zu blutigen Verletzungen und andererseits eine völlige Apathie gezeigt.

Gut ein halbes Jahr vor der Tat war er fünf Monate in stationärer psychiatrischer Behandlung gestanden, nachdem er sich zuvor nach mehreren abgebrochenen Lehrverhältnissen als Unterstandsloser völlig verwahrlost in Drogenkreisen aufgehalten, Haschisch sowie LSD konsumiert und zum Teil angeblich aus Mülltonnen gelebt hatte. Das verhaltenstherapeutische Arbeitstraining scheiterte. Das amotivationale Syndrom des Patienten wurde unter der Abschlußdiagnose Verhaltensstörung klassifiziert. Eine diagnostische Zuordnung flüchtiger paranoider Symptome wurde im Querschnittsbild nicht gewagt. Der Patient hatte sich auf der Polizei gegen angebliche Beschuldigungen eines Mitpatienten verwahrt, der seinem Vater gleiche und wie dieser über ihn schimpfe, ihn zudem fälschlich einer Brandlegung sowie eines Diebstahls bezichtige.

Nach der Klinikentlassung lebte X im Hause seines Vaters ein Einzelgängerdasein mit strukturlosem Alltag.

Der Tatablauf des Tötungsdeliktes stellt sich nach der Aktenlage so dar:

X hatte sich am Pfingstsonntagabend 1983 nach nachmittäglichem Kaffeetrinken mit zwei zu Besuch gekommenen Wahltanten wieder wie zuvor allein im Haus seines auswärts weilenden Vaters befunden und sich in sein Zimmer zurückgezogen. Nach dem Genuß von Tee mit etwas Weinbrand trank er nach eigenen Angaben eine Weinbrandflasche aus der Hausbar quasi in einem Zug leer und konsumierte anschließend bis auf das später noch vorgefundene letzte Viertel des Inhalts auch noch eine Flasche Cherry.

Es kam alsbald zu heftigem Erbrechen, und er übergab sich auf die Matratze seines Bettes. Er nahm darauf desungeachtet anschließend mit seiner Elektrogitarre Platz, um mit großer Lautstärke abgespielte Schallplatten zu begleiten.

Plötzlich ertönte vom Nebenraum ein Klopfen und Schimpfen der irgendwann wieder ins Haus zurückgekehrten Haushälterin. Sie hatte zum beschäftigungslosen X ebenso wie er zu ihr ein gespanntes Verhältnis. Da X den Protest gegen die laute Musik ignorierte, stand die Haushälterin nach seinen Angaben plötzlich in seinem

Zimmer und versetzte ihm einen Schlag gegen den Kopf. Nach kurzzeitiger Benommenheit sei er aufgesprungen und habe die Frau mit der E-Gitarre in der Hand verfolgt.

Der weitere Geschehensablauf und der sich zwischen X und seinem Opfer in mehreren Räumen des Hauses abspielende Kampf war anhand objektiver Spuren wie Blut, Haarbüschel, Glassplitter usw. rekonstruierbar. So warf X der nach Zusperren einer Vorraumtür in ihr Zimmer geflüchteten Haushälterin von der Gartenseite her einen Holzpfosten durch die Scheibe ihrer Terrassentür. Später holte er die in einen anderen Raum geeilte Frau ein, nachdem er ein weiteres Türglas eingeschlagen hatte und durch den Türrahmen gestiegen war. X begann mit ungeheurer Intensität seiner Angriffshandlungen zunächst mit dem Resonanzkasten seines Instruments und anschließend mit dessen abgebrochenem Griff auf die Frau einzuschlagen. Zuletzt würgte er das blutüberströmt am Boden liegende und dort nach Mitternacht von einem nach Hause gekommenen Angehörigen vorgefundene Opfer bis zum Eintritt des Todes.

Er legte sich danach in seinem Zimmer nach Absperren der Türe mit der Kleidung auf sein Bett. Später reagierte er weder auf das Klopfen des Gendarmeriebeamten noch auf Rufe des heimgekehrten Familienangehörigen.

Die Rückrechnung vom Blutentnahmewert auf den mutmaßlichen Zeitraum des Todeseintritts beim Opfer ergab für X eine maximale Tatzeitkonzentration von 2,1‰ – allerdings ohne Berücksichtigung des statistischen Sicherheitszuschlags zur Vermeidung der Benachteiligung eines Beschuldigten [7, 33]. Hingegen hätte eine unter Abzug des Erbrochenen vorgenommene Schätzrechnung der Blutalkoholkonzentration aufgrund der (mit vorgefundenen Flaschenresten übereinstimmenden) Trinkmengenangaben sowie des berichteten Trinkzeitraums selbst bei Berücksichtigung einer maximalen stündlichen Abbaurate einen gut doppelt so hohen Blutalkoholspiegel ergeben, der bereits dem Bereich lebensbedrohlicher bzw. tödlicher Alkoholintoxikation entsprochen hätte [25].

Eine Harnprobe war in bezug auf synthetische Arzneistoffe und Alkaloide negativ.

Im Laufe der polizeilichen und gerichtlichen Befragungen verantwortete sich X sehr wechselnd – aus heutiger Sicht wohl im Rahmen einer psychotischen Erlebensveränderung.

Zunächst gab er an, er könne sich nur noch an den Konsum der Cherry- und Weinbrandflasche erinnern. Dann wisse er noch, wie er plötzlich mit blutverschmiertem Hemd dagesessen und sich deswegen mit seinen „Nerven überhaupt nicht mehr ausgekannt" habe. Er habe während seines alkoholisierten Zustandes Gitarre gespielt. Wenn er bei der nächtlichen Einvernahme angegeben habe, damit mehrmals auf die Haushälterin „hinaufgedroschen" zu haben, so nur deshalb, um weiterer Befragung zu entgehen und endlich schlafen zu können. Er wisse nicht, woher seine zahlreichen Verletzungen an Händen und im Gesicht stammen.

Er berichtete jedoch, sich seit längerer Zeit in einen Haß gegen die Haushälterin hineingesteigert zu haben, die ihm seine Beschäftigungslosigkeit vorgeworfen und mehrfach mit ihrer Freundin über ihn gelacht und geschimpft habe.

Er habe den Eindruck gehabt, das spätere Opfer sei über ihn hergefallen, denn er habe gefühlt, als ob und auch einen Schlag auf den Kopf verspürt, nachdem er die Haushälterin durch die Tür auf sich habe zukommen sehen. Er sei nun durch eine Glastüre davongelaufen. Mehr wisse er wiederum nicht.

Als Trinkanlaß wurde wenige Tage später eine depressive Verstimmung und vor dem Alkoholkonsum die Einnahme eines aufputschenden Medikaments angegeben, das ein Gefühl schwebenden Zustandes vermittelt habe. Ferner wurde der unmittelbare Auslöser für die Tathandlung und mit blasser Erinnerung auch deren Verlauf geschildert.

Der ihm durch die Frau wegen seiner lauten Musik versetzte Faustschlag habe ihn wild gemacht. Es sei ihm beim mehrmaligen Zuschlagen mit der Gitarre egal gewesen, was mit dem Opfer passiere. Er habe über die Folgen gar nicht nachgedacht. Es sei möglich, daß er der Frau nachgerannt sei und sie gewürgt habe, aber das wisse er nur schemenhaft.

Während des Einschlagens auf die Frau bzw. während des Herumraufens und Würgens habe er überhaupt kein Blut gesehen, erst beim Eintreten des Gendarmen in sein Zimmer das Blut an seinen eigenen Händen und Armen wahrgenommen. Daß er die Frau umgebracht habe, sei ihm im ersten Moment gar nicht klar gewesen.

Vom Tod des Opfers, an dessen Röcheln er sich als letztes erinnere, habe er durch die Polizei erfahren. Mit Sicherheit könne er sagen, daß er die Frau nicht habe umbringen wollen. Was er sich bei den Schlägen mit der Gitarre und beim Würgen gedacht habe, vermöge er allerdings jetzt und wohl auch später nicht zu sagen.

Er habe ursprünglich angegeben, sich an nichts zu erinnern, weil er derart verwirrt gewesen sei und seine Ruhe haben wollte. Eigentlich habe er immer gewußt, was vorgefallen sei – weil es ihm die Gendarmerie mitgeteilt habe.

Die psychiatrische Befragungsmöglichkeit zur intrapsychischen Tatseite fand ihre Grenze durch die dem damaligen Sachverständigen gegenüber nun wieder aufrechterhaltene Amnesie für das Tatgeschehen. Noch während des Trinkens reiße die Erinnerung ab und setze erst wieder mit dem Erscheinen der Polizei ein.

Gutachterlicherseits waren sowohl eine Volltrunkenheit als auch Hinweise für einen pathologischen Rausch verneint worden. Vom Sachverständigen wurde für den Tatzeitpunkt auch davon ausgegangen, daß eine die Voraussetzungen der Zurechnungsfähigkeit aufhebende psychotische Erkrankung nicht vorlag. X wurde daher wegen Mordes zu einer Freiheitsstrafe von 13 Jahren verurteilt. Er kam jedoch nach nur vorübergehendem Aufenthalt in einer Strafanstalt 1985 in die Justizanstalt Göllersdorf. Dort hatten wir dank des freundlichen Entgegenkommens der ärztlichen Leitung bei zwei Besuchen im Abstand von fünf Jahren Gelegenheit, den Erfolg rehabilitativer Langzeitbemühungen bei X zu sehen.

Nach zunächst völliger autistischer Abkapselung und Adynamie im Rahmen des Krankheitsprozesses zeigen sich nun doch Ansätze eines Kommunikationsverhaltens und einer Alltagsstrukturierung.

Im Rückblick ist sicher davon auszugehen, daß das Tötungsdelikt im Vorfeld einer schizophrenen Akutpsychose begangen wurde. Im nachhinein sind auch die bereits vor der Tathandlung bestehenden und während des ersten Klinikaufenthaltes im Querschnitt

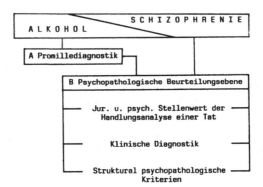

Abb. 1. Schuldfähigkeitsbeurteilung beim Zusammentreffen von Alkoholeinfluß und schizophrener Erkrankung

noch nicht als eindeutig psychotisch diagnostizierten psychopathologischen Phänomene zweifellos anders zu beurteilen. Gross [9] hat sich bereits vor Jahren mit der forensischen Bedeutung schizophrener Prodrome im Zusammenhang mit Tötungsdelikten kritisch auseinandergesetzt.

Im Fallbeispiel X sind retrospektiv im Zusammentreffen von erheblicher Alkoholisierung und von Basisstörungen [13, 26] Anzeichen eines beeinträchtigten Realitätsbezugs im Tatzeitraum zu erkennen.

Vergegenwärtigen wir uns vor der abschließenden forensischen Bewertung aus heutiger Sicht zunächst die bei einer Gleichzeitigkeit von Alkoholwirkung und schizophrenen Symptomen zu berücksichtigenden Beurteilungsebenen (Abb. 1).

Beurteilungsebenen

Der Nachweis einer Psychose macht die Motivationsanalyse des mit Strafe bedrohten Verhaltens keineswegs überflüssig [32] und ist nicht eo ipso als Stellvertreterkriterium mit Schuldunfähigkeit gleichzusetzen; vielmehr kommt es auf Art und Ausmaß der krankheitsbedingten Verhaltensdetermination auch unter Berücksichtigung des speziellen Deliktes an.

Ist bei einem Täter eine die Voraussetzungen strafrechtlicher Verantwortungsfähigkeit aufhebende schizophrene Geisteskrankheit feststellbar und ließ sich ein entsprechendes Zustandsbild schon für den Zeitraum unmittelbar vor der Tat sichern, kann sich der im maßgebenden Zeitpunkt ja bereits aus einem anderen Grund Zurechnungsunfähige nicht über eine zusätzliche Volltrunkenheit erst in den Zustand der Zurechnungsunfähigkeit versetzen. In diesem Falle wird die Frage der Alkoholisierung forensisch gegenstandslos ([17], § 11 StGB Rz 9c).

Ist ansonsten der Trunkenheitsgrad zu prüfen, geht es um den Nachweis und Indizwert der *Blutalkoholkonzentration* (Abb. 2) einerseits gegenüber psychopathologischen Trunkenheitskriterien andererseits und somit um die Gewichtung somatopathologischer und psychopathologischer Befunde [10, 31] für die allein der Entscheidungsbefungnis des Gerichts vorbehaltene Rechtsfrage der Zurechnungsfähigkeit, d.h. der Zurechenbarkeit einer Tat.

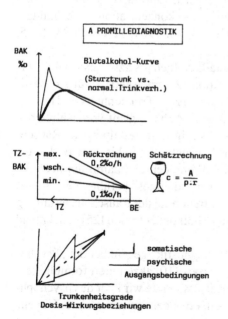

Abb. 2. Sicherheit und Stellenwert der Promillediagnostik für den Vollrauschtatbestand

Die Präzision des Blutalkoholnachweises und die sich in einer
bereits unübersehbaren Literatur niederschlagenden Erfahrungen
über Dosis-Wirkungsbeziehungen von Ethanol erlauben im Unterschied zu anderen zentral-wirksamen psychotropen Substanzen [6]
bei der Schuldfähigkeitsfrage eine gewisse Orientierung an Grenz-
wertbereichen. Daher unterliegen manche Juristen, wie oberge-
richtliche Entscheidungen zeigen [4], auch in Rechtsgleichheit und
Rechtssicherheit dem Vorrang einer „Promillediagnostik", zumal
allgemein verbindlich anwendbare Kriterien für den Vollrauschtatbestand seitens der psychiatrischen Experten nicht vorliegen. Es
wird, wie dies Venzlaff [27] einmal sehr pointiert ausdrückte, kaum
zwei Gutachter geben, die sich in der Definition eines Vollrausches
einig sind.

Im allgemeinen wird volle Berauschung ([17], § 11 StGB Rz
27 f, 30) bei einem Blutalkoholgehalt von 3 Promille, nur ganz
ausnahmsweise schon bei einem solchen von 2,5 Promille angenommen (RZ 1963, 171; 1964, 159; ZVR 1965/72); jedoch gibt es
auch Judikatur keinen allgemeinen Erfahrungssatz, daß bei Vorliegen einer bestimmten Blutalkoholkonzentration Zurechnungsunfähigkeit gegeben sei (OGH 24. 10. 1984, 12 Os 78/84; 15. 5.
1986, 13 Os 6/86 nv).

Alle Anhaltspunkt des Blutalkoholgehalts bzw. des Analogwer-
tes der Atemalkoholkonzentration [2] repräsentiert nur stochasti-
sche, keine regelhaften Beziehungen zum Trunkenheitsgrad [6, 23].
Vielmehr besteht eine individuelle Abhängigkeit von zahlreichen
zusätzlichen Faktoren für die jeweilige Ausgestaltung des Rausch-
zustandes [1]. Erst bei Höchstkonzentrationen bis zum Wirkungs-
grad einer zur Bewußtlosigkeit führenden und damit nur noch die
Fragestellung eines Unterlassungsdeliktes berührenden Hand-
lungsunfähigkeit engt sich die Streubreite der Rauschausgestaltung
bis zur Grenze tödlicher Blutalkoholkonzentration [25] zunehmend
ein.

Das Gewicht der „Promillediagnostik" gegenüber der „Psychodiagnostik" – wie dies Haddenbrock [10] akzentuiert formulierte –
ist um so größer, je weniger Anhaltspunkte wir über das psychopathologische Zustandsbild haben, etwa bei Straftaten ohne Zeugen.

Der von einem Individuum erreichte Promillewert ist selbst bei gleicher Höhe im Anflutungsstadium und im abfallenden postresorptiven Schenkel der Blutalkoholkurve (Abb. 2) aufgrund der phasenabhängig differenten Konzentrationsänderungen in der Zeiteinheit von unterschiedlicher Wirkungsintensität. Diese wird zudem erheblich vom Konsummuster und damit von der Anstiegsgeschwindigkeit des Blutalkohols bestimmt, wie sich anhand des abgebildeten resorptiven Abschnitts nachfolgendem Diffusionssturz gegenüber einem normalen Trinkverlauf verdeutlichen läßt.

Rückrechnungen vom Blutentnahmewert auf einen möglicherweise im unsicheren Resorptionsbereich liegenden Tatzeitpunkt stellen für den Sachverständigen eine sehr diffizile Aufgabe dar. Ihr kann nicht lediglich mit einfacher formelhafter „Promillemathematik" entsprochen werden; vielmehr bedarf es zusätzlich fundierter rechtsmedizinischer Literaturkenntnisse zu diesem komplexen Fragenbereich.

Mit zunehmender Zeitdistanz zwischen Blutentnahme und mutmaßlichem Tatzeitraum wird die Rückrechnung auf die maximale Tatzeitkonzentration mit einer standardisierten, weil im Individualanfall nicht feststellbaren stündlichen Abbaurate unsicherer. Daher sind zusätzliche Überlegungen hinsichtlich einer wahrscheinlichen Blutalkoholkonzentration auch unter Berücksichtigung eines toleranz- und dosisabhängigen stündlichen Abbauwertes [11, 24] angebracht.

Das Problem der Schätzrechnung der BAK aufgrund unsicherer und im Verlauf eines Verfahrens oft wechselnder Trinkmengenangaben ergibt allenfalls einen *möglichen* maximalen Tatzeitwert mit sehr fraglicher Indizfunktion. Auch nach eigenen Untersuchungen [2] mit genauester Registrierung des Trinkverlaufs können selbst unter derartigen Idealbedingungen im Einzelfall bereits erhebliche Differenzen zwischen dem nach der Widmark-Formel [29] errechneten Erwartungswert und der tatsächlich nachgewiesenen Blutalkoholkonzentration bestehen.

Mit zwar nicht durch Zeugen bestätigten, aber auch nicht widerlegbaren Trinkmengenangaben kann man sich gewissermaßen in den Bereich der Zurechnungsunfähigkeit aufgrund von hypothetischen Maximalkonzentrationen hineinmanipulieren [23]. Niemand würde bei einem wegen Verweigerung einer Intelligenzuntersuchung nicht überprüften intellektuellen Leistungsniveau im Zweifelsfall einfach eine hochgradige Demenz unterstellen. Ebensowenig kann man einen bloßen Schätzwert der BAK als verläßliches Kriterium für eine Volltrunkenheit werten.

Lediglich ein festgestellter und nicht nur theoretisch errechneter Blutalkoholwert kann bei absolutem Fehlen sonstiger psychopathologischer zum Kriterium für einmal auch quasi stellvertretend der Zurechnungsunfähigkeit werden.

Entscheidend für die Schuldfähigkeitsbeurteilung bleibt indes letztlich die psychopathologische Beurteilungsebene zur eventuellen Falsifikation der Voraussetzungen ansonsten unterstellter, prinzipiell nicht positiv nachweisbarer Verantwortungsfähigkeit.

Die *Handlungsanalyse einer Tat* (Abb. 3) – wie Gerchow [5] ein von ihm mit interdisziplinärer Zusammenschau herausgegebenes Buch betitelte – gibt sowohl dem Tatrichter als auch dem Psychiater wertvolle Entscheidungskriterien, die von Mitterauer auch systemtheoretisch begründet wurden [20].

Erfolgt die *klinische Diagnostik* (Abb. 4) in Ausrichtung auf die nach Art einer deskriptiven pschychopathologischen Syndromlehre konzipierten ICD – bei der Fragen der Verursachung und Entstehungsbedingungen nur im Hintergrund stehen – wird ja nach Aus-

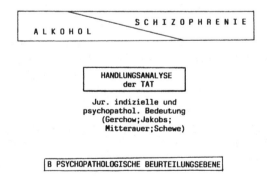

Abb. 3. Schuldfähigkeitsbeurteilung: Handlungsanalyse einer Tat

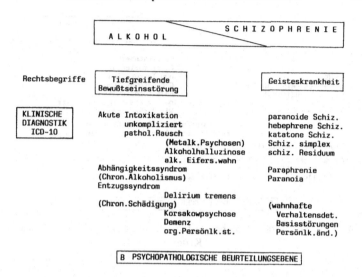

Abb. 4. Schuldfähigkeitsbeurteilung: Klinische Diagnostik

gestaltung des Zustandsbildes eine Zuordnung zu den im Gesetz genannten Rechtsbegriffen der Bewußtseinsstörung oder Geisteskrankheit möglich.

Die klinische Diagnose beantwortet, wie bereits betont, die Frage der Schuldfähigkeit keineswegs per se. Die von Witter in einer Pionierarbeit grundgelegte [30], überzeugend klar dargestellte [32] und von anderen – vor allem von Luthe [18] – erweiterte struktural psychopathologische Betrachtungsweise vermag unabhängig von der nosologischen Zuordnung einer Störung die üblicherweise unterstellte Hypothese strafrechtlicher Verantwortungsfähigkeit auf den Einzelfall bezogen zu widerlegen.

Anhand *struktural psychopathologischer Kriterien* (Abb. 5) – mit denen sich ein psychisches Krankheitsbild als Strukturverlust (durch ein Subjekt ohne logische Einheit und Stabilität einerseits und durch Dingzusammenhänge ohne allgemeine Regeln andererseits [18]) bestimmen und graduieren läßt – wird die Bedeutung des psychopathologischen Befundes für das tatkritische Verhalten offengelegt. Die Störung des Realitätsbezugs im umfassenden Sinne

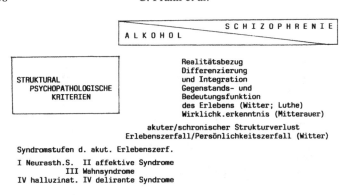

Abb. 5. Schuldfähigkeitsbeurteilung: Struktural psychopathologische
Kriterien

bzw. das Ausmaß des Strukturverlustes im Erlebens- und Persön-
lichkeitszerfall [30, 32] ist auf die konkret ermittelten gerichtlichen
Anknüpfungstatsachen zu erläutern. Im Begriff des Bewußtseins
wird einerseits das Subjekt in seinem Denken, Fühlen und Handeln
auf dem Hintergrund seiner früheren Erfahrungen als integrative
Einheit des gesunden Erlebens gesehen, das in einem von inneren
Widersprüchen freien Bedeutungserleben zum Ausdruck kommt.
Die Intaktheit der räumlich-zeitlichen und begrifflichen Gliederung
kennzeichnet andererseits das gesunde Erleben in seinem gegen-
ständlichen Anteil auch unter dem Aspekt von Gedächtnis- und
Orientierungsfunktionen [18].
   Der Beweis des Vorliegens ist weder möglich noch hinsichtlich
der Erfordernisse des Strafrechts notwendig. Mit der strukturalen
syndromatischen Psychopathologie sind jedoch die wesentlichen
Voraussetzungen für die Annahme der Verantwortungsfähigkeit
überprüfbar und gegebenenfalls durch den Nachweis des Strukturverlustes über die Falsifikationsmethode auszuschließen. Auch
Mitterauers eigenständige ontologisch und biokybernetisch be-
gründete Systemtheorie als Grundlage der Operationalisierung von
Kriterien für die Schuldfähigkeitsbeurteilung und Prognose [21] ist

im weitesten Sinne in Analogie zur struktural psychopathologischen Methode zu sehen.

Kommen wir abschließend auf unser Ausgangsbeispiel zurück. Bei X bestanden Basisstörungen in Form von kognitivem Gleiten, erschwerter Leitfähigkeit sowie Blockierung und kurzen Ausblendungen von Gedanken neben intentionaler und affektiver Verarmung wie auch verminderter Resistenz gegenüber Stressoren. Unter Berücksichtigung der „das Integrationsdefizit des Erlebens" [18] verstärkenden Kombinationswirkung einer erheblichen Alkoholbeeinträchtigung wäre zusammenfassend von einer forensisch bedeutsamen Störung des Realitätsbezugs auszugehen. Für die Zurechenbarkeit des Tatgeschehens würde somit aus heutiger psychiatrischer Sicht zumindest die Anwendung des Zweifelssatzes In dubio pro reo anstelle der seinerzeit unterstellten Schuldfähigkeit naheliegen.

Unsere Ausführungen mögen als Anregung für eine vermehrte Zuwendung des Interesses auf die noch wenig geklärten Fragen des Zusammenwirkens von schizophren psychotischen und alkoholbedingten Bewußtseins- und Erlebensabwandlungen verstanden werden.

Literatur

1. Bresser PH (1984) Trunkenheit – Bewußtseinsstörung – Schuldfähigkeit. Forensia 5: 45–60
2. Frank C (1992) Atemalkoholkonzentration als forensisches Beweismittel im Verkehrs- und Strafrecht? Integrative Psychiatrie, Innsbruck (im Druck)
3. Frank C, Harrer G (Hrsg) (1992) Kriminalprognose Alkoholbeeinträchtigung – Rechtsfragen und Begutachtungsprobleme. Springer, Berlin Heidelberg New York Tokyo (Forensia-Jahrbuch, Bd 3)
4. Gerlach J v (1990) Blutalkoholwert und Schuldfähigkeit in der Rechtsprechung des Bundesgerichtshofs. Blutalkohol 27: 305–315
5. Gerchow J (Hrsg) (1983) Zur Handlungsanalyse einer Tat. Springer, Berlin Heidelberg New York
6. Gerchow J (1986) Rauschdelikte – Begutachtungsprobleme. Forensia 7: 155–165
7. Gerchow J, Heifer U, Schewe G, Schwerd W, Zink P (1985) Die Berechnung der maximalen Blutalkoholkonzentration und ihr Beweiswert für die Beurteilung der Schuldfähigkeit. Blutalkohol 22: 77–107

8. Gorelick DA, Irwin MR, Schmidt-Lackner S, Marder S (1990) Alcoholism among male schizophrenic inpatients. Ann Clin Psychiatr 2: 19–22

9. Gross H (1987) Schizophrene Prodrome und ihre forensische Bedeutung. Nicht-fahrlässige Tötungsdelikte im Vorfeld schizophrener Akutpsychosen. Forensia 8: 167–194

10. Haddenbrock S (1988) Zur Relevanz von pathophysiologischen und pathopsychologischen Befunden für die Beurteilung der strafrechtlichen Schuldfähigkeit („Promillediagnostik" versus „Psychodiagnostik"). Mschr Krim 71: 402–409

11. Haffner HT, Batra A, Bilzer N, et al (1992) Statistische Annäherung an forensische Rückrechnungswerte für Alkoholiker. Blutalkohol 29: 53–61

12. Hays P, Aidroos N (1986) Alcoholism followed by schizophrenia. Acta Psychiatr Scand 74: 187–189

13. Huber G (1983) Das Konzept substratnaher Basissymptome und seine Bedeutung für Theorie und Therapie schizophrener Erkrankungen. Nervenarzt 54: 23–32

14. Huber G, Gross G, Schuttler R (1979) Schizophrenie. Eine verlaufs- und sozialpsychiatrische Langzeitstudie. Springer, Berlin Heidelberg New York

15. Jakobs G (1983) Die juristische Perspektive zum Aussagewert der Handlungsanalyse In: Gerchow J (Hrsg) Zur Handlungsanalyse einer Tat. Springer, Berlin Heidelberg New York, S 21–34

16. Krasik ED, Eliseev AV, Semin IR (1988) Epidemiological characterization of schizophrenia combined with alcoholism. Z Nevropath Psihiat 88: 72–76

17. Leukauf O, Steininger H (1992) Kommentar zum Strafgesetzbuch. Prugg, Eisenstadt

18. Luthe R (1985) Die strukturale Psychopathologie in der Praxis der Gerichtspsychiatrie. Springer, Berlin Heidelberg New York Tokyo

19. McKenna AM, Paredes (1992) Dual-diagnosis empirical and developmental – humanistic approaches. In: Galanter M (ed) Recent developments in alcoholism, vol 10. Alcohol and cocaine: similarities and differences. Plenum Press, New York, pp 89–107

20. Mitterauer B (1985) Die Logik der Handlungsfreiheit. Forensia 6: 125–148

21. Mitterauer B (1991) Aktuelle Fragen der Begutachtung der Zurechnungsfähigkeit. ÖJZ 46: 662–669

22. Searles JS, Slterman AI, Purtill JJ (1990) The detection of alcoholism in hospitalized schizophrenics: a comparison of the MAST and the MAC. Alcoholism (NY) 14: 557–560

23. Schewe G (1992) Zur Bedeutung des Blutalkoholwertes für die Beur-

teilung der Schuldfähigkeit. In: Frank C, Harrer G (Hrsg) Kriminalprognose/Alkoholbeeinträchtigung – Rechtsfragen und Begutachtungsprobleme. Springer, Berlin Heidelberg New York, S 151–165 (Forensia-Jahrbuch, Bd 3)
24. Schütz H (1983) Alkohol im Blut: Nachweis und Bestimmung, Umwandlung, Berechnung. Chemie, Weinheim Basel
25. Sorgo G (1983) Die kritischen Bereiche der Alkoholbegutachtung im Verwaltungs- und Strafrecht. Forensia 4: 25–42
26. Süllwold L (1981) Basisstörungen: Ergebnisse und offene Fragen. In: Huber G (Hrsg) Schizophrenie – Stand und Entwicklungstendenzen der Forschung. Schattauer, Stuttgart New York, S 269–275
27. Venzlaff U (1965) Die „pathologischen" Alkoholreaktionen. Ätiologie, Klinik und forensisch-psychiatrische Beurteilung. Med Welt: 2623–2631
28. Vogel CH, Blom MF (1985) A retrospective study of alcohol use by VA psychiatric inmpatients. Hosp Commun Psychiatry 36: 287–290
29. Widmark EMP (1932) Die theoretischen Grundlagen und die praktische Verwertbarkeit der gerichtlich-medizinischen Alkoholbestimmung. Urban und Schwarzenberg, Berlin Wien
30. Witter H (1970) Grundriß der gerichtlichen Psychologie und Psychiatrie. Springer, Berlin Heidelberg New York
31. Witter H (1988) Somatopathologische oder psychopathologische Feststellung der Beeinträchtigung der Schuldfähigkeit? Mschr Krim 71: 410–415
32. Witter H (1990) Unterschiedliche Perspektiven in der allgenen und in der forensischen Psychiatrie. Springer, Berlin Heidelberg New York
33. Zink P, Reinhardt G (1976) Die Berechnung der Tatzeit-BAK zur Beurteilung der Schuldfähigkeit. Blutalkohol 13: 327–339

Anschrift der Verfasser: OAss. Dr. C. Frank, Institut für forensische Psychiatrie, Universität Salzburg, Ignaz-Harrer-Straße 79, A-5020 Salzburg, Österreich.

Der Eifersuchtswahn – differentialdiagnostische und forensisch-psychiatrische Aspekte

H. Oberbauer, R. Neumann, L. Prokop, F. Lieder und Y. Riemer

Universitätsklinik für Psychiatrie, Innsbruck, Österreich

Zusammenfassung

Die Eifersucht, eine nahezu konstitutive Grundausstattung des Menschen, erreicht krankhaften Charakter, wenn die Wahnkriterien nach Jaspers erfüllt sind. Den Boden für diese „Wahnhafte Störung" nach DSM III-R kann einerseits eine somatische Grunderkrankung (wie der chronische Alkoholismus) bilden, andererseits ist nach Ausschluß aller organisch bedingter Ursachen auch an einen „morbus sui generis" zu denken. Die wahnhafte Eifersucht kann also Epiphänomen oder Syndrom selbst sein. Vor allem Unterschiede bezüglich Genese, Verlauf, Therapierbarkeit und Prognose stellen für den forensischen Psychiater eine Schwierigkeit in der Begutachtung dar.

Schlüsselwörter: Eifersucht, Eifersuchtswahn, wahnhafte Störung.

Summary

Delusion of jealousy – diagnostic and forensic aspects. Jealousy, an almost constitutive basic equipment of humans, reachs pathologic character when the criteria of delusion according to Jaspers are fullfilled. The basis for this delusional disturbance according to DSM III-R can be a basic somatic disease (like chronic alcoholism) on the one hand. On the other hand, a „morbus sui generis" has to be considered after exclusion of all organically predisposing conditions. Therefore, delusional jealousy can be considered as an epiphenomenon or as a syndrome itself. Differences in genesis,

344   H. Oberbauer et al.

development, treatability and prognosis are problematic for judgement by
the forensic psychitrist.

Keywords: Jealousy, delusion of jealousy, delusional disturbance.

Einleitung

Marcuse [16] beschrieb die Eifersucht 1950 als eine notwendige
entwicklungspsychologische Begleiterscheinung des „biologischen Verhalten im Konkurrenzkampf" fast gleichbedeutend mit
dem „Willen zum Leben" und „Furcht und Zorn". Dieser von
Schoeck [22] als „anthropologische Grundkategorie" bezeichnete
Gefühlsausdruck wurde in groß angelegten Befragungen in den
USA von nahezu 96% als bekannt angegeben.

Für Jaspers [8, 9] und Freud [5, 6] ist bereits im Begriff „Eifersucht" eine Tautologie zu finden, liegt doch der Teil „Sucht" und „-
süchtig" darin, obgleich sie durch besondere Zusätze wie „krank-
haft", „normal", „pathologisch" und „paranoid" graduieren.

In extremer Zuspitzung und Ausprägung, gewissermaßen in
unverfälschter Weise kristallisiert sich die Eifersucht im „Eifersuchtswahn" heraus. Schon Jones [10] sprach 1930 von der „ex-
tremsten Ausdrucksform der einfachen Eifersucht".

Scharfetter [19] stellte in seiner Wahndefinition als wesens-
bestimmend eine Störung der „Mitseinsstruktur" des Kranken, seiner Mitmenschlichkeit und Intersubjektivität in den Mittelpunkt.
Nach ihm ist der Wahn eine private, lebensbestimmende Überzeugung eines Menschen von sich selbst und seiner Welt. Der Wahn
stellt also eine Privatwirklichkeit her. Seine Krankhaftigkeit wird
demnach dadurch erreicht, daß der Wahn die Lebensführung des
Betroffenen je nach Ausprägungsgrad behindert oder ganz und gar
in Anspruch nimmt.

Anhand der Literatur soll die Definition und Ätiologie des
Eifersuchtswahns erörtert und mittels DSM III-R die diagnostische
Zuordnung sowie differentialdiagnostische Erwägungen dargestellt werden. Diese grundlegenden Überlegungen sollen überleiten
zum Stellenwert des Eifersuchtswahnes in der forensischen Psych-

iatrie. Im speziellen soll die Beurteilung der Zurechnungsfähigkeit in der psychiatrischen Begutachtung ebenso ausgeführt werden wie Überlegungen zur Prognose und Therapie.

Bemerkungen zur Definition und Ätiologie – Pathogenese des Eifersuchtswahnes

Unter Wahn versteht man ein komplexes Ideengebäude, in welchem Wahnideen untereinander und mit anderen, „normalen" Gedanken verknüpft sind. Dieses Wahngebäude wird durch die reflektorische Ausgestaltung einzelner Wahnideen unter Einbeziehung sonstiger Erfahrungen im Rahmen der sogenannten „Wahnarbeit" gebildet. Die klassische Psychiatrie unterscheidet zwischen Wahnwahrnehmungen und Wahneinfällen. Die ersteren seien dadurch charakterisiert, daß an sich normalen Wahrnehmungen ohne rational oder emotional verständlichen Anlaß eine „abnorme Bedeutung" beigemessen wird. Die Wahneinfälle teilt man meist in Wahnvorstellungen, plötzlich auftretende Einfälle, durch welche Lebenserinnerungen eine neue Bedeutung bekommen, und in Wahnbewußtheiten.

Fragt man sich, auf welchen gemeinsamen Nenner alle Wahnideen zu bringen sind, so geht man am besten von den drei Wahnkriterien Jaspers' aus. Diese sind:

1. die unvergleichliche subjektive Gewißheit;
2. die Unbeeinflußbarkeit durch Erfahrung und zwingende Schlüsse (Unkorrigierbarkeit);
3. die Unmöglichkeit des Inhaltes.

Das „Wesen" der subjektiven Gewißheit läßt sich als „Ausschluß des Zufalls" beschreiben, der darin besteht, daß etwas grundsätzlich nur Mögliches zur absoluten Gewißheit wird. Das trifft z.B. zu, wenn das gerötete Gesicht der Gattin, das einem Mann bei seiner vorzeitigen Heimkehr von der Arbeit auffällt, in ihm nicht bloß den Verdacht auf einen eben stattgehabten Ehebruch erweckt, sondern als unerschütterlicher Beweis für einen solchen angesehen wird.

Die Unkorrigierbarkeit ist im Grunde nur eine Ausdehnung der subjektiven Gewißheit über längere Zeit und daher bei akuten Wahnphänomenen gar nicht beurteilbar. Somit wird die Frage, wann eine subjektive Gewißheit uneinfühlbar ist, zum zentralen Problem der „Wahndiagnose".

Die Unmöglichkeit des Inhaltes muß nicht bei allen Wahnideen gegeben sein und ist somit kein obligatorisches Kennzeichen des Wahns. Wenn ein an Größenwahn leidender Patient angibt, Napoleon zu sein, so wird man dies zurecht für unmöglich halten. Behauptet jedoch ein Eifersuchtswahnkranker, daß ihn seine Frau betrüge, so handelt es sich durchaus nicht um einen von vorneherein unmöglichen Inhalt.

In der Literatur wird der Eifersuchtswahn einerseits als Epiphänomen bei bestehender psychiatrischer Grunderkrankung diskutiert, andererseits als Morbus sui generis. So müssen überwertige Eifersuchtsideen, die in zeitlichem Zusammenhang mit einer somatischen Grunderkrankung auftreten, als Eifersuchtssyndrom bzw. als „symptomatische Eifersuchtsform" gewertet werden.

Repräsentativ für die symptomatischen Eifersuchtsformen soll zunächst auf die im Zusammenhang mit Alkoholismus auftretende eingegangen werden. Ein Zusammenhang zwischen Alkoholismus und Eifersucht ist den klinischen Psychiatern schon frühzeitig aufgefallen. Schon Marcel [15] hat 1847 das „überaus häufige Vorkommen dieses Wahnes bei Alkoholisten" betont. Kraft-Ebing [12] fand 1880 bei 80% noch in sexuellen Beziehungen stehenden männlichen Alkoholikern einen Eifersuchtswahn. Diese Befunde bestätigt 1906 Bonhoeffer [3]. Die Angaben in der Literatur über die Häufigkeit des Eifersuchtswahnes in Verbindung mit Alkoholismus sind mit größter Zurückhaltung zu werten. Nach heutigen Erfahrung ist das Vorkommen eines echten Eifersuchtswahnes auch bei Alkoholikern eine Rarität, vielmehr handelt es sich häufig um passager auftretende blande Eifersuchtsvorstellungen. Schulte und Tölle [23] sind der Meinung, daß sich nur bei einem kleinen Teil der Alkoholiker die Eifersuchtsvorstellungen zu einem Eifersuchtswahn verdichten. Nach Bleuler [2] würde es sich bei den Eifersuchtsideen der Alkoholiker meistens nur um kritiklose Befürchtungen, überwertige Ideen bzw. affektbeladene gedankliche Inhalte, aber noch nicht um psychotische Symptome handeln. Schneemann [20] gibt die Häufigkeit des alkoholisch bedingten Eifersuchtswahnes in der Literatur mit 0,1–0,5% des gesamten klinisch psychiatrischen Krankengutes an.

Berner und Mitarbeiter [1] vertreten die Auffassung, daß die alkoholische Paranoia ein systematisierter Wahn ist, dessen psychopathologische Abgrenzung von der echten Paranoia Kraepelins [11] mittels formaler Kriterien nicht möglich ist. Insbesondere könne der Eifersuchtswahn bei Nichtalkoholikern niemals deskriptiv eindeutig von jenen bei Alkoholikern unterschieden werden. Allerdings ergibt sich das Problem in der Frage der Priorität, wer den Anfang bildete, der Alkohol oder der Wahn. Die Genese des alkoholischen Eifersuchtswahns wird in der Literatur insofern kontroversiell behandelt, als manche Autoren den radikalen Standpunkt einer rein organisch toxischen Verursachung annehmen und psychologische Mitursachen gänzlich ausschließen. Psychoanalytisch betrachtet soll der Alkohol in das psychodynamische Gleichgewicht eingreifen, indem er Widerstände und Abwehrmechanismen gegen perverse Impulse aufhebe. Das betreffe die latente Homosexualität, die unter den Einflüssen der Erziehung verdrängt und sublimiert wird und unter Alkoholeinfluß aktualisiert wird. Neben der Homosexualität würden „Exhibition", „Sadismus", „Masochismus" und „Inzestschranken" demaskiert. Andere Autoren betonen ausdrücklich den Rückgang der sexuellen Leistungsfähigkeit bei absinkender Libido als wichtigste auslösende oder prädisponierende Ursache für den Eifersuchtswahn. Diese „Potenzhypothese" oder „Impotenzhypothese" haben Berner und Mitarbeiter [1] schlüssig widerlegt. Die sexuelle Leistungsfähigkeit führe nach ihren Untersuchungen an 82 männlichen alkoholischen Eifersuchtskranken zu keiner Aktualisierung von Eifersuchtsproblematik. Die Tatsache, daß die überwiegende Mehrzahl der von Berner [1] untersuchten Alkoholikern verheiratet waren, ließ ihn und seine Mitarbeiter zu dem Schluß kommen, daß es nicht zu sehr um die eigene Potenz gehe als in erster Linie um eine Auseinandersetzung mit der Partnerproblematik. Berner [1] weist auch darauf hin, daß es

gemeinsame Züge in der Persönlichkeitsentwicklung sowohl bei
Alkoholikern als auch bei Eifersuchtsparanoikern gibt, und dies
wäre eine Erklärung dafür, daß einerseits unter den Trinkern der
Eifersuchtswahn überwiegt, während es andererseits auch bei
Nichttrinkern zur Ausbildung eines Eifersuchtswahnes kommen
kann.

Unter den weiteren prädisponierenden organischen Faktoren
soll hier v.a. noch der dementielle Abbau genannt werden bzw. die
hierdurch verursachte Wesensänderung. Hierauf weisen insbesondere Schüller [24], Pauleikhoff [17], Sheperd [25], Langfeld [14],
Berner und Mitarbeiter [1] hin. Es ist leicht verständlich, daß das
Alter die Lebensepoche der abnehmenden sexuellen Leistungsfähigkeit, der schwindenden körperlichen Aktivität, der beginnen-
den Hilflosigkeit des Ausgeliefertseins und der Einsamkeit als
Basis für die Entstehung des Eifersuchtswahnes zu sehen ist, wobei das organische Psychosyndrom der Wahnentwicklung Vor-
schub leistet.

Als Epiphänomen kann sich der Eifersuchtswahn sowohl bei
Psychosen aus dem affektiven als auch dem schizophrenen Formenkreis manifestieren. In der Literatur konnten wir zur Prävalenzrate
solcher symptomatischer Wahnformen keine Angaben finden. Da
sich der Eifersuchtswahn eines Alkoholikers von dem eines Psychotikers weder inhaltlich noch symptomatologisch unterscheidet,
ist es notwendig, genaue differentialdiagnostische Überlegungen
bezüglich der zugrundeliegenden psychiatrischen Erkrankung anzustellen. Diesbezüglich sei auf die Diagnosekriterien des DSM III-
R oder ICD 10 hingewiesen.

Die Eifersucht mit wahnhafter Ausprägung kann jedoch auch
primär im Charakter einer Persönlichkeit verankert sein. Nach
Schneider [21] handelt es sich bei eifersüchtigen Charakteren vorwiegend um in ihrem Selbstgefühl verwundbare Individuen mit
sthenisch-expansiven Zügen. Kretschmer [13] fand bei seiner Untersuchung Eifersuchtskranker unsichere, empfindliche, leicht verwundbare und beeinflußbare Persönlichkeiten.

Nach Ausführung ätiologischer und klassifikatorischer Überlegungen zu symptomatisch und charakterlich determinierten For-

men des Eifersuchtswahns wollen wir nun auf den Eifersuchtswahn als Morbus sui generis eingehen. Entsprechend dem DSM III-R ist der Eifersuchtswahn in die Kategorie wahnhafte-paranoide-Störung Punkt 297.10 einzuordnen. Das Hauptmerkmal dieser Wahnerkrankung ist ein anhaltender, nicht bizarrer Wahn, der nicht auf affektive, schizophrene oder organische Störungen zurückführbar ist. Das Verhalten des Erkrankten ist nicht auffallend. Halluzinationen können andeutungsweise passager auftreten. Der Eifersuchtsparanoiker ist ohne reale Grundlage davon überzeugt, daß der Partner untreu ist. Kleinste Beweise können gesammelt und zur Rechtfertigung des Wahns benutzt werden. Fast immer konfrontiert

Tabelle 1. Diagnostische Kriterien der wahnhaften Störung DSM III-R (297.10)

---

1. Es besteht bzw. bestehen mindestens 1 Monat lang eine oder mehrere nicht bizarre Wahnideen (d.h. dazu gehören Situationen, die in der Realität vorkommen können, wie etwa verfolgt, vergiftet, infiziert, aus der Ferne geliebt zu werden, eine Krankheit zu haben oder vom Partner betrogen zu werden).
2. Falls akustische oder optische Halluzinationen bestehen, sind sie nicht auffällig.
3. Abgesehen von dem Wahn oder seinen Variationen erscheint das Verhalten nicht auffallend seltsam oder bizarr.
4. Falls ein (major) depressives oder manisches Syndrom während der wahnhaften Störung bestand, war die Gesamtdauer aller Episoden des affektiven Syndroms kurz im Verhältnis zur Gesamtdauer der wahnhaften Auffälligkeit.
5. Das A-Kriterium der Schizophrenie wurde nie erfüllt und es kann nicht nachgewiesen werden, daß ein organischer Faktor die Störung hervorgerufen und aufrechterhalten hat.

Formen der paranoiden Störung:

- Liebeswahn
- Größenwahn
- Eifersuchtswahn
- Verfolgungswahn
- körperbezogener Wahn
- unbestimmter Wahn

---

der Betroffene den Partner damit und kann außergewöhnliche
Schritte unternehmen, um der eingebildeten Untreue Einhalt zu
gebieten. Zum Beispiel folgt der Betroffene heimlich dem Partner
oder forscht über den „Liebhaber" nach. Übergriffe des Wahnerkrankten auf den Partner sind eher zu erwarten als auf den vermeintlichen Liebhaber.

Als Prävalenzrate wird im DSM III-R 0.03% angegeben und
Frauen scheinen eher von dieser Wahnform betroffen zu sein. Als
prädisponierende Faktoren werden Entwurzelung, körperliche Gebrechen wie Taubheit und sonstige schwere Belastungsmomente
diskutiert. Es gibt ferner einige Hinweise, daß ein niedriger sozioökonomischer Status ebenfalls das Risiko zum Auftreten dieser
Erkrankung erhöht. Bei Personen mit paranoider, schizoider oder
selbstunsicherer Persönlichkeitsstörung kann das Risiko für eine
wahnhafte Störung ebenfalls höher sein. Bezüglich des Manifestationsalters wird in der Literatur das 4. und 5. Dezenium angegeben.
Für eine familiäre Häufung dieser Wahnerkrankung gibt es keine
eindeutigen Hinweise. Der Verlauf des Eifersuchtswahns ist sehr
variabel und reicht von episodisch bis chronisch prozeßhaft mit der
Möglichkeit der restitutio ad integrum.

Überlegungen zur Beurteilung der Zurechnungsfähigkeit, Prognose und Therapierbarkeit des Eifersuchtsparanoikers

Die Kernfrage der forensisch psychiatrischen Begutachtung des
Eifersuchtswahnkranken ist die Zurechnungsfähigkeit des Probanden zum Tatzeitpunkt. Diesbezüglich kommt der § 11 StGB zur
Anwendung. Dem Wunsch des Gerichtes, eine Diagnose zu erstellen, muß also Folge geleistet werden. Wie bereits oben erwähnt, hat
der Gutachter die Pflicht, die Genese der Eifersuchtswahnerkrankung aufzuzeigen. Hier beginnen für den Forensiker die Schwierigkeiten, da es oftmals nicht einfach ist, symptomatische Formen vom
Morbus sui generis abzugrenzen. Die Verwendung eines diagnostischen Manuals, dem DSM III-R, stellt lediglich für den Begutachter
eine gewisse Hilfestellung in der Diagnose dar, genügt zur Begrün-

dung der Zurechnungsfähigkeit oder Unzurechnungsfähigkeit vor Gericht meist jedoch nicht. Im Falle des Eifersuchtswahns als Epiphänomen z.B. beim Alkoholiker, ist es dringend erforderlich, den „Weg zur Paranoia" genau aufzuzeigen. Kann es sich doch beim alkoholischen Eifersuchtswahn durchaus um eine passagere Erscheinung handeln, die zwar zum Tatzeitpunkt vorherrschend war, nicht jedoch zum Begutachtungszeitpunkt.

Für den psychiatrischen Laien ist der Eifersuchtswahn als Morbus sui generis wohl noch schwieriger zu verstehen. Die Lebensgeschichte des Probanden ist meist unauffällig, psychopathologisch sind meist keine eindeutig psychotischen Merkmale zu finden, und doch attestiert der Begutachter eine Unfähigkeit der Einsicht gemäß zu handeln respektive eine Aufhebung der Einsichtsfähigkeit.

Der paranoid Gestörte beginnt z.B. kleinste Beweise zur Rechtfertigung seiner Eifersuchtsideen zu sammeln, ist ganz und gar in Anspruch genommen von den Zweifeln, die sich zwischen Realem und Irrealem bewegen. Seine Intelligenz bleibt unangetastet, ebenfalls sehr lange auch seine soziale Integration. Es entwickelt sich eine innere Überzeugung bezüglich der Untreue des anderen, die in quälender Art und Weise mit einer ständigen Ungewißheit gepaart ist. Die „subjektive Gewißheit" als eines der drei geforderten Jasper'schen Wahnkriterien relativiert sich beim Eifersuchtswahn. Es entwickelt sich also ein Zustand, den bereits Kraepelin [11] als „Circumscripte Autopsyche" beschrieb.

Aus einer eigenartigen Veranlagung heraus entwickelt sich durch krankhafte Verarbeitung der Lebensereignisse schleichend ein unerschütterliches Wahnsystem bei völliger Erhaltung der Besonnenheit und Ordnung im Denken, Wollen und Handeln. Laut Huber [7] eine innerlich falsche Überzeugung, die nicht aus anderen Erlebnissen ableitbar ist, die mit unmittelbarer Gewißheit und Evidenz auftritt, und an der die Patienten bei erhaltener Intelligenz trotz der Unvereinbarkeit mit dem bisherigen Erfahrungszusammenhang und der objektiv-nachprüfbaren Realität unbeirrbar und unzugänglich für alle Gegengründe festhalten. Und trotzdem bleibt beim Eifersuchtsparanoiker stets neben der unumstößlichen subjektiven Gewißheit eine chronische, quälende Ungewißheit.

Literatur

1. Berner P, Kryspin Exner K, Panagiotopoulos J (1967) Themenwahl und Wahnfixierung bei der alkoholischen Eifersuchtsparanoia. Wien Z Nervenheilkunde 24:204–218
2. Bleuler E (1972) Lehrbuch der Psychiatrie. Springer, Berlin Heidelberg New York
3. Bonhoeffer K (1906) Die alkoholischen Geistesstörungen. Dtsch Klinik 6:511–540
4. Emberger H, Sattler A (1985) Das Ärztliche Gutachten, Bd 1. OA Verlag, Wien, S 234–247
5. Freud S (1969/1) Psychoanalytische Bemerkungen über einen autobiographisch beschriebenen Fall von Paranoia. Fischer, Frankfurt/Main (Gesammelte Werke, Bd 8)
6. Freud S (1969/2) Mitteilung eines der psychoanalytischen Theorie widersprechenden Falles von Paranoia. Fischer, Frankfurt/Main (Gesammelte Werke, Bd 10)
7. Huber G (1976) Psychiatrie. Systematischer Lehrtext für Studenten und Ärzte. Schattauer, Stuttgart New York
8. Jaspers K (1963) Eifersuchtswahn. Ein Beitrag zur Frage: Entwicklung einer Persönlichkeit oder Prozeß. Springer, Berlin Heidelberg New York (Ges. Schriften zur Psychopathologie)
9. Japsers K (1965) Allgemeine Psychopathologie. Springer, Berlin Heidelberg New York
10. Jones E (1930) Die Eifersucht. Psychoanalytische Bewegungen II: 154–177
11. Kraepelin E (1916) Paranoia (Verrücktheit). Einführung in die psychiatrische Klinik. Barth, Leipzig, S 365–367
12. Kraft-Ebing R (1892) Über Eifersuchtswahn beim Manne. Jahrbuch Psychiat Neurol 10: 212–231
13. Kretschmer W (1966) Der sensitive Beziehungswahn. Ein Beitrag zur Paranoiafrage und zur psychiatrischen Charakterlehre. Springer, Berlin Heidelberg New York
14. Langfeld G (1961) The erotic jealousy syndrom. A clinical study. Acta Psychiatr Scand 36 [Suppl 151]
15. Marcel (1847) De la folie causee par l'abus des boissons alcooliques. Coulet et fils, Pari
16. Marcuse M (1950) Zur Psychologie der Eifersucht und der Psychopathologie ihres Fehlens. Psyche 3: 759–777
17. Pauleikhoff B (1967) Der Eifersuchtswahn. Fortschr Neurol Psychiat 35: 516–539
18. Retterstohl N (1987) Nicht-schizophrene paranoide Entwicklungen und Paranoia. In: Kisker KP (Hrsg) Psychiatrie der Gegenwart 4.

Schizophrenien. Springer, Berlin Heidelberg New York Tokyo, S 211–222

19. Scharfetter C (1976) Allgemeine Psychopathologie. Thieme, Stuttgart
20. Schneemann M (1989) Eifersucht und Eifersuchtswahn. Enke Copythek, Stuttgart
21. Schneider K (1949) Zum Begriff des Wahnes. Fortschr Neurol Psychiat 17: 26–31
22. Schoeck H (1968) Der Neid. Eine Theorie der Gesellschaft. Alber, Freiburg München
23. Schulte W, Tölle R (1979) Psychiatrie. Springer, Berlin Heidelberg New York
24. Schüller A (1901) Eifersuchtswahn bei Frauen. Jahrbuch Psychiatrie 20: 292–313
25. Sheperd M (1961) Morbid jealousy: some clinical and social aspects of a psychiatric symptom. J Ment Sci 107: 687–753

Anschrift der Verfasser: Ass. Dr. H. Oberbauer, Universitätsklinik für Psychiatrie, Anichstraße 35, A-6020 Innsbruck, Österreich.

Kriminalisierung psychisch Kranker? Strafrechtliche Folgewirkungen des Unterbringungsgesetzes

G. Knecht[1,2], **H. Schanda**[2], **I. Morawitz**[1,2] und **E. Werner**[1,2]

[1] Abteilung für Sozialpsychiatrie und Evaluationsforschung, Universitätsklinik für Psychiatrie, Wien und [2] Justizanstalt Göllersdorf, Österreich

Zusammenfassung

Mit Einführung des Unterbringungsgesetzes (UbG,1991) kam es zu einer deutlichen Zunahme von Patienten, die nach Begehung einer Straftat in krankheitsbedingt zurechnungsunfähigem Zustand als psychiatrische Untersuchungshäftlinge gemäß § 429/4 StPO strafgerichtlich eingewiesen wurden (+75%). Hinsichtlich dieser Tendenz zur Kriminalisierung psychiatrischer Patienten erwies sich die effektive Dauer einer einmal ausgesprochenen Unterbringung als kriminalprophylaktisch bedeutsamer als der insgesamt rückläufige Trend der Gesamtunterbringungen nach UbG.

Eine überdurchschnittliche Zunahme an als Untersuchungshäftlinge kriminalisierten Patienten war in all jenen Bundesländern zu beobachten, in denen überdurchschnittlich viele Unterbringungen kurzfristig (bis zur Anhörung oder bis zur mündlichen Verhandlung) aufgehoben worden waren.

Umgekehrt wiesen Bundesländer mit langer Dauer einer einmal ausgesprochenen Unterbringung nach UbG trotz teilweise rückläufigen Unterbringungszahlen keine Zuwachsraten an psychiatrischen Untersuchungshäftlingen auf.

Die Praxis der Krankenanstalten bei der Aufhebung von Unterbringungen stand interessanterweise in keinem direkt erkennbaren Zusammenhang mit der Spruchpraxis der Anhaltegerichte. Die Art der Erkrankung (vornehmlich Schizophrenien), die begangenen Deliktarten (vor allem gefährliche Drohung, Nötigung und Körperverletzung) sowie die häufige Aufhebung der strafgerichtlichen Anhaltung (bei etwa 50% innerhalb von 3

Monaten Behandlung) weisen auf die idealerweise bereits prophylaktisch umzusetzende Behandlungsbedürftigkeit dieser Patienten hin.

Eine an der kriminalprophylaktisch wirksamen Behandlungsqualität orientierte Vereinheitlichung der Unterbringungspraxis sowie ein rascher Ausbau konfliktnaher extramuraler Behandlungsangebote erscheint erforderlich.

Schlüsselwörter: Unterbringungsgesetz, zivil- und strafrechtliche Anhaltung, Kriminalisierung psychisch Kranker, geistig abnorme Untersuchungshäftlinge.

Summary

Criminalization of the mentally ill? Penal effects of the new civil commitment law. The introduction of the new civil commitment law (UbG,1991) brought a marked increase of patients who were detained in psychiatric hospitals after committing an offence not guilty by reason of insanity (+75%). For this consequence the effective duration of imposed civil commitments was more important than the decrease of civil commitments under the new law. In all federal states with outstanding short durations of civil commitments in the psychiatric hospitals a rate of criminalized and detained patients above average was observed.

On the other hand in federal states with longer lasting civil commitments no increase of psychiatric detentions could be noticed. Interestingly enough this usage of the psychiatric hospitals with the civil commitment law showed no correlation with the decisions of the regional civil commitment court.

The ideally prophylactic need of treatment of these psychiatric prisoners on remand is expressed by the kind of disorders (mainly schizophrenia), the kind of offences (above all threatening and assault) and the fact that nearly half of them are released within 3 months of treatment.

A more standardized implementation of the civil commitment law towards crimepreventive treatment qualities and a quick development of complementary outdoor treatment programs seems necessary.

Keywords: Civil commitment law, civil and criminal commitment, criminalization of the mentally ill, mentally disordered prisoners on remand.

Einleitung

An dem am 01. 01. 1991 in Kraft getretenen Unterbringungsgesetz (UbG) [1] wurde vor allem von seiten von Angehörigenorganisationen und von Anstaltspsychiatern Kritik geübt.

Vertreter von Angehörigenorganisationen wiesen darauf hin, daß die enger gefaßten Gefährdungsvoraussetzungen vor allem als Behandlungserschwernis im Vordergrund stünden. Das UbG führe zur Ausgrenzung behandlungsbedürftiger Patienten und zur Überlastung von Angehörigen.

Die Problematik mangelnder Behandlungsangebote für schwierige, nur eingeschränkt krankheitseinsichtige und therapiekooperative Patienten wurde auch von verschiedenen leitenden Anstaltspsychiatern thematisiert. Danzinger [2] bezeichnete das UbG als patientenquälende Aufblähung von Kontrollmaßnahmen, eine angemessene Hilfe für behandlungsbedürftige Patienten würde verunmöglicht, verzögert, wirkungslos gemacht.

Eine Unterbringung auf Grund einer bloßen *Behandlungsbedürftigkeit*, wegen *Verwahrlosungsgefahr* oder überhaupt als *Maßnahme der Fürsorge* wurde mit den neuen gesetzlichen Regelungen für unzulässig erklärt [3].

Noch vor Beschlußfassung des Unterbringungsgesetzes war von psychiatrischer Seite auf das Spannungsfeld zwischen den enger gefaßten Unterbringungsvoraussetzungen und den noch nicht ausreichend vorhandenen alternativen Angeboten für behandlungsbedürftige Patienten hingewiesen worden.

Im Bericht des Justizausschusses über die Regierungsvorlage wurde der Schutz der Persönlichkeitsrechte psychisch Kranker als Ziel des Unterbringungsgesetzes klargestellt, Fragen der psychiatrischen Versorgung in den Bereich der Gesundheitspolitik verwiesen [4].

Der Ausschuß sei sich dabei dessen bewußt, daß viele Kranke, die weder sich noch andere gefährden, dringend eine angemessene Behandlung und Betreuung benötigten. Es sei aber davon auszugehen, daß diesen Bedürfnissen im Rahmen moderner, leistungsfähiger und ausreichend ausgestatteter psychiatrischer und sozialer Dienste und Einrichtungen Rechnung getragen werden könne, ohne daß in die Persönlichkeitsrechte der Betroffenen eingegriffen werden müsse [4].

Danzinger [5] und Rainer [6] vertraten allerdings die Meinung, daß die derzeit in Österreich vorhandenen Formen extramuraler

Dienste zur Bewältigung der laut UbG eng gefaßten Gefährdungsvoraussetzung gar nicht geeignet seien. Die Subsidiaritätsbestimmung des UbG sei daher gut gemeint, aber wirkungslos. Nicht stationäre Betreuungsalternativen seien zu ihrem Funktionieren vielmehr auf die Möglichkeit kurzzeitiger Unterbringungen (ohne enge Gefährdungsindikation) angewiesen.

Das Inkrafttreten des UbG war jedenfalls vorerst von keinen wesentlichen Anpassungen der psychosozialen Versorgungsstrukturen im Sinne der Einrichtung zusätzlicher extramuraler Betreuungsalternativen begleitet.

Als Mitbetroffene wiesen Angehörige psychisch Kranker wiederholt auf die Notwendigkeit der Verbesserung extramuraler Behandlungsangebote hin und kritisierten, das UbG regle nur den Zwang nicht aber die Alternativen [7, 8].

Fragestellung und Methodik

Bereits im ersten Halbjahr 1991 kam es in den forensisch-psychiatrischen Behandlungsinstitutionen infolge einer deutlichen Zunahme von vorläufig als Untersuchungshäftlinge nach § 429/4 StPO angehaltenen Patienten zu Kapazitätsproblemen.

Diese Patienten hatten im Zusammenhang mit ihrer Krankheit (im angenommenen Zustand der Zurechnungsunfähigkeit) Straftaten begangen und waren vom Gericht im Rahmen einer nunmehr strafrechtlich definierten Gefährlichkeit (Verfahren zur Unterbringung in eine Anstalt für geistig abnorme Rechtsbrecher) zur psychiatrischen Behandlung eingewiesen worden.

Die als Untersuchungshäftlinge vom Strafgericht eingewiesenen Patienten unterliegen im psychiatrischen Krankenhaus dann nicht mehr dem Unterbringungsgesetz, die Krankenanstalten sind gemäß Strafprozessordnung zu ihrer Aufnahme und Sicherung verpflichtet.

Aus Einzelfallstudien konnte ein möglicher Zusammenhang zwischen dem Anstieg der Zahl psychiatrischer Untersuchungshäftlinge und der Aufnahmepraxis der psychiatrischen Krankenhäuser nach Inkrafttreten des Unterbringungsgesetzes angenommen werden.

Es entstand der Eindruck, als erfolge eine Teillösung des Problems der Behandlungsbefürftigkeit unkooperativer Patienten über den Umweg einer gerichtlichen Einweisung nach erfolgter Straffälligkeit.

Zur Erhebung der österreichweiten Gesamtsituation nahmen wir in die Handkarteien des Justizministeriums über den Maßnahmenvollzug Einblick. Als weitere Informationsquellen standen die Monatsberichte des Bundesministeriums für Justiz über den Sondervollzug zur Verfügung.

Die erhobenen Daten wurden mit der Unterbringungsstatistik 1991 von Forster [9] und mit der Bundeskriminalstatistik [13] verglichen.

Hinsichtlich diagnostischer Zuordnungen wurde zusätzlich noch auf die ausführlichen Krankengeschichten der Justizsonderanstalt Göllersdorf (zentrale Behandlungseinrichtung für zurechnungsunfähige geistig abnorme Rechtsbrecher) zurückgegriffen.

Ergebnisse

Im Vergleich der 2-Jahreszeiträume vor und nach Inkrafttreten des Unterbringungsgesetzes (Zeitraum 1989–1990 vs. Zeitraum 1991–1992) nahm die Zahl der als Untersuchungshäftlinge gemäß § 429/4 StPO eingewiesenen psychiatrischen Patienten um 75% zu (von 61 auf 107 Patienten).

Von diesem österreichweiten Durchschnitt von 75% Zuwachs an zurechnungsunfähigen geistig abnormen Untersuchungshäftlingen wichen einzelne Bundesländer teilweise beträchtlich ab.

In den Bundesländern Oberösterreich (+200%), Wien, Salzburg und Burgenland (+100%) war es zu den größten Steigerungen gekommen, Niederösterreich (+70%), Steiermark (+58%) und Tirol (+57%) lagen etwa im Bundesschnitt.

Gegen den Bundestrend war die Zahl psychiatrischer Untersuchungshäftlinge in Vorarlberg (0%) und Kärnten (–25%) gleichgeblieben bzw. zurückgegangen.

Zivilrechtliche Unterbringungen ohne Verlangen erfolgten mit Einführung des Unterbringungsgesetzes 1991 um 4% weniger als

1990 nach dem Anhalterecht durchgeführt worden waren (Abnahme von 7.500 auf 7.200 Patienten) [9].

Aufgeschlüsselt nach den einzelnen Versorgungsregionen ergab sich für Wien (ausgenommen der durch eine eigene psychiatrische Abteilung versorgte 10. Bezirk) nach in Kraft treten des Unterbringungsgesetzes eine Abnahme der zwangsweisen Unterbringungen von 56% (von 128 Anhaltungen auf 56 gemeldete Unterbringungen ohne Verlangen pro 100.000 Einwohner) [9].

Die übrige regionale Verteilung der gemeldeten globalen Unterbringungszahlen zeigt kaum Zusammenhänge mit der Verteilung der Einweisungshäufigkeiten für psychiatrische Untersuchungshäftlinge. Bedeutsame regionale Unterschiede können allerdings bezüglich der wirksamen Dauer ausgesprochener Unterbringungen angenommen werden.

Im österreichischen Durchschnitt waren von 100 ohne Verlangen Untergebrachten zum Zeitpunkt der Anhörung (unter Einrechnung des Postweges bis zum Einlangen der Verständigung bei Gericht etwa nach 6 Tagen) noch 72 Patienten untergebracht, eine mündliche Verhandlung spätestens 14 Tage nach der Anhörung fand noch für 36 der ursprünglich 100 Untergebrachten statt [9].

In deutlichem Kontrast zu diesen österreichweiten Durchschnittszahlen von 28% (bis zur Anhörung) bzw. 64% (bis zur mündlichen Verhandlung) aufgehobenen Unterbringungen ohne Verlangen wurden auf Bundesländerebene in Oberösterreich (Wagner Jauregg Krankenhaus Linz) bis zur Anhörung 47% und bis zur mündlichen Verhandlung 82% der Unterbringungen aufgehoben.

Die Bundesländer Wien (PKH Baumgartnerhöhe ohne KFJ-KH und UKP) und Salzburg (Landesnervenklinik Salzburg) hatten mit einem Anteil von 38% bzw. 42% aufgehobener Unterbringungen bis zur Anhörung und von 77% bzw. 80% bis zur mündlichen Verhandlung die nächsthöchsten Anteile.

Die niedrigsten Zahlen ergaben sich in den Bundesländern Vorarlberg (LNKH Valduna) und Kärnten (Psychiatrische Abteilung d.LKH Klagenfurt), wo bis zur Anhörung nur 8% und 13%, bis zur mündlichen Verhandlung nur 22% bzw. 46% der Unterbringungen aufgehoben wurden.

Die Werte aller übrigen Bundesländer lagen näher zum Bundesdurchschnitt.

Setzt man bei insgesamt zunehmenden Zahlen von vorläufigen Anhaltungen gem. § 429/4 StPO und leicht rückläufigen Unterbringungszahlen die Zahl zivilrechtlicher Unterbringungen und die Anzahl strafrechtlicher Einweisungen in eine Beziehung, so ergibt sich für das Jahr 1990 ein Verhältnis von 1 strafrechtlichen Einweisung auf 221 Anhaltungen, 1991 bereits ein Anteil von 1 gerichtlichen Einweisung gemäß Strafprozeßordnung zu 127 Unterbringungen gemäß Unterbringungsgesetz (höchster Wert in Wien mit 1 : 71 und niedrigster Wert in Kärnten mit 1 : 363).

Legt man die Einweisungszahlen psychiatrischer Untersuchungshäftlinge gemäß Strafprozeßordnung auf die Zahl der bis zur mündlichen Verhandlung ohne Verlangen untergebrachten Patienten um, so ergibt sich für 1991 im Bundesschnitt ein Verhältnis gerichtlicher Unterbringungen nach § 429/4 StPO zu mündlichen Verhandlungen gemäß UbG von 1 : 46. Dies bedeutet, daß gerichtliche Entscheidungen über die Frage der Gefährlichkeit eines Patienten zunehmend vom zivilrechtlichen Bereich (UbG) zum Strafgericht (StGB) verlagert wurden.

Führt man sich vor Augen, daß diese Zahl 1990 vor Einführung des UbG (§ 429/4 StPO zu Anhaltungen mit mündlicher Verhandlung) noch bei 1 : 111 lag, so ist eine deutliche Änderung im Umgang mit dem Gefährlichkeitsbegriff anzunehmen.

Regional findet sich die höchste Quote in Wien (1 strafrechtliche Einweisung nach § 429/4 StPO auf 15 mündliche Verhandlungen gemäß UbG!), die weitere Reihenfolge lautet Salzburg 1 : 19, Niederösterreich 1 : 36, Oberösterreich 1 : 40, Steiermark 1 : 47, Tirol 1 : 78, Vorarlberg 1 : 178, Kärnten 1 : 196.

Welche Delikte wurden von den als Untersuchungshäftlinge in das Psychiatrische Krankenhaus eingewiesenen Patienten begangen?

Bei einem Auszählungsgrad von 90% (bei 16 von 168 Patienten war aus den eingesehenen Unterlagen des Bundesministeriums für Justiz das Anlaßdelikt nicht sicher eruierbar) waren im Zeitraum 1989–1992 Delikte gegen die Freiheit (20%), Körperverletzung

18%), Tötungsdelikte (17%), Eigentumsdelikte (16%) und Brandstiftungen (15%) die häufigsten Deliktarten. Sexualdelikte (11%)
und andere Deliktarten (z.b. Vergehen gegen das Suchtgiftgesetz)
kamen seltener vor. Im Zweijahresvergleich der Zeiträume 1989–
1990 und 1991–1992 stieg die Zahl von Tötungsdelikten um +50%
(von n = 10 auf n = 15), Körperverletzungen um +138% (von n = 8
auf n = 19), Sexualdelikten um +83% (von n = 6 auf n = 11), Eigen-
tumsdelikten um +18% (von n = 11 auf n = 13), Brandstiftungen um
+88% (von n = 8 auf n = 15), Delikten gegen die Freiheit (gefährliche Drohung, Nötigung) um +144% (von n = 9 auf n = 22) und
anderen Delikten (z.b. Vergehen gegen das Suchtgiftgesetz) um
+50% (von n = 2 auf n = 3). Legt man den im Vergleich der
Zweijahreszeiträume 1989–1990 und 1991–1992 um 75% gestie-
genen Anteil vorläufiger Anhaltungen nach § 429/4 StPO zugrunde,
so zeigten in den angeführten Zweijahresperioden vor allem die
Delikte gegen die Freiheit (gefährliche Drohung, Nötigung) mit
+144% und die Körperverletzungen mit +138% einen überdurchschnittlichen Anstieg.

Parallel zu Zunahme der Delikthäufigkeit wurden durch die
Strafgerichte im Verhältnis deutlich weniger psychiatrische Untersuchungshäftlinge schließlich nach § 21/1 StGB in eine Anstalt für
geistig abnorme Rechtsbrecher eingewiesen.

Während im Zeitraum 1989–1990 noch 77% (n = 47) der abge-
schlossenen Verfahren mit einer Einweisung des nach § 429/4 StPO
angehaltenen Untersuchungshäftlings in den gefährlichkeitsbezo-
genen Maßnahmenvollzug endeten, sank diese Zahl in der Periode
1991–1992 auf 57% (n = 44).

Nimmt man für die 16 Patienten bei denen das Anlaßdelikt nicht
sicher erhoben werden konnte eine Deliktverteilung wie in der
restlichen Gruppe der psychiatrischen Untersuchungshäftlinge des
Zeitraumes 1989–1992 an (n = 152) so ergeben sich vor allem in den
Kategorien Delikte gegen die Freiheit (gefährliche Drohung, Nötigung) mit 58%, andere Delikte (z.b. Suchtgiftgesetz) mit 49% und
Eigentumsdelikte mit 41% hohe Raten an Nichteinweisungen.

Anhand der zur Verfügung stehenden Unterlagen konnte bei
39% der psychiatrischen Untersuchungshäftlinge gemäß § 429/4

StPO eine ausreichend sichere diagnostische Zuordnung getroffen werden.

Die erwartungsgemäß größte Gruppe stellten schizophrene Patienten dar (61%), gefolgt von Minderbegabten (11%) und Patienten mit organischen Störungen (9%).

Nichteinweisungen in den Maßnahmenvollzug kamen in den Diagnosekategorien Schizophrenie, organische Störungen und wahnhafte Störungen häufiger vor.

Diskussion

Patienten, die ein erhöhtes Risiko tragen, krankheitsbedingt strafbare Handlungen zu begehen, sind durch häufige Comorbiditäten (z.B. schizophrene Störung plus Intelligenzminderung, Persönlichkeitsstörung oder Substanzmißbrauch), chronifizierten Krankheitsverlauf, eingeschränkte Krankheitseinsicht und Therapiekooperation sowie soziale Randständigkeit gekennzeichnet [10, 11, 12].

Sie sind daher auf differenzierte und qualitativ hochstehende Behandlungsangebote angewiesen, die niederschwellig und gemeindenahe angeboten werden müssen. Eine Therapiekooperation kann anfänglich oft nur unter den Bedingungen möglicher Zwangsmaßnahmen etabliert werden.

Für die Gruppe behandlungsbedürftiger, latent gefährdeter Patienten scheint es durch das Unterbringungsgesetz zu einer Zuspitzung der Versorgungsproblematik gekommen zu sein.

Nach Einführung des Unterbringungsgesetzes kam es 1991 im Vergleich zum Vorjahr zu einem Rückgang der zwangsweisen Aufnahmen.

Der tatsächliche Rückgang der Unterbringungen ohne Verlangen von 1990 auf 1991 ist durch den Wegfall der 48 Stundenfrist bis zur Meldung einer Anhaltung bei Gericht (in dieser Zeit konnten in ihrem Behandlungswunsch schwankende Patienten nach dem alten Anhalterecht noch für eine freiwillige Aufnahme „gewonnen werden"), den Wegfall pflegschaftsgerichtlicher Anhaltungen und die nach den Übergangsbestimmungen weitergeführten Verfahren sicherlich höher als die ausgewiesenen 4% anzusetzen.

Gleichzeitig mit dem Rückgang der Unterbringungen ohne Verlangen kam es ab 1991 zu einem erheblichen Anstieg der Zahl vorläufiger strafgerichtlicher Anhaltungen gemäß § 429/4 StPO. Das Ausmaß dieser Veränderungen wird durch die Verhältniszahlen deutlicher dargestellt. Der Anteil strafrechtlicher Einweisungen zu zivilrechtlichen Unterbringungen stieg im Zeitraum 1990–1991 (Einführung des UbG) von 1 : 221 auf 1 : 127, erreichte regional 1991 in Wien mit 1 : 71 den höchsten Wert.

Immer mehr Entscheidungen über den offensichtlich veränderten Gefährlichkeitsbegriff wurden an die Strafgerichte abgetreten. Dabei kam es in der Praxis zu einer Pervertierung des ursprünglichen Anliegens, die Persönlichkeitsrechte des Patienten zu sichern, nämlich zu strafrechtlichen spezialpräventiven Zwangsmaßnahmen.

1991 kam auf 46 mündliche Verhandlungen im Unterbringungsverfahren (bei denen laut UbG auch die Gefährdungsvoraussetzungen genau überprüft werden) bereits eine externe strafgerichtliche Einweisung gemäß StPO nach erfolgter Straffälligkeit. In Wien lag dieser Anteil sogar dreimal so hoch.

Aus den eingesehenen Krankengeschichten nachfolgend als geistig abnorme Rechtsbrecher in die Justizsonderanstalt Göllersdorf eingewiesener Patienten ging hervor, daß die meisten der später straffällig Gewordenen Amts- oder Gemeindeärzten bzw. psychiatrischen Abteilungen mit der Fragestellung einer Unterbringung vorgestellt worden waren. Unter Hinweis auf die gesetzlich eng gefaßten Gefährdungsbedingungen wurden nur teilweise Unterbringungen durchgeführt, diese nach jeweils kurzer Dauer vom Krankenhaus oder Gericht als unzulässig aufgehoben. Diesbezüglich kann allerdings nur ein Eindruck wiedergegeben werden, zur Klärung der komplexen Vorgänge im Vorfeld späterer Straffälligkeit wäre eine genaue Gesamterhebung erforderlich.

Insgesamt erscheinen die ausgewiesenen Gesamtzahlen über erfolgte Unterbringungen kriminalprophylaktisch weniger bedeutsam zu sein als die krankenhausinterne Art der Anwendung des UbG. Vor allem die effektive Dauer einer einmal ausgesprochenen Unterbringung ist von großer Wichtigkeit.

Eine überdurchschnittliche Zunahme der Zahl strafrechtlich eingewiesener Patienten war in all jenen Bundesländern zu beobachten, in denen überdurchschnittlich viele Unterbringungen ohne Verlangen bis zur Anhörung oder bis zur mündlichen Verhandlung aufgehoben worden waren.

Umgekehrt wiesen jene Bundesländer mit langer Dauer einer einmal ausgesprochenen Unterbringung (Vorarlberg und Kärnten) trotz teilweise rückläufigen Unterbringungszahlen keine Zuwachsraten an psychiatrischen Untersuchungshäftlingen auf.

Interessant ist, daß die Vorgangsweise der Krankenanstalten bei der Aufhebung von Unterbringungen offensichtlich in keinem direkt erkennbaren Zusammenhang mit der Spruchpraxis der Gerichte steht.

Von den Psychiatrischen Anstalten mit überdurchschnittlich rascher Aufhebung ausgesprochener Unterbringungen (Linz, Salzburg, Wien Baumgartnerhöhe usw.) war einzig die Landesnervenklinik Salzburg mit einem Gericht konfrontiert, das geringgradig häufiger als der Bundesdurchschnitt Unzulässigkeitsentscheidungen fällte.

Die über den Status eines Untersuchungshäftlings gemäß § 429/ 4 StPO zur Behandlung eingewiesenen Patienten hatten vor allem die für unbehandelte psychotische Patienten typischen Deliktarten der gefährlichen Drohung, Nötigung und Körperverletzung begangen.

Ein weiterer eher auf die im Vordergrund stehende Behandlungsbedürftigkeit als auf die spezifische Gefährlichkeit dieser Gruppe hinweisender Aspekt ist die deutlich zurückgegangene, insgesamt geringe Einweisungshäufigkeit dieser Patienten in den Maßnahmenvollzug.

Bei annähernd der Hälfte wurde nach einer durchschnittlichen Behandlungsdauer von etwas über 3 Monaten die gerichtliche Anhaltung als geistig abnormer Untersuchungshäftling aufgehoben (Verfahrenseinstellung, Enthaftung, Nichteinweisung bei der Hauptverhandlung usw.).

Bei dem Großteil dieser Patienten lag die Anhaltedauer unter 2 Monaten (kürzestens 5 Tage).

Bedenkt man, daß es sich meist um nur eingeschränkt krank-
heits- und therapieeinsichtige schizophrene Patienten handelt, so
besteht der Eindruck, daß offenbar erst über den Umweg einer
Kriminalisierung (mit allen unabsehbaren Folgen) eine punktuelle
Lösung des Therapieproblems erfolgte.

Die Unterbringungshäufigkeit nach § 429/4 StPO ist ein Sum-
menscore unterschiedlicher Variablen. Aus psychiatrischer Sicht
sind vor allem Patientenkarrieren verändernde Einflußgrößen wie
Krankheit, soziale Situation, geltende gesetzliche Regelungen und
alternative Bewältigungsmöglichkeiten krisenhafter Problemsitua-
tionen von Interesse.

Es besteht kein Hinweis darauf, daß der Anstieg der 1990 und
1991 gerichtlicherseits in psychiatrischen Krankenhäusern und
Justizsonderanstalten angehaltenen Untersuchungshäftlinge durch
Änderungen der Häufigkeiten bzw. Verlaufscharakteristika psychischer Krankheiten mitbedingt sein könnte.

Zu berücksichtigen ist die im Zeitraum 1989 bis 1992 generell
angestiegene Kriminalitätsrate in der Bevölkerung.

Von 1989–1992 stieg die Zahl der Strafhäftlinge um 3%, die
Anzahl der Untersuchungshäftlinge um 44% [13].

Im Zweijahresvergleich der Zeiträume vor und nach Inkrafttreten des Unterbringungsgesetzes (1989–1990 und 1991–1992) nahm
die Zahl der Untersuchungshäftlinge um 24% zu (von 3494 auf
4449) [13].

Gleichzeitig erscheinen die sozialen Lebenszusammenhänge
immer weniger zur Krisenbewältigung geeignet. Dies trifft vor
allem jene Patienten (hier sind insbesondere schizophrene Patienten
zu nennen), die krankheitsbedingt nur über ein unzureichendes
soziales Netz verfügen und nur eingeschränkt in der Lage sind, sich
soziale Unterstützung zu verschaffen [12]).

Neben dem generellen Anstieg der U-Häftlingszahlen in Österreich scheint vor allem die Änderung der gesetzlichen Rahmenbedingungen durch das Inkrafttreten des Unterbringungsgesetzes für
den Anstieg der gerichtlicherseits als U-Häftlinge eingewiesenen
psychiatrischen Patienten verantwortlich.

Die Behandlungsbedürftigkeit schwieriger und unkooperativer

Patienten wird vermehrt außerhalb des UbG über den Umweg der Kriminalisierung strafrechtlich definiert und damit die soziale Ausgrenzung gleichzeitig verstärkt.

Aus psychiatrischer Sicht wurden größtenteils die Formulierungen des Unterbringungsgesetzes selbst als Wurzel allen Übels betrachtet.

Die vorliegenden Zahlen weisen jedoch auch auf die zusätzliche inhaltliche Problematik einer regional sehr unterschiedlichen Interpretation und Anwendung der Unterbringungsvoraussetzungen hin.

Angesichts der beschriebenen erheblichen Unterschiede und der strafrechtlichen Folgewirkungen sind die Psychiatrischen Abteilungen und Anhaltegerichte zu einer Überprüfung ihrer Unterbringungspraxis angehalten.

Ungelöst erscheint auch die zur gesetzlich festgelegten subsidiären Anwendung des UbG sinnvollerweise erforderliche Existenz extramuraler Dienste. Der Aufbau solcher, notwendigerweise auf die sogenannten „schwierigen Patienten" ausgerichteter konfliktnaher Versorgungsstrukturen wäre – auch – Kriminalitätsprophylaxe im engsten Sinne.

Literatur

1. Bundesgesetz vom 1. März 1990, BGBl. Nr. 155, über die Unterbringung psychisch Kranker in Krankenanstalten (Unterbringungsgesetz – UbG)
2. Danzinger R (1991) Bizarr und schildbürgerhaft. ÖÄZ 13/14: 16–20
3. RV 20, JAB 5; OGH 14. 11. 1991, 7 Ob 610/91; 27. 5. 1992, 2 Ob 542/92
4. 1202 der Beilagen zu den Stenographischen Protokollen des Nationalrates XVII.GP. Bericht des Justizausschusses über die Regierungsvorlage (464 der Beilagen): Bundesgesetz über die Rechtsfürsorge für psychisch Kranke in Krankenanstalten, S 3, 5
5. Danzinger R (1991) Schützt die armen Irren vor den bösen Psychiatern? Salzburger Nachrichten, 20. 4. 1991
6. Rainer E (1992) Unterbringungsgesetz. Stellungnahme aus der Praxis. Betrifft (Z Arbeitskreis Psychiatrie Salzburg 2/5): 1 Jahr Unterbringungsgesetz
7. Kirszen K (1991) Das Unterbringungsgesetz – eine erste Bilanz. Kontakt (Z HPE) 7

8. Holz-Dahrenstaedt I (1992) Was bringt das Unterbringungsgesetz? Betrifft (Z Arbeitskreis Psychiatrie Salzburg 2/5): 1 Jahr Unterbringungsgesetz
9. Bundesministerium für Justiz (1992) Unterbringungsgesetz – Erfahrungsbericht und Ausblick. Forster R, Unterbringungsstatistik 1991, S 21–36
10. Knecht G, Schanda H, Földes P, Gabriel E (1991) Zur Häufigkeit von antisozialen Persönlichkeitsstörungen und Substanzmißbrauch bei kriminellen und nicht kriminellen Schizophrenen. In: Platz T, Schubert H, Neumann R (Hrsg) Fortschritte im Umgang mit schizophrenen Patienten. Springer, Wien New York, S 353–372 (Aktuelle Probleme der Schizophrenie)
11. Leygraf N (1988) Psychisch kranke Straftäter. Springer, Berlin Heidelberg New York Tokyo
12. Knecht G, Schanda H, Sorger M, Opgenoorth E, Schwienbacher A (1992) Soziale Netzwerke schizophrener Straftäter. In: König P (Hrsg) Rückfallprophylaxe schizophrener Erkrankungen. Springer, Wien New York, S 323–349
13. Österr Statistisches Zentralamt, BM f Inneres.Gerichtliche Kriminalstatistik, Polizeiliche Kriminalstatistik für die Jahre 1989, 1990, 1991, 1992. Österr Staatsdruckerei, Wien

Anschrift der Verfasser: Dr. G. Knecht, Abteilung für Sozialpsychiatrie und Evaluationsforschung, Universitätsklinik für Psychiatrie, Währinger Gürtel 18–20, A-1090 Wien, Österreich.